| 全国高职高专护理类专业规划教材（第二轮） |

急危重症护理

（第2版）

（供护理及助产类专业使用）

主　编　张　荣　李钟峰

副主编　唐园媛　邓　辉　朱　丽

编　者（以姓氏笔画为序）

王　晶（毕节医学高等专科学校）
王恒俊（安徽医学高等专科学校）
邓　辉（重庆三峡医药高等专科学校）
卢海霞（贵州医科大学护理学院）
朱　丽（重庆医药高等专科学校）
李建芳（四川大学华西医院）
李钟峰（湄洲湾职业技术学院）
肖　婷（毕节医学高等专科学校）
张　荣（毕节医学高等专科学校）
唐园媛（毕节医学高等专科学校）
谢汶倚（四川大学华西医院）

中国健康传媒集团
中国医药科技出版社

内 容 提 要

本教材为全国高职高专护理类专业规划教材（第二轮）之一。系根据本套教材的编写指导思想和原则要求，结合专业培养目标和本课程的教学目标、内容与任务要求编写而成。本教材具有专业针对性强、紧密结合岗位知识和职业能力要求、理论与临床密切联系等特点。本教材主要内容为急危重症护理学的基本理论、基本知识。本教材为书网融合教材，即纸质教材有机融合电子教材，教学配套资源（PPT、微课、视频等），题库系统，数字化教学服务（在线教学、在线作业、在线考试），使教材内容立体化、生动化，便教易学。

本教材主要供护理、助产类专业使用，也可供在职护理人员参考。

图书在版编目（CIP）数据

急危重症护理/张荣，李钟峰主编．—2版．—北京：中国医药科技出版社，2019.7

全国高职高专护理类专业规划教材（第二轮）

ISBN 978-7-5214-0912-3

Ⅰ.①急…　Ⅱ.①张…　②李…　Ⅲ.①急性病-护理-高等职业教育-教材②险症-护理-高等职业教育-教材　Ⅳ.①R472.2

中国版本图书馆CIP数据核字（2019）第116200号

美术编辑　陈君杞
版式设计　友全图文

出版　**中国健康传媒集团**｜中国医药科技出版社
地址　北京市海淀区文慧园北路甲22号
邮编　100082
电话　发行：010-62227427　邮购：010-62236938
网址　www.cmstp.com
规格　889×1194mm 1/16
印张　15
字数　326千字
初版　2015年8月第1版
版次　2019年7月第2版
印次　2019年7月第1次印刷
印刷　三河市万龙印装有限公司
经销　全国各地新华书店
书号　ISBN 978-7-5214-0912-3
定价　42.00元

获取新书信息、投稿、为图书纠错，请扫码联系我们。

数字化教材编委会

主　编　张　荣　李钟峰

副主编　唐园媛　邓　辉　朱　丽

编　者（以姓氏笔画为序）

王　晶（毕节医学高等专科学校）

王恒俊（安徽医学高等专科学校）

邓　辉（重庆三峡医药高等专科学校）

卢海霞（贵州医科大学护理学院）

朱　丽（重庆医药高等专科学校）

李建芳（四川大学华西医院）

李钟峰（湄洲湾职业技术学院）

肖　婷（毕节医学高等专科学校）

张　荣（毕节医学高等专科学校）

唐园媛（毕节医学高等专科学校）

谢汶倚（四川大学华西医院）

出版说明

“全国高职高专护理类专业规划教材”于2015年由中国医药科技出版社出版，全套教材共27门，是针对全国高职高专医药院校护理类专业教育教学需求和复合型临床人才培养目标要求而编写，自出版以来得到了各院校的广泛欢迎。为了进一步提升教材质量，使教材更好地服务于院校教学，同时为了进一步贯彻落实国务院办公厅《关于深化医教协同进一步推进医学教育改革与发展的意见》(〔2017〕63号）等有关文件精神，不断推动职业教育教学改革，推进信息技术与医学教育融合，加强医学人才培养，使职业教育切实对接岗位需求，教材内容与形式及呈现方式更加契合现代职业教育需求，培养具有整体护理观的护理人才，在教育部、国家卫生健康委员会、国家药品监督管理局的支持下，中国医药科技出版社组织了本套教材的修订工作，并由全国近百所高职高专院校及附属医疗机构260余名专家、教师精心编撰，即将付梓出版。

本轮教材共包含27门，其中24门教材为新修订教材（第二版)，主要特点如下。

一、内容精练，专业特色鲜明

本轮教材建设对课程体系进行科学设计，整体优化；对上版教材中不合理的内容框架进行适当调整；内容上吐故纳新，力求达到基础学科与专业学科紧密衔接、主干课程与相关课程合理配置的目标。教材内容精练、针对性强，具有鲜明的专业特色和高职教育特色。

二、对接岗位，强化能力培养

本轮教材强化以岗位需求为导向的理实教学，注重理论知识与护理岗位需求相结合，对接职业标准和岗位要求。每门教材在由教学一线经验丰富的教师组成编写团队的基础上，吸纳了多位具有丰富临床经验的医护人员参与编写，满足培养应用型人才的需求。在教材正文适当插入临床案例，起到边读边想、边读边悟、边读边练，做到理论与临床护理岗位相结合，强化培养学生临床思维能力和护理操作能力；同时注重护士人文关怀素养的养成，注重吸收临床护理新技术、新方法、新材料，体现教材的先进性。

三、对接护考，满足考试需求

本轮教材内容和结构设计，与国家护士执业资格考试紧密对接，在国家护士执业资格考试相关课程教材中以“考点提示”和“目标检测”的形式插入护士执业资格考试考点与真题，为学生学习和参加护士执业资格考试奠定基础，提升学习效率。

四、书网融合，学习便捷轻松

全套教材为书网融合教材，即纸质教材与数字教材、配套教学资源、题库系统、数字化教学服务有机融合。通过“一书一码”的强关联，为读者提供全免费增值服务。按教材封底的提示激活教材后，读者可通过 PC、手机阅读电子教材和配套课程资源，并可在线进行同步练习，实时反馈答案和解析。同时，读者也可以直接扫描书中二维码，阅读与教材内容关联的课程资源（“扫码学一学”，轻松学习 PPT 课件；“扫码练一练”，随时做题检测学习效果），从而丰富学习体验，使学习更便捷。教师可通过 PC 在线创建课程，与学生互动，开展在线课程内容定制、布置和批改作业、在线组织考试、讨论与答疑等教学活动，学生通过 PC、手机均可实现在线作业、在线考试，提升学习效率，使教与学更轻松。此外，平台尚有数据分析、教学诊断等功能，可为教学研究与管理提供技术和数据支撑。

本轮教材修订在组织、编写和审定过程中，得到众多专家的悉心指导和相关院校的大力支持，在此一并致谢！

改革创新的过程也是探索提升的过程，目标的提出至目标的实现是一个漫长、曲折的过程。在此殷切希望各医药卫生类院校师生和广大读者在使用中对教材进行检验，并提出宝贵意见，使本套教材日臻完善，为促进我国高职高专护理类专业教育教学改革和人才培养做出积极贡献。

中国医药科技出版社
2019 年 5 月

张　庆（济南护理职业学院）
张　荣（毕节医学高等专科学校）
张　健（长春医学高等专科学校）
张　敏（安徽医学高等专科学校）
张　德（四川护理职业学院）
张亚军（内蒙古医科大学继续教育学院）
陈　燕（惠州卫生职业技术学院）
陈秋云（漳州卫生职业学院）
陈顺萍（福建卫生职业技术学院）
陈晓玲（安徽卫生健康职业学院）
陈瑄瑄（漳州卫生职业学院）
林建兴（漳州卫生职业学院）
林斌松（漳州卫生职业学院）
周卫凤（安徽医学高等专科学校）
周谊霞（贵州医科大学）
庞　燕（四川护理职业学院）
洪　霞（福建卫生职业技术学院）
郭永洪（云南工商学院）
黄小凤（漳州卫生职业学院）
谌　秘（南昌大学第四附属医院）
谢万兰（襄阳职业技术学院）
薛　梅（天津医学高等专科学校）

前 言 / PREFACE

《急危重症护理》（第 2 版）是在保持上版教材特色的基础上，更新内容，增加数字资源，使教材更加符合面向市场、服务发展、促进就业的办学方向，满足具有专业技能与工匠精神的人才培养目标要求。力求做到科学性、先进性、启发性、创新性和适用性相结合。

随着现代社会的不断发展和人口结构趋向老年化，急危重症伤病员迅速增多，急危重症护理工作成为当前临床护理工作中的一项艰巨而又重要的任务。同时，随着现代急救理念的更新，各种新的急救治疗仪器、监测仪器的频频问世，新的救护技术和监测技术的层出不穷，对医务人员提出了更高的要求。因此，急危重症护理已经成为目前高职高专护理专业教育中非常重要的专业课程。

本教材作为全国医学高等专科学校护理及助产专业教学用书，在编写的原则上根据高职高专教育的要求，坚持以培养高级技术能力、适应社会需要为目标，以技术应用能力为主线，构建理论教学体系和实践教学体系，强调基础理论以“必需、够用”为度；教材内容遵循“生命第一，时效为先”的急救理念，介绍了急危重症护理学的基本理论、基本知识，更注重救护技能的培养，关注现代急危重症护理学发展的前沿知识，做到急救理论与救护技能相并行，让学生能够熟悉和掌握各种急救知识和技能、急救原则和思维过程，以培养学生的急救意识与应变能力，教导学生如何做到以人为本，充分体现了现代医疗教学全新的观点和思想，使该教材更适应社会需要，趋向实用。

本教材共分十二章和实训。第一章重点介绍急救医疗服务体系；第二章重点介绍我国院前急救护模式、现场评估、现场紧急抢救技术和院前急救的生命链；第三章重点介绍医院急诊科的概况、人员组成、紧急救护技术等；第四章重点介绍重症监护常用的重症监护技术；第五章重点介绍心肺复苏技术；第六章重点介绍休克的急救；第七章重点介绍创伤的急救；第八章重点介绍临床上常见脏器功能衰竭的急救；第九章重点介绍急性中毒常见类型的急救；第十章介绍常见意外伤害的现场急救和医院救护；第十一章介绍各种常用救护技术；第十二章介绍常见急危重症的救护；实训有 5 个项目，为学生在仿真模拟实训室完成实训或在附属医院完成见习提供依据。本教材为书网融合教材，即纸质教材有机融合电子教材，教学配置资源（PPT、微课、视频等），题库系统，数字化教学服务（在线教学、在线作业、在线考试），使教材内容立体化、生动化，便教易学。

本教材主要适用于护理、助产专业使用，也可作为在职护理人员参考读物。

由于本书编者的水平有限，如有不足和错漏之处，恳请广大读者批评指正。

编 者
2019 年 5 月

目　录 / CONTENTS

第一章

绪 论

扫码"学一学"

学习目标

1. **掌握** 急危重症护理学的范畴。
2. **熟悉** 急救医疗服务体系的组成等相关知识。
3. **了解** 急危重症护理学的发展简史。

急危重症护理是以"挽救生命、减轻伤残"为目的，以培养学生对急、危、重症的识别、紧急救护能力为任务的一门重要的护理专业课程，在社会医疗服务工作中，越来越发挥着极其重要的作用。

第一节 概 述

案 例

患者，女性，72岁。既往体健，于今日上午6点多，突然感到心慌气急、身体不适，当时神志还比较清醒，家人赶紧给120急救中心打电话。当时急救中心120接线员记下了患者的家庭住址和电话。1小时过去后，120急救车才赶到，尽管急救车赶到后立即对患者进行现场抢救，并送县医院急诊科，但患者还是离开了人世。家属认为都是因为急救车到得太晚，错过最佳抢救时机。为此死者家属向法院起诉120急救中心，并索赔死亡赔偿金11余万元和精神损失费5万元。

问题：

1. 接到呼救后，120急救车到事故现场的时间应该是多久？
2. 急救中心该不该赔付？

一、急危重症护理的概述

急危重症护理是急救医学的重要组成部分，是以挽救患者生命、提高抢救成功率、促进患者康复、减少伤残率、提高生命质量为目的，以现代医学科学、护理学专业理论为基础，研究各类急性病、慢性病急性发作、急性伤害和急性中毒的抢救、护理和科学管理的一门新兴的、跨学科的综合性医学边缘学科。随着社会的进步、经济的飞速发展、现代医学科学技术的进一步突破和人们对社会医疗保健需求的提高，尤其是近年来城市人口的增加，交通、工业意外伤害事故的增多，老龄人口不断地增多、疾病谱和人们生活方式的改变，在社会医疗保健工作中，急危重症护理学愈来愈发挥极其重要的作用。在欧美等发达国家急危重症护理学是目前发展最为迅速的医学学科之一。

二、急危重症护理的发展简史

现代急危重症护理的起源，可追溯到19世纪南丁格尔（Florence Nightingale，1820～1910年）年代，爆发在1854～1856年英、俄、土耳其的克里米亚战争，前线战伤的英国士兵死亡率高达42%以上，危难之际，南丁格尔率领38名护士抵达前线，在战地医院对英国伤病员实施救护，使得当时战伤士兵死亡率明显下降到2.2%。数字的改变说明了有效的抢救及精心的护理对伤病员的救护成功率是非常重要的，也得到英国皇家的肯定。1883年巴黎当局又设立了两匹马拉的急救车“医院”，用于急救伤病员与医院间搬运传染伤病员。1921年莫斯科成立了原苏联第一个急救站。1924年，意大利的佛罗伦萨建立了世界上第一个急诊医疗服务组织来进行伤员的救护和转运。

1955～1956年，北欧发生了脊髓前角灰质炎大流行，许多伤病员伴有呼吸肌麻痹，不能自主呼吸，M. Cara教授组建了一个急救系统，把伤病员运送到Clande Bermard医院进行集中监护和辅以“铁肺”治疗，配合相应的特殊治疗技术，取得良好效果。这是世界上最早的用于监护呼吸衰竭伤病员的“监护病房”。1970年日本规定急救车标准，每车必须能容纳3名医护人员，5名以上伤病员，还必须备有47种以上的仪器、药品。

知识链接

铁肺

铁肺是一个连接着泵的严密封闭金属筒，病人躺在筒内，只剩下头部露于外面。当铁肺的泵吸入及抽出空气时，由于筒内气压的改变，使病人的胸廓产生相应膨胀或压缩，令病人能够进行被动性呼吸运动。

美国是急救医学发展最快的国家，1963年美国耶鲁的Newhaven医院出现了第一个急救护士团体，对急诊科就诊伤病员进行分检。1968年美国麻省理工学院提议建立“急救医疗服务体系（Emergency medical service system，EMSS）”；倡导现代监护仪器设备（心电示波、电除颤器、人工呼吸机、血液透析机）的集中使用，组建ICU。1972年美国医学会正式承认急危重症护理是医学领域中一门独立的新学科，当时的尼克松总统决定由联邦政府拨款建立急诊医疗系统试点；1973年美国国会通过了“加强急诊医疗法案”；1975年5月，在国际红十字会参加下，在前联邦德国召开了医疗会议，提出了急救事业国际化、国际互助和标准化的方针，要求急救车装备必要的仪器，国际上统一紧急呼救电话号码及交流急救经验等。1976年美国国会又对急诊医疗法案进行了修改，并完成了立法程序，建立了全国规模的急诊医疗服务网络，全国统一呼叫号码为“911”，在急救体系中发挥着重要作用。1979年美国医学会和美国医学专业委员会批准急救医学为第二十三个医学专科，并开始资格考试，标志着急救医学作为一门独立医学学科被国际正式承认。1982年美国医学毕业教育甄别委员会批准了急救医学住院医生训练计划的特别要求。

我国的急危重症护理可追溯到远古时期，春秋战国时期的《黄帝内经》是最早记载中医急症理论、护理内容的医学巨著，汉代的《神农本草经》的急救药方等是我国古代对急症提出最早和最为突出论述的文献；东汉张仲景的《伤寒杂病论》开创了急诊辨证施护的先河，并首创人工呼吸急救法用于抢救自缢的患者；东晋葛洪的《肘后备急方》、唐朝孙思邈的《备急千金要方》并首创葱管导尿法等都记载了多种急症的医方和救治方法，这些丰富的医学遗产，体现了祖国医学在急诊理论和急救方法、护理措施上的独特见解和经验，为急救医学和急危重症护理的发展奠定了基础。而我国现代的急危重症护理起步于20世纪50年代，参照前苏联的模式在大中城市建立急救站，但限于当时国家的财力和认识水平，急救站的规模小，设备简陋，救护车为数不多，救护车内除担架外，几乎没有其他装备，无配备医生和司机，只是起到转运伤病员的作用。20世纪60年代，全国各大医院出现了将危重患者集中在靠近护士站的病房或急救室进行观察、护理的模式。20世纪70年代始成立了心脏术后监护病房（CCU），随后相继成立了各专科或综合性监护病房（ICU）。1980年10月卫生部颁发了（80）卫医字34号文《关于加强城市急救工作的意见》；1981年《中国急救医学》杂志创刊，标志全国性的急诊医学学术活动的开始。1984年6月颁发（84）卫医司字36号文《关于发布医院急诊科（室）建设方案（试行）的通知》，推动了我国大中城市急救医疗服务体系及综合医院急诊科（室）的建立和发展。1986年卫生部、邮电部规定了全国统一急救电话号码为“120”。1986年通过了《中华人民共和国急救医疗法》，同年12月1日中华医学会“急诊学学会”成立，1987年5月经中华医学会批准正式成立了“中华医学会急诊医学分会”。同时，北京、上海等地正式成立了急救中心，各医院也先后建立了急诊科（室）和ICU，我国的急诊医学开始正式成为一门新的独立学科，同时也促进了急危重症护理的发展。1988年9月在重庆举行第一次全国急救医学学术会，随后中华护理学会、各省市护理学会及护理教育中心定期举办各类急危重症护理新理论、新技术和重症监护学习班，组织全国性的急诊、急救和重症监护学术会议。各高校的护理教育开设了《急危重症护理》课程，国家教育部将《急危重症护理》确定为护理学科的必修课程。至此，我国急危重症护理被提高到一个新的水平。

三、急危重症护理的范畴

急危重症护理是一门综合性的跨学科的护理学科，其任务、功能和职责方面具有独立性、综合性与协作性。它的研究范畴比较广泛，主要包括院前急救、院内急诊救护、急危重病救护、意外伤害急救、急性中毒处理、突发事件救护、急危重症护理教育和科研及人才培训等。

（一）院前急救

院前急救是指急危重症伤病员进入医院前的医疗救护，包括现场呼救、现场救护、转送和途中监护等环节，是急救医疗服务体系的首要环节。

（二）院内急诊科救护

院内急诊科救护是指医院急诊科（室）的医护人员接收经院前急救后、现场第一目击者、伤病员家属送来的或用其他方法到医院求治的各种急诊伤病员，对其进行抢救治疗和护理，并根据病情变化，对患者做出出院、留院观察、立即手术、收住专科病房或收住ICU的决定。是院前急救的延续，是急救医疗服务体系的第二个重要环节。

（三）急危重病室救护

急危重病室救护（ICU）是指受过专门培训的医护人员，在备有先进监护设备和急救设备的复苏室、抢救室、急诊监护室（EICU），对收治的各类危重病伤病员，运用各种先进的医疗技术，现代化的监护和抢救设备，对其实施集中的加强治疗和护理，从而使伤病员渡过危险期，是现代医疗水平的体现，是急救医疗服务体系的第三个重要环节。

（四）意外伤害急救

研究意外伤害发生时，如何对意外伤害（烧伤、中暑、淹溺等）进行现场急救和医院救护。

（五）急性中毒处理

研究和诊治各类急性中毒是急危重症护理的重要内容。毒物范围很广，包括工业毒物、农药、医用药物、家用杀虫剂等。在我国，城市急诊伤病员中5%是与急性中毒有关，在农村每年10万人以上死于农药中毒。由于每年世界上成千上万种各类新化学产品的不断出现，各国的工业化加强和环境污染的加重，中毒已成为危害人民健康的一个重要因素。

（六）突发事件救护

突发事件救护是指当突发灾难（如地震、火灾等）时，对众多受灾的伤病员采取有效地救治及减灾免难的急救措施。

（七）急危重症护理教育和科研及人才培训

建立有效的现代化急救呼救和通讯系统，配备各种救护伤病员的抢救设备和交通工具，通过多种教育形式，组织现有护理人员学习急救医学，有计划地组织急救医学讲座，规范化培训急救专业人员，加强急危重症护理的教学工作，开展急危重症护理科学研究及情报、信息交流工作，以提高其整体素质和急救水平等都是急危重症科学管理的内容。

第二节　急救医疗服务体系

一、急救医疗服务体系的概念

急救医疗服务体系（EMSS）是集院前急救、院内急诊科诊治、危重监护病房（ICU）救治和各专科的“生命绿色通道”为一体的现代化急救网络。即：院前急救负责现场急救和途中救护；医院急诊科和ICU负责院内救护。每部分各有特点和重点，相互紧密联系，在统一指挥下最有效地救治伤病员。

急救医疗服务体系的任务是当急、危、重症伤病员在院外发病时，能立即对其进行现场急救，然后安全护送到就近的医院急诊科作进一步诊断和处理，部分伤病员需送入危重监护病房进行强化治疗，实现急救医疗服务体系（EMSS）一体化。同时对破坏性大、群体受伤较重的、自然或人为灾害所致的意外事故，承担其中的抢救受害者和减轻伤亡程度的任务。目前，我国急救医疗服务体系（EMSS）正逐步得到建立健全，全民急救意识普遍提高，社区服务和家庭护理的出现都使急危重症护理的内容和工作范畴不断扩展，急危重症护理在急救医疗服务体系（EMSS）中已经显现出举足轻重的地位和工作。

二、急救网络体系的组成

建立城市三级医疗急救网，根据现场伤害人数、致伤原因及病情分型，配备有监测和急救装置的运输工具、通讯设备等急救措施。

（一）一级急救网络

基层急救站（城市街道卫生服务中心、农村乡镇卫生院或红十字卫生站），可收治一般伤病员。负责辖区内一般急诊伤病员的医疗救护和战伤救护、防火、防毒等知识的宣传教育工作。在辖区内发生灾害事故时，及时、正确地组织群众开展现场自救、互救。

（二）二级急救网络

急救分站（区、县级医院），可收治较重的伤病员。负责医院周围及周边地区居民的一般急诊急救工作，承担辖区内灾害事故、疑难危重伤病员的医疗救护和急救站重症伤病员的转诊。

（三）三级急救网络

急救指挥中心或急救中心站（市级综合医院和教学医院），收治病情危重且较复杂的伤病员。在辖区的市卫健局的直接领导下，负责辖区内急救医疗的管理、组织、指挥和调度工作；组织开展急危重症护理的科研和急救知识、技能的宣传培训；规划辖区内急救医疗网络的建设和发展；发生大型突发公共事件时，在市卫健局的统一领导下，调度辖区内的医疗资源，开展应急医疗救援工作。

原卫生部颁发的《急救中心（站）基本标准》：在拥有30万人口以上的地区，应建有一个院前急救中心（站），并使用“120”急救专线电话。急救半径是指急救单元所执行院外急救服务区域的半径，它代表院外急救服务范围的最长直线辐射距离，城区急救半径应<5km，郊区、县在8~10km。反应时间是指急救中心（站）接到呼救电话至救护车抵达现场所需要的时间。要求接到救护指令，救护车在3分钟内开出急救中心（站），平均反应时间市区要求<10分钟，郊区要求<30分钟。平均反应时间是评价急救中心（站）院前急救服务质量的重要指标之一。

三、急救网络的装备

畅通的通讯联络、完好的急救运输工具、先进的急救医疗设备、较高技术水平的急救人员将急救网络各网点的急救医疗资源联络成网。

（一）畅通的通讯联络

通讯是我国急救网络中最重要的一环。

1. 有线通讯联络 1986年由原卫生部和原邮电部联合发文规定全国急救机构统一使用易记、好打、畅通无阻的急诊呼救有线电话为“120”，不受市内电话局线路的影响，信息传递迅速、准确。个别地区还积极探索“120”“110”“122”“119”联动机制。

2. 无线通讯联络 在严重自然灾害（如地震、洪涝、台风等）中大批伤员的紧急救护可选用无线通讯器材（急救电话受理系统、卫星定位系统－GPS和电子地图系统－GIS）来进行联络、指挥和调度，使急救通讯半径能满足急救医疗服务体系半径的需要。其优点是急救信息的传递十分灵活方便，但缺点是通讯距离短，易受周围环境、地形的影响。

（二）完好的急救运输工具

1. 救护车 我国大部分城市的急救运输工具主要是救护车。救护车的装备水平现在已成为衡量一个国家或地区的急救水平的标志。按2008年卫生部《急救中心（站）建设标准》：急救指挥中心或急救中心站根据本地区人口状况，每5万~10万人口配备一辆救护车，每辆车配备医护人员与驾驶员各5人，车辆性能要满足急救需要，定期检查维修，保持完好状态。实行统一调度、最大限度减少反应时间，合理布局，方便派车，及时救治。急救分站按照每50张床位配置1辆运送救护车，原则上不超过6辆。基层急救站（城市街道卫生服务中心、农村乡镇卫生院或红十字卫生站），原则上只能配置1辆运送救护车。

根据《中华人民共和国救护车专业标准》规定，我国救护车可分为以下几种。

（1）救护指挥车　具有指挥、通讯、扩音等功能，用于自然灾害、事故、突发公共卫生事件的现场急救指挥工作。

（2）运送救护车　拥有一般的急救医疗设备和药品，能对现场或运送过程中的伤病员进行救治的救护车。每辆运送救护车配有：①诊箱（内含插管箱、心脏复苏泵、呼吸气嘴、简易呼吸器、便携式吸引器、听诊器、血压计、叩诊锤、体温表、剪刀、镊子、血管钳、三角巾、四头带、颈托、夹板等，以及必备的急救药品）。②供氧系统（氧气瓶不小于3L，配有氧气压力表、流量表、湿化瓶等）。③担架（车式可固定担架）。④输液导轨或吊瓶架，照明灯。

（3）急救救护车　拥有急救复苏抢救设备和必备药品，能在现场或运送途中对危重伤病员进行抢救的救护车。每辆急救救护车内的装备：①诊箱（内含插管箱、心脏复苏泵、呼吸气嘴，简易呼吸器、便携式吸引器、听诊器、血压计、叩诊锤、体温表、剪刀、镊子、血管钳、颈托、夹板等以及必备的一次性输液器和注射器等）。②供氧系统（氧气瓶不小于7L，配有氧气压力表、流量表、湿化瓶等，另配有便携式氧气瓶）。③药品柜（放置各种抢救药品）。④担架（自动上车担架、铲式担架）。⑤骨折固定垫（真空固定垫）。⑥外伤包（内有夹板、颈托、上下肢止血带、纱布、三角巾、四头带等）。⑦心电图机。⑧心电监护除颤仪。⑨呼吸机（器）。⑩输液导轨或吊瓶架，照明灯。

2. 轮船、汽艇　轮船运送平稳，但速度慢，遇风浪颠簸厉害，极易引起晕船。汽艇运送速度快，一般用于洪涝灾害时的运输工具。

3. 飞机（急救直升机）　在我国的发达区域由急救中心、公安局、消防局构建三方合作互动机制，配有急救（警用）直升飞机，抢救速度快、效率高、平稳，不受道路、地形的影响。

（三）先进的急救医疗设备

急救医疗设备包括心电图机、心脏起搏/除颤器、心脏复苏机、呼吸机、便携式超声仪、心电监护仪、吸引器、给氧设备、洗胃机、床旁X线机及CT机、输液泵、抢救床、急诊检验设备、超声诊断设备、各种基本手术器械。

（四）参与人员

1. 第一目击者　是指在现场为突发伤害、危重疾病的伤病员提供紧急救护的人。包括现场伤病员身边的人（亲属、同事）、消防员、警察、保安人员、公共场合服务人员等。第一目击者应参与初步急救，并能正确进行呼救。其目的是救命，是稳定病情，减少伤残，减轻痛苦，维持伤者生命，防止伤情进一步的恶化。

2. 急救医护人员　救护车上应配备1～2名有丰富的临床经验和较强的应急能力、基本功过硬、急救操作熟练的合格急救人员，随救护车参加在现场和运送中的救护工作。

3. 医院急诊科的医护人员　伤病员送到医院，由专业性强的急诊科医护人员进行决定性救治。

第三节 如何学好急危重症护理

一、急危重症护理人员应具备的基本素质

（一）高度的责任心和同情心

急危重症护理工作的特征决定了从事急危重症护理工作者应具备高尚的医疗道德、高度的责任心和同情心，工作中的任何疏忽，都可能带来生命的代价。对病人要有深切的同情心、社会责任感和救死扶伤的人道主义精神，树立时间就是生命的观念，具有急救意识和应变能力。不论何时何地、何种情况，都要召之即来，来之能救，保持高度的责任心，牢记“健康相托，生命所系”。同时要有团队作战精神，与医生及其他人员密切协作，齐心协力抢救病人，真正做到全心全意为病人服务。

（二）渊博的知识和精湛的救护技能

急危重症护理工作涉及内、外、妇、儿等临床各科，且病情多变、快变，因此急危重症护理人员必须具有扎实的医学基础理论和专业理论知识，识记与急危重症护理相关的知识；具有敏锐的观察力和准确的判断力；具有较强的分析能力和解决问题的能力；具有丰富的临床经验与精湛娴熟的急救技能操作，能熟练地对伤病员进行救护，从而保证抢救工作的顺利进行。所需的救护技能包括：能独立处理各种急病症（休克、晕厥、脑血管意外、重症支气管哮喘、急性冠脉综合征、急性上消化道出血、糖尿病急症等）；学会心肺脑复苏术；掌握现场急救技术；熟练使用输液泵、呼吸器、多种生理监护仪、血糖仪，分析血气报告等；能开展气道开放技术、电除颤、深静脉置管、动脉穿刺、洗胃术等；知道急危重症伤病员心理护理要点及沟通技巧；掌握突发事件的急救及应急预案。

（三）良好的身体素质和心理素质

急危重症护理工作的紧急性和突发性，要求急危重症护理工作者必须注意锻炼身体，做到身心健康，才能胜任长途跋涉和颠簸、伤员搬运等急救工作的需要。同时应保持良好的精神、心理状态和稳定的情绪，掌握人际交流、沟通的技巧，与病人和家属建立协调的合作关系。特别是面对突发事件的大批危重伤病员的急救，更要具有处变不惊，有条不紊，忙而不乱的应急能力。

二、学习急危重症护理的方法

（一）培养急救意识

学习急危重症护理，必须将医学基础理论及内、外、妇、儿等各专科医学联系在一起，并加以贯穿掌握，这样才能在实际运用时做到游刃有余，适应急救“急”的特点。

（二）理论联系实际

以常见的急、危、重症为重点，将书本知识活学活用，在仿真实训室加强急救技能的训练，通过临床见习与实习，全面了解急危重症的救护措施、监护设备的使用情况、急救医疗服务体系的运行和组织情况，积极参加抢救，仔细观察伤病员症状、体征和心理变化，观察伤病员对药物和抢救术的反应，认真总结成功的经验和失败的教训，认真思考在抢救中遇到的各种问题，培养敏锐的观察能力和应急应变能力，为今后临床工作打下良好基础。

（三）善于学习新知识

急救与人的生命息息相关，急救的许多观点经常在变，同时有许多新理论、新技术、

新仪器设备、新的药物应用到急救中来，以便尽可能地更好地挽救伤病员的生命、减少残疾发生。作为一名医学生应通过浏览相关专业书籍、学术期刊、网络资源，加强对急危重症护理新信息、新知识、新技术、新进展的学习和了解，拓展知识面才能适应发展的需要。

思考题

1. 急危重症护理的研究范畴包括哪些？
2. 急救医疗服务体系包括哪几部分？

（李钟峰）

扫码“练一练”

扫码“学一学”

第二章

院前急救

学习目标

1. **掌握** 现场伤病员的伤情判断、检伤分类和院前急救的现场紧急抢救技术。
2. **熟悉** 院前急救的任务和特点。
3. **了解** 院前急救的原则。

第一节 概 述

案 例

患者，男性，81 岁。慢性支气管炎史 15 年，进食晚餐时呛咳、呼吸困难。家属外出买药服用后无好转，呼吸困难加重继之昏迷，呼叫 120，赶到现场患者呼吸脉搏消失，做心肺复苏术，30 分钟无效死亡。诊断为窒息、呼吸衰竭。

问题：

1. 如何识别窒息征象？如何及时呼叫 120？
2. 解除窒息的措施有哪些？

院前急救（prehospital emergency care）也称院外急救，是指在医院之外的环境中对各种危及生命的急症、创伤、中毒、灾害事故等伤病者进行现场救护、转运及途中监护的统称。即从第一救援者到达现场并采取一些必要措施开始直至救护车到达现场进行急救处置，然后将病员送达医院急诊室的阶段。院前急救是急危重症护理的重要内容和薄弱部分，是急危重症护理工作的“先遣部队”。是急救医疗服务体系（EMSS）的首要环节，也是社会医疗保障体系的重要组成部分。是迅速地把急救医疗送到急、危、重症伤病员的身边，最大程度地缩短了伤病员的“无治疗期”（从伤病员发病至获得治疗为止的时间称为“无治疗期”），从而降低各种急、危、重症病及意外伤害事故的死亡率和伤残率。院前急救是衡量一个城市，乃至一个国家的急救医疗反应能力和急救医学水平的重要标准。

一、院前急救的任务

提供有组织、快速、高效的救护行动，抢救生命、减轻伤员痛苦、减少加重伤情和并发症，正确迅速地把伤病员转送到医院。

（一）平时对呼救伤病员的院前急救

负责院前救护的工作人员接到伤病员的紧急呼救后立即通知有关部门，急救医护人员立即携带必需的医疗器械和药品在指挥中心的指挥下乘救护车以最快的速度赶赴现场。抵达现场后迅速检查、果断地处理危及伤病员生命的伤情并尽快转运到医院，在转运途中要不间断地救护伤病员。这是院前急救首要任务。

（二）灾害或战争时对遇难者的救护

当发生重大灾害如水灾、火灾、交通事故或战争伤害时，救护行动会有诸多困难。这时需要在指挥部门的统一指挥下，医护人员迅速检伤、分类，先抢救有生命危险的伤病员，负责安全运输和疏散伤病员至相应的医院。

（三）特殊情况下的救护

遇有大型群众集会、游行、运动会等特殊活动时，要设立临时急救站，以便医护人员随时赶赴出事地点，对伤病员进行现场救护。

（四）承担院前急救通讯网络中沟通信息的枢纽作用

包括市民与急救中心（站）的联络；急救中心（站）与所属分中心（站）、救护车、急救医院的联络；急救中心（站）与上级领导、卫生行政部门和其他救灾系统的联络。

（五）利用各种平台（广播、电视、报刊、黑板报等）宣传

向民众普及急救和心肺复苏知识，提高全民急救意识，掌握自救和互救技能，提高急救服务的成功率。

二、院前急救的特点

（一）社会性强、随机性强

院前急救活动涉及社会各个方面，使院前急救跨出了纯粹的医学领域，伤病员何时呼救，重大事故或灾害何时发生具有随机性，是个未知数。当成批伤病员出现时，有时会让医务工作者措手不及。

（二）时间紧迫

不管是危重伤病员，还是急诊伤病员，均需紧急救治，树立“时间就是生命”的观念，做到一有“呼救”必须立即出动，一到现场立即抢救，不拖延一分一秒，抢救后根据病情立即运送或就地监护治疗。

（三）流动性大

院前急救系统平时在急救医疗服务区域内活动，求救地点可以分散在所管辖区域内的任何街道、工厂、学校及居民点。伤病员的流向一般也不固定，它可以是区域内每一个综合性医院（有固定接收医院的地区除外）。当遇有重大突发性灾害事故时，还可能需要跨区去增援。

（四）急救环境条件差

院前急救的环境较差，危险的现场险情未除可能会造成人员再伤亡不能久留，马路街头围观的群众拥挤嘈杂，狭窄的地方难以操作，暗淡的光线不易分辨，运送的途中车辆颠簸、震动和马达声常使听诊难以进行，触诊和问诊也受影响。

（五）病种多样且病情复杂

院前急救的伤病员涉及临床各科，常是未经筛选的急症和危重症伤病员，需在短时间内进行初步诊断和紧急处理。

（六）对症治疗为主

院前急救常在缺医少药、无齐备的抢救器械和药品下进行、无充足时间和良好的条件作鉴别诊断，确诊非常困难，只能对症治疗为主，机动灵活地在伤病员周围寻找代用品，就地取材，为伤病员赢得抢救时机。

（七）体力劳动强度大

随车救护人员到现场前要经过途中颠簸，到现场时要随身携带急救箱。若急救车无法开进现场（小巷或农村田埂）就得弃车步行；若现场在高楼且无电梯时就得辛苦爬梯；到现场后不能休息，必须立即抢救伤病员；抢救后又要帮助搬运伤病员；运送途中还要密切观察病情；以上每一环节都要消耗一定体力。

三、院前急救的原则

（一）先排险后施救

救护人员到达现场实施救护前应先进行环境评估，以保证救护人员与伤病员的安全，排除危险后再进行现场施救。如因触电导致的意外事故现场，应先切断电源排险后再施救；有害气体中毒，应立即将伤病员脱离危险环境后再进行救护。

（二）先救命后治病

先复苏后固定；先止血后包扎；先重伤后轻伤。遇有成批伤病员时，应优先抢救危重者，后抢救较轻者。

（三）先救护后运送

先对伤病员的伤情进行检查评估，对急危重症伤员，应先进行现场初步的紧急处理，后运送，在运送途中不可停止抢救措施。

（四）呼救与急救并重

在遇有大批伤病员时，要紧张而镇定地分工合作，急救和呼救同时进行，以在最短时间内争取外援。

（五）转运与监护相结合

在转运伤病员的途中，要密切观察，监护病情，必要时进行相应的紧急对症处理，如心肺复苏术、电除颤、气管插管、面罩加压给氧等，保证伤病员安全到达目的地。

（六）环节紧密衔接，保持一致

院前急救应防止遗漏、差错和前后重复，确保现场急救措施完善和应用。规范书写并保管好相应的医疗文书，做好交接班工作。注意和搬运协调配合，减少伤病员的痛苦和死亡。

第二节 我国城市院前急救模式

目前我国各大、中城市及地区分别设有不同形式的院前急救机构，具有代表性的主要有五种模式。

一、独立型（北京模式）

北京模式即北京急救中心，实行院前急救、急诊科抢救、ICU 监护救治一条龙的急救医疗服务体系。拥有先进的急救通讯，遇到中毒、灾害等意外事故发生时，可以和政府、卫生行政部门及其他医院直接联络，在政府部门的直接领导下进行统一指挥、调度及进行救护工作。北京市急救中心近期在新建社区和近郊区扩建、兴建急救网点，努力达到急救半径 3 ~5km,急救反应时间 5 ~10 分钟。从而接近发达国家的急救反应时间 4 ~7 分钟的水平。

二、单纯型（上海模式）

上海模式即上海市医疗急救中心，急救中心不设床位，以院前急救为主的模式，院前急救人员也属中心编制。院内治疗由各协作医院负责。医疗救护中心在市区和郊县都设有救护分站，救护车队组成急救运输网，市区急救半径为 3 ~5km，平均反应时间为 10 分钟。

三、指挥型（广州模式）

广州模式是由全市统一的急救医疗指挥中心，负责全市急救工作的总调度，院前急救由各医院分片出诊的模式。急救指挥中心一接到“120”呼救后，立即通知所在区域医院的急诊科，急诊科接到电话指令后，马上通知医生、护士赴现场急救，并将伤病员接到自己医院继续治疗。广州模式的特点是合理有效地利用现有的医疗资源，分片就近出诊，提高了就近的反应时间和抢救效率。

四、依附型（重庆模式）

重庆模式即重庆市第四人民医院，是在本地区、市卫生部门的领导下，依托一所综合性医院，使用急救专线电话“120”，组织院前急救的模式。该中心拥有现代化的急救设备，形成院前急救、医疗监护运送、院内急救及 ICU 等完整的急救医疗服务体系。急救中心因为有一座大型综合医院作后盾，扩大了院前急救和急诊救护伤病员的范围，加强了救护能力。而且，在医院内也有利于急救医护人员的交换、调配、学习和提高，减少了医疗机构行政管理部门的重复设置。

五、附属消防型（香港模式）

香港模式是在香港特别行政区，院前急救组织隶属于消防署，下设许多救护站，形成急救网络。采用医疗救护与消防、司警统一的通讯网络，报警电话为“999”。配有非常先进的通讯、交通运输、救护设备及训练有素、反应迅速的救护专业队伍，纪律严明，可与警察、消防等联合快速行动，进行积极的院前救护。优点是急救、消防等同属一个网络，有利于对灾难、意外事故的快速联合救助行动，避免对急救网络的重复投资等。

第三节　院前现场评估、伤情判断

随时可能遇见的危重症伤病员都是处于医院外的各种环境中，有些意外伤害、突发事件的现场很不安全，存在对抢救人员和伤病员可能造成生命威胁的隐患。因此，首先要评估现场情况，注意安全，对伤病员所处的状态进行判断，分清病情的轻重缓急。

一、现场评估

（一）现场情况

首先检查可能对救护人员、伤病员或旁观者造成的伤害及进入现场的安全性，将伤病员从危险的境地中解救出来，避免进一步损伤；其次判断引起疾病或损伤的原因；然后确定受伤者人数；最后判断现场可以使用的资源、可采取的救护行动。

（二）保障安全

进行现场救护时，造成意外伤害的因素也可能对施救者产生危险，因此，要首先确保自身的安全。如对触电者现场救护，应先切断电源，然后采取救护措施。

（三）个人防护

在现场救护中，应使用个人防护用品，防止交叉感染，戴好医用手套、眼罩、口罩等，在可能的情况下用呼吸面罩、呼吸膜等实施人工呼吸。

二、判断危重病情

（一）快速评估伤病员的意识、气道、呼吸及循环

1. 意识　判断伤病员神志是否清醒。在伤病员耳边高声呼唤"喂！您怎么啦?"轻拍伤病员的双肩，如伤病员对呼唤、轻拍双肩无反应，可判断其意识丧失。

2. 气道　观察有无出现气道梗阻。如伤病员有反应但不能说话、不能咳嗽，可能出现气道梗阻，必须立即查找原因并予清除。

3. 呼吸　评估呼吸频率、深浅度、节律，判断自主呼吸。观察有无呼吸停止、不规则呼吸或仅有喘息。

4. 循环　测量伤病员的脉率及脉律。常规触摸桡动脉，如未触及，则应触摸颈动脉或股动脉。正常脉率为60～100次/分。心跳过快（$P>120$次/分）；或心跳过慢（$P<45$次/分）；或不规则；忽快忽慢；忽强忽弱，均为心脏呼救的信号。也可通过触摸肢体皮肤，了解皮肤温度，观察皮肤的颜色来判断末梢循环情况。非医务人员可不作此项检查。

颈动脉触摸法：用示指及中指自喉结，向后平移至胸锁乳突肌前缘，即喉结旁开1～2cm处。若触到颈动脉搏动，即有心脏跳动，否则无心跳。触摸颈动脉压力不易过重过大，禁止同时触摸两侧颈动脉，以防影响血液循环。

股动脉触摸法：双侧大腿内侧，腹股沟韧带中点下方2横指，能摸到搏动，即有心脏跳动，否则无心跳。

（二）高声呼救

当伤病员对呼唤、拍击双肩无反应，且没有呼吸或仅有喘息，可判断其意识丧失，存在心脏骤停可能时，应高声呼救"快来人啦！救命啊！"以寻求他人帮助，自己或请他人拨打"120"急救电话。拨打急救电话必须用最精炼、准确、清楚的语言说明。

（1）呼救人的姓名、身份；伤病员的姓名、性别、年龄、联络电话号码。

（2）现场确切地点（指出附近显著标志和最佳途径）。

（3）伤病员目前最危急的情况（昏倒、呼吸困难、大出血、骨折等）。

（4）突发事件时，说明伤害性质、严重程度、大约受伤人数。

（5）现场所采取的救护措施。

注意：在征得“120”人员同意后方可挂断电话。

三、摆好体位

（1）无意识、无呼吸、无心跳者摆复苏体位（仰卧位、置于平地上、解开衣领、裤带行 CPR）。

（2）神志不清有呼吸和循环者摆恢复体位（侧卧位、防误吸）。

（3）意识、呼吸与心跳存在者根据受伤、病变部位不同摆好相应体位。

四、现场急救预案实施

受理呼救的部门，应根据呼救报告的内容，立即派出就近的急救网点救护车赶赴现场，救护车派出后，受理呼救人员应立即给呼救人反馈。救护车必须在 3 分钟内开出急救网点，10 分钟内赶到现场。到达现场后，医护人员密切配合，迅速对伤病员进行初步诊断和处理，一旦病情允许，马上将伤病员送往附近的医院。救护现场是成批伤病员，医护人员首先对救护现场进行宏观检查，排除危险因素，立即向急救中心报告情况，请求支援。急救中心应立即启动现场急救预案，预案内容包括：目的和要求；人员结构和分工；急救必备器材、药品、物品；先进通信和交通工具；灾害时检伤和救治原则；伤病员疏散后转送原则；灾后预防原则；信息收集、反馈和传递。其次，迅速而果断处理直接威胁伤病员生命的伤情或症状，并同时进行检伤分类。

五、检伤及伤情分类

检伤原则上应由经过训练、专业知识和急救经验丰富、组织能力强的技术人员担任。边检伤边分类，在检伤中应尽量少移动或不移动伤病员；注意倾听伤病员或目击者的主诉以及与发病或创伤有关的细节；检伤顺序：测生命体征、意识、瞳孔；头面部（有无骨折、出血、脑脊液漏）；颈部（有无压痛、畸形、肿胀、气管移位）；脊柱（未确定有无脊髓损伤、忌盲目搬动伤病员）；胸部（有无肋骨骨折、反常呼吸、气胸、血胸）；腹部（有无伤口、出血、腹膜刺激征、内脏损伤）；骨盆（有无骨折、尿道、外生殖器损伤）；四肢骨关节（有无肿胀、畸形、反常活动、骨擦感、骨擦音、弹性固定）。

根据病史或伤情，体检资料将伤病员分为四类。Ⅰ类（第一优先处理）：初检发现有危及生命的病情（生命征不稳定，窒息、昏迷、休克、淹溺、触电、大面积烧伤等），经急救处理后能存活。Ⅱ类（次优先处理）：病情虽严重（两处以上肢体骨折、肢体离断、大出血、骨盆骨折、肢体严重挤压伤），但经适当紧急救治，伤情能稳定。Ⅲ类（延期处理）：非重症轻伤病员（能行走，或仅有一处骨折或软组织挫伤）。Ⅳ类（濒死处理）：死亡（呼吸、心跳停止，各种反射消失，瞳孔散大固定者）。对应按照国际统一的标准对伤病员进行检伤分类，分别用红、黄、绿、黑四种不同颜色标识。分类时应依“先危后重再轻”的原则进行，分类应快速、准确、无误。对轻症或重症伤病员在不影响急救处理的情况下，将其放置成最安全舒适的体位：平卧位头偏向一侧或屈膝侧卧位。这种体位可以使伤病员最大程度地放松，且可以保持呼吸道通畅，防止发生误吸。疑有颈椎或脊柱、骨盆骨折者则宜平卧于硬担架床上。

现场有10人以上伤病员应配发识别卡（挂在伤病员左胸的衣服上）：红色卡——优先处理：危重伤（最危急）。黄色卡——次优先处理：重伤（紧急）。绿色卡——第三优先处理：轻伤（不太紧急）。黑色卡——死亡。卡片上项目包括：伤病员姓名或编号、初步诊断。使参加抢救的医护人员按分类识别卡进行相应的处理。

大型突发事件的现场急救区（伤病员集中区，伤病员左胸挂分类识别卡）的划分：急救区（接受红色和黄色识别卡的危重症伤病员，紧急心肺复苏和进一步抢救）、后送区（接受能自己行走或较轻的伤病员）、太平区（停放死亡的伤病员）。

六、现场急救后疏散转送

危重伤的伤病员经现场急救后，生命征稳定者就近送往技术设备力量较强的市级医院或省级医院；重伤、轻伤的伤病员经处理后可就近送往区、县级医院；死亡人员就地等待善后处理。

第四节 现场紧急抢救技术

现场心肺复苏（CPR）既是护理专业的急危重症救护的核心内容，也是当代最重要的急救知识技能。是在生命垂危（心跳骤停、呼吸停止或喘息样呼吸）时采取的行之有效的急救措施。

现场止血法、现场包扎技术、固定、搬运是事故现场对急、危、重症伤病员进行紧急救护的又一主要内容，不管是什么部位的外伤或什么性质的外伤，都要靠及时、正确、有效的创伤止血、包扎、固定等急救处理，可挽救生命、减少痛苦、防止病情恶化、预防并发症。

现场心肺复苏、现场止血法、现场包扎技术、固定、搬运等几种急救技能是每一个院前急救人员必须熟练掌握的基本技术，而且应该在广大群众中大规模推广此类技术。

一、现场心肺复苏术

（一）放置复苏体位

发现伤病员倒地后，判断其意识丧失、心跳骤停、呼吸停止或喘息样呼吸，应将伤病员仰卧于坚硬的地面或硬床板上（卧软床者背部垫木板），摆正体位，使头、颈、躯干平直无扭曲，双手置于躯干两侧。解开伤病员上衣、腰带。如伤病员俯卧时，则采用俯卧翻身法：将伤病员单侧上臂向上伸直→双侧上臂向上伸直→保护其颈部作整体翻身→心肺复苏体位→双上肢平放在身体两侧。

（二）胸外心脏按压（compressions—C）

部位 胸骨中下1/3交界处的正中线上。

定位 胸部正中两乳头连线水平的胸骨处，或用手指触伤病员一侧的胸廓肋缘，手指向中线滑动到胸骨下切迹部位，取其上两横指。

手法 救护人员一手掌根部置于按压区定位，该手掌的根部横轴与胸骨的长轴重合，再用另一只手掌根重叠于其手背上，呈“一字型”重叠，两手手指互扣上翘，使手指脱离胸壁。

按压姿势 救护人员按压时上半身前倾，双肩中点在按压点的正上方，双臂伸直（肘关节伸直），借助自身上半身体重和肩臂部肌肉的力量，垂直向下用力按压，不可左右摆动。按压力度均匀，保证按压与放松时间比为1∶1，放松时必须完全解除压力，胸廓完全弹回，尽可能减少胸外按压的中断，但掌根部不能离开胸壁。

按压频率与深度 按压频率每分钟100～120次，中断时间最好不超过5秒；成年人按压深度至少5cm。

（三）开放气道（airway—A）

用拇指压其下唇齿使口张开，认真查看口腔。口腔有内容物者应将其头偏一侧，戴上手套，一手拇指压其下排牙，另一手指伸入口腔迅速清除口鼻内的黏痰、污泥、土块、呕吐物等异物，以利于呼吸道通畅，再使伤病员头后仰将气道打开。

1. 仰头举颏法（无颈椎外伤者） 用一手的小鱼际压伤病员的前额，另一手示指与中指并拢顶住伤病员下颏将下颌骨上提，使下颌角与耳垂的连线和地平面垂直。

2. 双手托颌法（疑有脊柱损伤者） 双手放置在伤病员头部的两侧并握紧其两侧下颌角，边牵引边用力举起下颌。紧闭双唇者，可用拇指把口唇分开。

扫码“看一看”

（四）人工呼吸（breathing—B）

救护人员一手的小鱼际压伤病员前额使其头后仰，并以拇指和示指捏紧鼻翼，防止气体从鼻孔逸出。另一手托起下颌，通常呼吸下，用双唇包严伤病员口唇周围，缓慢持续将气体吹入（吹气时间约1秒）至胸廓升起，每次吹气量500～600ml（伤病员胸廓抬起），用眼余光观察伤病员胸部是否起伏，以确定吹气是否有效。吹气完毕，抢救人员头转一侧再吸新鲜空气，并立即松开捏鼻的拇指和示指，让伤病员胸廓自行回缩将气排出，如此重复吹气2次，人工呼吸频率10～12次/分。

（五）胸外心脏按压与人工呼吸的比率

现场无论是单人或是双人施救，成人胸外心脏按压与人工呼吸之比均为30∶2，即以每分钟100～120次的频率胸外心脏按压30次后，再以每分钟10～12次的频率进行口对口（口对鼻，或口对口鼻）人工呼吸2次，胸外心脏按压中断时间应在10秒之内。2分钟不间断地完成5个周期后，重新评估伤病员的呼吸、循环征象（10秒内完成）。仍无呼吸、无脉搏，继续以30∶2的比例实施心肺复苏。

二、现场止血法

（一）根据出血性质分类

1. 动脉出血 血色鲜红呈喷射状，与脉搏节律相同，速度快，量多，危险性大。

2. 静脉出血 血色暗红呈持续状，流出速度较慢，不断流出，危险性较动脉出血小。

3. 毛细血管出血 血色鲜红，血液从整个创面慢慢渗出，不易找到出血点，常可自动凝固而止血，危险性小。

（二）根据出血部位分类

1. 外出血 体表可见到。血管破裂后，血液从外伤的伤口流出，是现场急救重点。

2. 内出血 体表见不到。血液由破裂的血管流入组织、脏器或体腔内，只能根据临床表现和体征来诊断，主要到医院救治。

（三）失血的表现

血液是维持生命的重要物质，成年人血容量占体重的7%～8%，即4000～5000ml。一个成年人失血量为总血量的10%（400～500ml）时，可以没有明显的症状。失血量为总血量的20%（800～1000ml）时，会出现头晕，面色、口唇苍白，皮肤出冷汗，手脚冰冷、无力，呼吸急促，脉搏快而微弱、血压下降、少尿等症状。短期内出血量达总血量的40%（1500～2000ml）时，会引起大脑供血不足，出现视物模糊、口渴、头晕、神志不清或焦躁不安，甚至出现危及生命的昏迷、休克、死亡。可见，对创伤失血伤病员的急救，只要延迟几分钟就会危及生命，争取时间采取有效止血措施，对抢救伤病员的生命具有非常重要的意义。因此，创伤止血技术是外伤急救技术之首，是每一个院前急救人员必须熟练掌握的技术，应该广泛推广此类技术。

（四）用物

（1）现场抢救可用干净的毛巾、布带、消毒敷料、绷带。

（2）可用充气止血带、橡皮止血带。

（3）不可用绳索、电线或铁丝等。

（五）止血方法

（1）指压止血法。

（2）加压包扎止血法。

（3）填塞止血法。

（4）强屈关节止血法。

（5）止血带止血法。

（详见第十一章常用救护技术）

三、现场包扎技术

包扎在外伤救护中应用最广，使用的器材最简便。

（一）包扎的目的

（1）保护伤口，减少伤口感染和再损伤。

（2）局部加压，帮助止血，亦可预防或减轻局部肿胀。

（3）固定伤口上的敷料、夹板。

（4）扶托受伤的肢体，使伤部舒适安全，减轻痛苦。

（二）包扎用物

1. 绷带　根据包扎部位选用不同宽度的绷带。手指需用3cm宽；手、臂、头、足用5cm宽；上臂、腿用7cm宽；躯体用10cm宽的绷带。

2. 三角巾　①三角巾：将1m边长的正方形白布对角剪开即成两条三角巾，顶角为90°角，边角为45°角。②带状三角巾：三角巾折叠成带状。③燕尾式三角巾：将三角巾在顶角附近与底边中点折叠成燕尾式。

3. 多头带　腹带、胸带、四头带、丁字带等多种。

（三）现场包扎方法

1. 绷带包扎法

（1）环形包扎法。

（2）螺旋包扎法。

（3）螺旋反折包扎法。

（4）“8”字形包扎法。

（5）蛇形包扎法。

2. 三角巾包扎法

（1）头部三角巾包扎（头顶部包扎法、帽式包扎法、面具式包扎、单眼包扎法、双眼包扎法、头部十字包扎法）。

（2）颈部三角巾包扎。

（3）胸部三角巾包扎（前胸包扎法、侧胸包扎法）。

（4）背部三角巾包扎。

（5）肩部三角巾包扎。

（6）腹部三角巾包扎。

（7）四肢三角巾包扎（手足部包扎法、前臂及上臂包扎法、膝部包扎法、大腿根部包扎法、臀部包扎法、小腿及以下部位包扎法）。

3. 三角巾悬臂带

（1）大悬臂带。

（2）小悬臂带。

4. 多头带包扎法　多头带多用于面积过大或不易包扎的部位。其操作简单，可固定敷料，施加压力及支撑身体保持舒适。

（1）腹带创口在上腹部者，从上而下包扎，创口在下腹部时自下而上包扎。

（2）胸带先置放两竖带，再由上而下包扎，固定于胸前。

（3）四头带用于包扎下颌、枕、额等处。

（4）丁字带用于包扎会阴或肛门处。

四、固定

骨折后，其周围的软组织如皮肤、肌肉、血管或神经也可受到不同程度的损伤，为了使折断的骨质得到休息和正确固定，防止闭合性骨折变为开放性骨折以及损伤血管、神经，减轻伤员痛苦，并便于运送到医院进行彻底治疗，在现场做好及时而正确的固定是十分重要的。

1. 固定的材料

（1）木制夹板，外包软性敷料。

（2）钢丝夹板，可按需要任意弯曲，使用时应在钢丝夹板上放置软性衬垫。

（3）充气夹板为筒状双层塑料膜，双层内充气后立刻变硬，达到固定作用。

（4）负压气垫为片状双层塑料膜，向气阀抽气，气垫立刻变硬，达到固定作用。

（5）塑料夹板可在60℃以上热水中软化，冷却后塑料夹板变硬，达到固定作用。

（6）特制的颈部固定器、股骨骨折的托马固定架。

（7）紧急时就地取材的竹棒、木棍、树枝等。也可将伤侧上肢固定在胸壁上，伤侧下肢固定在健侧肢体上。此外，还需要准备绷带、纱布或毛巾、布条等物品。

2. 固定方法

（1）颈椎损伤固定法。

（2）上肢固定法。

（3）下肢固定法。

（4）脊柱骨折固定法。

（5）骨盆部骨折损伤。（详见第十一章常用救护技术）

五、搬运、转送

现场搬运能及时、迅速、安全将伤员搬至安全地带，防止再负伤，是急救医学不可分割的重要部分，规范、科学的搬运对伤病员的抢救、治疗和预后都是至关重要的。

（一）徒手搬运

1. 单人徒手搬运

（1）扶行法。

（2）背负法。

（3）抱持法。

（4）拖行法。

（5）爬行法。

2. 双人徒手搬运

（1）轿杠式。

（2）椅托式。

（3）双人拉车式。

3. 多人搬运法

（1）三人搬运法。

（2）四人搬抬法（对疑有颈椎骨折的伤者，应由四人配合搬运）。

（详见第十一章常用救护技术）

（二）担架搬运转送法

担架搬运是较平稳、舒适，轻便耐用，不受地形、道路限制，无论是短距离转运还是长途转送，都为最常用的转送伤病员工具，但速度慢、体力消耗大，并受气候条件的影响。

1. 担架的种类 帆布担架、绳索担架、被服担架、板式担架、四轮担架等。

2. 担架搬运方法 担架应平放在伤病员伤侧，救护人员 3 ~4 人合成一组，平托起伤病员的头、肩、腰和下肢等处，将病人轻移到担架上。担架转运行走时伤病员的头朝后，脚朝前，以便于搬运途中后面抬担架的人可随时观察伤病员的呼吸、面色和神志。抬担架的人脚步行动要平稳一致，爬坡、上台阶时，前面的人要放低，后面的人要抬高，使伤病员保持水平状态；下坡、下台阶时则相反。

（三）救护车转送

救护车转送受气候条件影响小，速度快、随机性强、方便，是伤病员重要的运输工具之一。少数伤病员因长途转运易发生晕车，出现恶心、呕吐，加重病情。救护车在拐弯、上下坡、停车调头中要防颠簸。危重伤员均可采取仰卧位，颅脑损伤和呕吐病人头应偏向一侧，以免呕吐物引起窒息。转送过程中要严密观察伤情，注意伤员面色、表情、呼吸深浅、呕吐物和分泌物、伤口敷料污染程度等并予处理。同时要确保各种管道通畅，做好危重病人的生活护理。

（四）轮船、快艇转送

轮船速度慢，平稳，遇风浪易引起晕船。汽艇速度快，一般用于洪水灾害时运送伤病员的运输工具。

（五）飞机转送

飞机运输效率高、速度快、平稳，不受道路、地形的影响，但飞机上升，空气中的氧含量下降，湿度及气压低，对肺部疾病、腹部手术及气管切开伤病员不利。一般将伤员横放，休克者头朝向机尾，以免飞行中加重脑缺氧。颅脑外伤至颅内高压者应在骨片摘除减压后再空运。脑脊液漏伤病员要用多层纱布保护。腹部外伤有腹胀者应行胃肠减压术后再空运。

第五节　院前急救的生命链

“生命链”是近十几年来才在国际上出现的一个重要的急救专用名词，但它很快被社会、专家和公众接受。它是针对现代社区、生活模式而提出的以现场“第一目击者”为开始，至专业急救人员到达进行抢救的一个系列而组成的“链”。在“生命链”的五个环中，前三个环节可以完全由“第一目击者”来完成。因此，“生命链”的普及、实施得越早、越广泛，危急重症伤病员获救的成功率就越高。

20 世纪 80 年代后，院外急救的重要性与普遍性逐渐为社会所公认。发达国家的城市、社区都面临着一个相同而又急迫的问题：越来越多的危重病急症，尤其是冠心病中的急性心肌梗死、严重心律失常、猝死及意外伤害事故，现场救护及时与否与伤病员生命息息相关。

危及生命的急重症伤害等，从发病一开始到获得有效的医学处理，存在着一系列有规律的步骤，这个抢救序列，美国心脏病学会于 1992 年 10 月在《美国医学杂志》上正式用“生命链”这个词予以描述。

一、早期识别求救

“生命链”的第一个环节是早期通路，施救者发现伤病员突然倒地，要快速检查伤病员无反应、无呼吸或仅有叹息样呼吸，立即呼叫当地救援系统，给救援医疗服务系统或社区医疗机构拨打急救电话。这样，急救系统获得呼救电话后能立即作出反应，派出急救力量携带除颤器（AED）迅速赶赴现场。在这个环节中，急救系统应该担负医学指导，即在专业急救人员尚未到达现场之前，告诉现场人员应该如何实施必要的救护措施，以便不失时机地对伤病员进行救护。

二、早期 CPR

“生命链”的第二个环节，是伤病员呼吸心跳骤停后立即进行心肺复苏。现场只有 1 名施救者时，先打急救电话，然后立即做 CPR；2 名以上则 1 人打电话求救，1 人立即开始 CPR，先做 30 次胸外心脏按压，再做口对口人工呼吸 2 次，2 分钟内完成五个周期 CPR（按压/通气比 30∶2），直至自主循环恢复或复苏无效。临床资料表明，“第一目击者”的早期 CPR，对伤病员的生存起着重要作用，也是在专业急救人员到达现场进行心脏电除颤前，伤病员所能获得的最好的救护措施。

三、早期电除颤

“生命链”的第三个环节，是最容易促进生存的。早期除颤依然是治疗室颤和无脉室速的基石。将除颤器与伤病员迅速连接，分析心律，如为室颤、无脉性室性心动过速，立即给予电击 1 次（双相波 200J，单相波 360J），除颤后接着做 CPR，2 分钟内完成五个周期 CPR，再评价除颤后心律，判断是否需要再行除颤。在救护车甚至消防车内要装备自动体外除颤器（AED），可实现早期心脏除颤的目标，提高心跳骤停伤病员的生存率。

四、有效的高级生命支持

“生命链”的第四个环节。在现场经过“第一目击者”的“基础生命支持”，专业救护人员赶到，早期心脏电除颤，尽快建立人工气道、液体通道、使用复苏及抗心律失常药物等高级生命支持方法，对伤病员的存活就越有利。

五、完整的心脏骤停后治疗

“生命链”的第五个环节，为《2010 年心肺复苏与心血管急救指南》新增内容。旨在提高恢复自主循环（ROSC）后的心脏骤停伤病员的存活率。将自主循环恢复（ROSC）看作救治的初始阶段，后续阶段应当通过统一的方式进一步实施综合、完整、多学科的心脏骤停后治疗体系。特别强调脑复苏的治疗和脑功能的改善。

为使“生命链”的五个环节得以落实，应先完善城镇、社区的急救网络，提供充足的救护装备以及对公众救护知识、技能的培训、普及。只有做到急救社会化、结构网络化、抢救现场化、知识普及化，才能使急救“生命链”发挥重要作用。

思考题

1. 院前急救的原则有哪些？
2. 如何对成批伤病员进行分类和佩带标志？
3. 院前急救的现场紧急抢救技术有哪些？

（李钟峰）

扫码“练一练”

第三章

医院急救

学习目标

1. **掌握** 急诊常见突发事件的应急处理及救护措施；球囊－面罩的使用、心脏除颤术、洗胃术、经外周静脉中心静脉置管、中心静脉压测定术等常用急诊抢救技术。
2. **熟悉** 急诊科人员素质要求；急诊科人员工作制度；球囊－面罩的使用、心脏除颤术、洗胃术、经外周静脉中心静脉置管、中心静脉压测定术等常用急诊抢救技术的适应证、禁忌证和注意事项。
3. **了解** 急诊科的任务、工作特点。

急诊科是抢救危、重、急症患者的重要场所，是医院急诊诊疗的首诊场所，也是急救医疗服务体系的基本组成部分。急诊科实行24小时开放，承担来院急诊患者的紧急诊疗任务，其医疗工作的好坏直接关系到患者的生命安危，也是医院管理、医疗技术水平、服务质量的集中反映。急诊科的一切医疗护理过程均应以“急”为中心，工作人员应树立“生命第一，时效为先”的观念，具有高度的责任心和熟练的抢救技能，做到既安全，又高质量的抢救患者。

扫码“学一学”

第一节　急诊科护理概况

一、急诊科的任务

案例

患者，男，25岁。车祸伤后20分钟，“120”将其送到急诊科。患者神志清楚，精神紧张，面色苍白，四肢湿冷，下腹饱满，压痛明显，移动性浊音阴性，肠鸣音减弱。骨盆挤压试验阳性，有骨擦感，尿道外口少量溢血。体温36.8℃，脉搏118次/分，呼吸22次/分，血压80/58mmHg。患者无家属陪同。

问题：

如果你是急诊科护士，根据分诊掌握的病情如何对其进行急诊处理？

急诊科作为医院临床学科的一线科室，担负着重要的医疗任务，它包括以下几方面。

1. 急诊医疗 这是急诊科的基本任务。急诊科24小时随时应诊，负责急诊就诊和院外转送到急诊科的急、危、重病情紧急的患者进行抢救和治疗。急诊护士负责接收、分诊、参与治疗和护理各种常见急诊就诊患者。

2. 院前急救 根据卫生行政管理部门赋予的任务，承担一定区域内呼救患者的现场抢救和运送途中的救治或根据急救中心的指挥，临时担负辖区内的紧急出诊或参加意外事故、突发性灾害的现场急救工作。

3. 培训宣传 积极开展急诊医学的教学和培训，培养急诊医学专业护士；同时承担向基层卫生组织和公民宣传普及急救知识的工作，为社会培训大批的二线救护人员，更好地发挥急救医疗服务体系作用。

4. 科研 急诊科可以获得急危重症患者病情变化的第一手资料，应重视急诊的管理和科研，认真进行护理方面的科学研究、探索、总结救护工作经验和规律，不断提高急诊护理质量，促进急诊医学专业的快速发展。

二、急诊护理工作特点

1. 急 就诊患者发病急、病情变化快、来势凶猛，甚至危及生命，所以一切急诊工作应突出一个“急”字，分秒必争，迅速处理，必须牢固树立“生命第一，时效为先”的理念。

> **考点提示**
> 急诊科护理工作特点。

2. 忙 急诊是医院中急重症患者最集中、就诊人数多、抢救和管理任务最重的科室，是所有急诊患者入院治疗的必经之路。急诊患者就诊有很大的随机性，可控性小，尤其是发生意外灾害、传染性疾病流行时，要承担大批伤病员的抢救工作，所以急诊工作十分繁忙，要做到忙而不乱、紧张有序。

3. 多学科性 急诊患者病种复杂，护理难度大，涉及临床各科，常常需要许多专科人员协作会诊，这就要求急诊护理人员不仅应具有全科素质，具备全面的护理知识，而且有高效能的指挥组织和协作制度，树立全局观念，能及时正确熟练配合医生对各科急诊患者进行高效抢救。

4. 易感染性 急诊患者病情重，抵抗能力差；急诊科常有隐性的传染患者，易造成交叉感染；涉及较多的侵入性治疗和诊断操作，在挽救患者生命的同时也增加了发生医院感染的机会。护理工作要特别注意严格执行无菌操作和消毒隔离制度。

5. 工作环境的特殊性 急诊科非常繁忙，是高风险的科室，稍有疏忽，就会造成不可挽回的损失。随着群众健康意识及维权意识的增强，急诊科护士作为最早接触患者的人员，当患者及家属对医院的任何一点不满意，就会引起医疗纠纷，故各级医院急诊科应制定相应的安全管理条例，有效防止差错事故的发生。同时急诊科也常常会遇到涉及法律问题的患者，如服毒自杀、车祸、打架斗殴等，护理人员要实行人道主义精神，又要有法律意识，提高警惕，及时上报保卫部门或上级部门。

6. 社会性强 急救水平高低和服务质量的优劣，反映了一个医院的管理水平和整体救护水平。急诊科是医院的窗口与缩影，能否及时有效地抢救各类急诊患者，将直接影响患者对医院的信赖程度。所以，这就要求急诊护士不仅要具备高超的急救护理技术，还要有全心全意为患者服务的职业道德；同时还要做好当地卫生部门、急救中心、救护大队以及兄弟医院间的协调工作，建立良好的合作关系。

第二节　急诊科（室）的人员组成与工作管理制度

一、人员组成与素质要求

（一）人员组成

根据医院急诊任务的轻重及医院总编制情况确定急诊科的编制。应选用受过专门训练，掌握急诊医学的基本理论、基础知识和基本操作技能，具备独立工作能力的医护人员。急诊科应有相对固定的急诊医师和急诊护士，结构梯队合理。急诊患者较多的医院，还应安排妇产科、儿科、眼科、耳鼻喉科等医师、护士参加急诊。

（1）在护理部、科主任领导下的科护士长或护士长责任制，负责全盘护理工作。

（2）在行政管理上也接受门诊部、医务科的领导和监督。

（3）急诊医师应具有3年以上临床工作经验，能够独立掌握内、外科常见急诊处理的基本能力，熟练掌握心肺复苏、气管插管、深静脉穿刺、动脉穿刺、电除颤、呼吸机使用及创伤急救等基本技能，并定期接受急救技能的再培训，间期以2年为宜。急诊科实习医师和进修医师不得单独值班。

（4）急诊护士应具有2年以上临床护理工作经验，经规范化培训考核合格，掌握急诊、危重症患者的急救护理技能，常见急救操作技术的配合及急诊护理工作内涵与流程，并定期接受急救技能的继续培训，间期以2年为宜。

（5）急诊科主任应由具备急诊医学中级以上专业技术职务任职资格并应具有5年以上急诊临床工作经历的医师担任；三级医院急诊科主任应由具备急诊医学中级以上专业技术职务任职资格并应具有8年以上急诊临床工作经历的医师担任。急诊科主任负责本科的医疗、教学、科研、预防和行政管理工作，是本科诊疗质量与患者安全管理和持续改进第一责任人。

（6）急诊科护士长应由具备护师以上任职资格并至少从事急诊临床护理工作5年以上人员担任；三级医院急诊科护士长应由具备护师以上任职资格并至少从事急诊临床护理工作8年以上人员担任。护士长负责本科的护理管理工作，是本科护理质量的第一责任人。

（7）急诊科可根据实际需要配置行政管理、保安和其他人员。

（二）护理人员的素质要求

1. 高尚的医德　急诊科护士应具有救死扶伤，全心全意为患者服务的人道主义精神，有高度的责任心，能守岗尽责，急患者之所急，想患者之所想，视患者如亲人，尽量满足患者需求。

2. 娴熟的业务　从事急诊工作的护士，必须具备扎实的理论知识和丰富的临床经验，反应敏捷；熟练掌握各种急救技术；熟练急诊各种抢救设备、物品及药品的管理；掌握急诊科的医院感染预防与控制原则；熟知各种急救用药的药理作用，给药方式与剂量。

3. 健康的身心　急诊科工作忙，压力大。急诊护士应有健康的体魄，仪表端庄，待人礼貌，自信开朗，不急不躁，对工作一丝不苟，遇到复杂多变的情况能从容应对，妥善处理。

4. 较强的团队精神　急诊抢救工作涉及的部门较多，是一个团队的工作，急诊科护士应具有良好的团结协作精神，才能取得良好的抢救效果，确保患者安全。

5. 良好的沟通能力 能有效地与患者、家属、同事、相关人员等人员进行良好的沟通是急诊护士应具备的基本能力。

6. 敏锐的风险意识 急诊科是高风险科室之一。急诊科护士要随时有法律意识、风险意识和证据意识，从而保证医疗、护理安全，具有职业防护知识和技巧，防止因职业暴露而致职业感染。

二、急诊科人员工作制度

（一）首诊负责制度

（1）第一次接诊的医护人员或科室为首诊医护人员和首诊科室，首诊医护人员对患者的检查、诊断、治疗、抢救、转院和转科等工作负责。

（2）首诊医护人员必须详细询问病史，进行体格检查、必要的辅助检查和处理，并认真记录病历。对诊断明确的患者应积极治疗或提出处理意见；对诊断尚未明确的患者应在对症治疗的同时，应及时请上级医护人员或有关科室医护人员会诊。

（3）首诊医护人员下班前，应将患者移交接班医护人员，把患者的病情及需注意的事项交待清楚，并认真做好交接班记录。

（4）对急、危、重患者，首诊医护人员应采取积极措施负责实施抢救及护理。如为非所属专业疾病或多科疾病，应组织相关科室会诊或报告医院主管部门组织会诊。危重症患者如需检查、住院或转院者，首诊医护人员应陪同或安排医护人员陪同护送；如接诊医院条件所限，需转院者，首诊医护人员应与所转医院联系安排后再予转院。

（5）首诊医护人员在处理患者，特别是急、危、重患者时，有组织相关人员会诊、决定患者收住科室等医疗行为的决定权，任何科室、任何个人不得以任何理由推诿或拒绝。

（二）抢救制度

（1）急诊抢救由主治医师以上医师负责。住院医师值班时抢救患者要及时请上级医师指导诊疗或报告科主任。

（2）急诊值班人员不得对危重急症以诊断不明，经济问题或其他任何理由延缓抢救。

（3）急诊值班人员在联系有关科室协同抢救或联系收住入院时，不应放松对病员的抢救。

（4）对危及生命的严重创伤，经紧急处理后，相关值班医师应安排病员直接送手术室抢救，而不应该强调常规的术前手续或入院手续，以免延误抢救时机。

（5）抢救时，必须严格执行抢救流程及预案，口头医嘱要准确，清晰，护士执行口头医嘱要复述一遍，边抢救边记录。认真、准确、及时记录抢救的全过程情况，时间准确到分钟。

（6）抢救过程中，应根据实际病情向家属或陪护人员说明病情危重的原因、程度及预后，以取得必要的理解和配合，并签署病危通知单。

（7）如因检查、入院等原因需要搬移患者时，必须充分考虑到病情及生命体征的稳定与否，以及病员家属或陪护人对病情了解、理解程度。必要时应对此作书面记录。危重患者搬运途中应由急诊护士护送，必要时医师协同护送。

（8）遇重大突发事件或公共卫生事件，如涉及到法律，纠纷的病员，在积极救治的同时。值班医师、护士应及时向科主任、医务科（白天）、总值班（夜间）汇报，并解决医疗费用、住院手续等，必要时以书面的形式向医务科汇报、备案，必要时可向主管院长请示汇报，因临床需要，总值班以及相关人员应及时到现场进行协调处理。

（9）自动出院患者家属应在病历上签字，值班医师酌情书写一份病情介绍由家属带出院。

（三）急诊观察室制度

（1）留观对象　①各科急症在转入病房前仍须继续治疗者；②尚未确定诊断而病情不允许院外观察、门诊随诊者；③诊室处置后病情未有好转者；④病情暂时稳定而48小时内可能发生变化者（如头部外伤者）；⑤抢救室患者未能分流到相应科室而需继续治疗者。

（2）凡收入急诊观察室的患者，必须先办理留观手续后方可转入观察室。床位由急诊科医师及护士统一调配。观察室留观时间一般不超过72小时。

（3）恶性肿瘤晚期患者原则不收入观察室，应建议转临终关怀医院或社区医院。传染病患者一经确诊，须转入传染病科或专科医院，不应在急诊科留观；未诊断前可就地隔离，并做好隔离和消毒工作。精神疾病患者原则不收入观察室。

（4）急诊值班医师须根据留观患者病情，严密观察、及时治疗。值班护士须对留观患者经常巡视，对危重患者须做到随时巡视，按医嘱进行治疗或监护，发现病情变化时，立即报告值班医师。

（5）凡留观患者须建立急诊留观病历。当班医师交班之前须按规定认真完成病历并开好医嘱，危重患者须随时记录病情变化及处置情况，并随时向上级医师汇报，上级医师查房意见须做详细记录。

（6）严格执行交接班制度，对危重患者须在床前交接班。

（7）凡留观患者，主管医师须向家属交待病情以及相应的诊疗计划，随时与家属沟通病情进展情况、可能出现或未能预见的情况及诊疗技术的风险和收益。做好告知签字事项。

（四）急诊预检分诊工作制度

（1）热情接待患者，根据患者主诉辅以必要检查（体温、脉搏、呼吸、血压），需要时协助医生给患者开化验单、做心电图，并进行分科，安排就诊。

（2）检诊分诊工作由有经验的高年资护士担任，预检护士须在5分钟内对患者进行处置，判断病情的危重程度并正确分诊，及时通知有关医生尽快接诊。

（3）执行首诊负责制，各有关科室接到分诊护士通知后应及时接诊，不得以任何借口推诿患者。办理挂号登记手续（危重患者应先通知医生抢救，后补办手续）。

（4）遇符合绿色通道的患者应立即按急诊绿色通道管理制度执行。遇大批伤病员或突发事件时，应及时报告，呼叫有关人员增援。

（5）认真接待和处理患者，按病情的轻重缓急决定送入诊室或抢救室，对危重患者做出相应的急救处理。对患有或疑患呼吸道、肠道等传染病的患者，均应到专科就诊，同时对预检处采取消毒措施。经排除传染病后再进行二次分诊。

（6）对无急诊值班的专科要呼叫有关专科医生参加急诊。

（7）对突发性事件，应立即执行呈报制度。遇突发事件，患者集中到达时，除通知当班医生外，应及时报告医务处。遇严重传染病，在通知医务处的同时，通知区防疫站。

（8）对需送抢救室的患者，电话通知抢救室，必要时护送患者。

（9）做好各项登记工作及相关记录，对患者的姓名、性别、年龄、工作单位、接诊时间，应记录明确，无家属的患者应及时与家人或单位取得联系。

（10）配合各科医生工作，维护就诊秩序，保证诊室设备良好，补充各诊室物品。

第三节 急诊护理管理及流程预案

一、急诊护理管理制度

加强急诊科的组织管理是提高救护质量的保证。急诊科应当建立健全并严格遵守执行各项规章制度、岗位职责和相关诊疗技术规范、操作规程，保证医疗服务质量及医疗安全。在临床实践中应根据现代急诊急救护理特点，建立合理的管理模式、可行的工作制度，使工作规范、有章可循，保障急危重症患者得到及时、迅速、准确、有效的救护措施。

1. 建立健全各项规章制度 如各岗位职责、各级护理人员职责、首诊负责制、交接班制度、抢救制度、查对制度、差错预防及处理制度、消毒隔离制度、抢救药械设备管理制度、护理工作质量管理制度、护理人员培训教育制度等等，使护理人员职责分明，有章可循。

2. 建立健全常见急危重症的抢救护理常规和操作规程 如心肺脑苏、昏迷、出血、休克、中毒、呼吸衰竭、心力衰竭、脑出血、心肌梗死等护理常规；CPR、心脏除颤、气管插管配合、呼吸机使用、心电监护仪、电动洗胃机洗胃、吸痰等标准护理操作规程，使抢救工作标准化、规范化、急救护理人员抢救配合程序化。

3. 建立健全各项护理工作质量控制标准 如分诊迅速准确率、危重患者抢救工作效率及成功率、抢救药品器材完好率、抢救组织严密人员及时到位率、防止差错事故发生、防止交叉感染的发生、护理记录完整等。

4. 建立健全急救药品器材保障制度 要求急救物品性能良好，完好率100%。急救物品必须做到专人负责、定期检查、及时补充；无药品过期、失效、变质；消耗性物品要定位、定量及不过期。

二、急诊常见突发事件应急预案

（一）突发重大成批伤员应急预案

（1）急诊科、门诊部遇有成批伤员来院时，应立即通知院急诊抢救领导组或总值班。

（2）院急诊抢救领导组、总值班接到通知后立即启动院内应急预案。

（3）院急诊抢救领导组、总值班紧急通知相关科室准备好床位。如遇床位紧张，可临时占用医生办公室，必要时利用大厅、会议室。

（4）通知手术室、麻醉科做好准备。

（5）内科系统疾患，如超出收容数量时，可由领导组协调大外科收住，由大内科医生安排治疗。

（6）外科系统疾患，如超出收容数量时，可由领导组协调大内科收住，由大外科医生安排治疗。

（7）经上述协调仍不能满足需要时，由领导组上报市卫生局协调解决。

（8）领导组安排医疗救治专家组成员参加全程救治。

（9）领导组发动全院医护人员投入紧急院内救治工作，发扬团结协作精神，不计较个人得失。

（10）设备处和后勤公司应服从领导组的安排，做好各项物资准备工作。

（二）意外伤害事件应急预案

（1）临床工作中发现病员出现意外伤害（如坠床、烫伤、自杀）事件时，值班人员立即进行抢救，并报告主任，报告院应急领导办公室，或总值班启动院内应急预案。

（2）根据事态的大小，值班医生立即做出判断，一般性事件值班医生可请相关科室会诊解决，必要时由院应急领导办公室总值班安排应急救治专家组协助救治，并安排 ICU 等科室备好床位。

（3）特殊情况，如自杀等事件，值班医生除紧急抢救外，应由其他医护人员通知保卫科，保护好现场，值班人员要协助公安人员调查取证，并做好家属的安抚工作。

（4）在规定时间 6 小时内做好抢救记录。

（三）食物中毒事件应急预案

（1）院方接到食物中毒应急救治指令时，立即启动院前及院内应急预案。

（2）院急救领导组办公室会同总值班紧急集结急救领导组与第一救护队，备好急救物品及器材。

（3）急救领导组快速判断食物中毒的性质，人员数量，做出是否启动第二、三救护队的决定，是否启动急救指挥车临场指挥。

（4）一般性食物中毒事件，由第一救护队，120 急救车前往事发地点现场救治，并转移部分轻症患者回院进行院内救治，封存引起中毒的食品、饮料、水样，送检。

（5）领导组安排院内相关科室，如急诊科、ICU、消化内科、大内科，备好床位、急救物品、器材等。

（6）遇有大范围食物中毒事件发生，超出本院接救能力时，在尽力抢救重症患者同时，上报市卫生部门，请求增援。

（7）遇因饮用水污染引发食物中毒时，立即封存水源并在第一时间上报市卫生部门医政科，并努力尽快查明原因，阻止事态的进一步发展。

（8）安排急救专家组成员在医院参加院内急救，必要时分流部分人员参加院前应急救治。

（四）防洪应急预案

（1）院方接到抗洪抢险医疗救治指令后，立即启动院前应急预案。

（2）院应急领导办公室会同院总值班紧急集结领导组及第一救护队成员，备好急救物品及相关生活用品。

（3）领导组快速判断洪水水位、程度，决定是否启动第二、三救护队，是否启动应急指挥车临场指挥。

（4）一般性事件领导组安排 120 急救车会同第一救护队，立即奔赴前线进行现场救治。

（5）领导组安排有关科室如急诊科、ICU、呼吸内科、大内科、备好床位，急救物品、器件、准备患者院内救治。

(6) 特大洪水灾害，除三支救护队院前急救外，领导组尚需安排住院患者及工作人员的安全疏散和转移，以减少洪灾造成的损害。

(7) 领导组安排应急救治专家组成员在院内进行伤员救治。

(五) 传染病暴发流行应急预案

(1) 院方接到传染病爆发流行应急救治指令时，立即启动院前急救及院内急救应急预案。

(2) 院应急领导办公室会同院总值班紧急集结应急领导组及第一救护队，备好急救物品，特别强调防护用品。

(3) 院应急领导组，快速判断传染病的类型，严格按照《中华人民共和国传染病防治法》的规定，上报有关领导部门。

(4) 领导组安排传染病区做好床位、急救用品、器材及房间的准备工作。

(5) 大批传染病暴发流行超出医院传染病区救治能力时，领导组立即上报市卫生部门市政府请求支援，并做好传染患者的安全转移工作。

(6) 要确保参与应急处理人员的安全。针对不同的突发性传染病，特别是一些重大突发性传染病，应急处理人员还应采取特殊的防护措施，避免接触传染。

(7) 领导组安排院急救专家组成员参加院内急救，并组织相关人员会诊，努力提高院内救治的水平。

(8) 对一些不明原因暴发流行的传染病在做好院前及院内急救的同时，由领导组提请院外专家会诊。

三、急诊救护护理程序

急诊科护理工作程序包括接诊、分诊、急诊护理处理。这些环节紧密衔接，可使患者尽快获得专科确定性治疗，最大限度降低患者的伤残率、病死率和医疗纠纷。

(一) 急诊接诊

接诊是指医护人员到达医院急诊科的患者，以最短的时限、最熟练的医学技巧，对病情做出一个较明确的判断。

(二) 急诊分诊

1. 急诊预检分诊定义 指对急诊患者进行快速评估，根据其急危重程度进行优先顺序的分级与分流。

2. 急诊预检分诊原则 急诊预检分诊不仅要对众多急诊患者进行分流，同时还要依据患者急危重程度进行分级。急诊预检分诊要以分诊原则为主导，并贯穿于整个预检分诊过程中，以使分诊人员在短时间内实现快速、准确、安全、高效的分诊。急诊预检分诊原则包括急危重症优先就诊；准确快速分级分区；动态评估及时预警；以人为本有效沟通。

3. 收集资料 分诊护士要注意患者主诉，并要用眼、耳、鼻、手进行辅助分析判断，对患者强调的症状和体征进行分析，但不宜作诊断。

> **考点提示**
>
> 急诊科分诊护士如何收集急诊患者病情资料？

问诊：分诊护士接诊后，了解既往史和现病史，通过询问患者、家属或其他知情人，了解发病的经过及当前的病情。为了准确地分科，可运用一些简单的护理体检工具，作必要的护理体检。首先观察患者的神志、精神状态，查看各种反射存在的情况，如瞳孔变化、光反应，测量血压、脉搏、呼吸、体温等。经过必要的护理体检，初步判断患者病情，然后转到相应的科室进行处理。要求 2 ~ 5 分钟内获得比较详细的有关病情资料。

视诊：用眼去观察，主诉的症状表现程度如何，还有哪些症状患者未提到，观察患者的面色，有无苍白、发绀、有无颈静脉怒张。

触诊：用手去触摸，测脉搏，了解心率、心律及周围血管充盈度；探知皮温、毛细血管充盈度；触疼痛部位，了解涉及范围及程度。

叩诊：叩诊在胸腹部检查方面尤为重要，可用于确定肺尖的宽度和肺下界的定位，胸腔积液积气含量的多少，心界的大小与形态，肝脾的边界，腹水的有无与多少等。

听诊：借助听诊器和仪器用耳去听患者的呼吸、咳嗽，有无异常杂音或短促呼吸；心音、心律；肠鸣音和血管音等。

嗅诊：闻患者是否有异样的呼吸气味，如酒精味、呼吸的酸味；以及是否有化脓性伤口的气味等其他特殊气味。

4. 分诊技巧 首先要热情问候来诊患者和家属，主动介绍自己，询问哪里不适，了解就诊原因。临床上常用分诊技巧如下。

（1）SOAP 公式 是四个英文单词第一个字母的缩写。S（subjective，主观感受）：收集患者的主观感受资料，包括主诉及伴随的症状。O（objective，客观现象）：收集患者的客观资料，包括体征及异常征象。A（asses，估计）：将收集的资料进行综合分析，得出初步判断。P（plan，计划）：根据判断结果，进行专科分诊，按轻、重、缓、急有计划地安排就诊。

（2）PQRST 记忆公式 一般用于有疼痛的患者。其中 P（provoke，诱因）：疼痛的诱因及缓解或加重的因素。Q（quality，性质）：疼痛的性质。R（radiate，放射）：疼痛有无放射、放射部位、性质。S（severity，程度）：疼痛的程度如何，可应用评估工具（如 0 ~ 10 数字评分法）。T（time，时间）：疼痛开始时间、持续、终止时间。

5. 预检分诊级别 通过预检分诊，依据客观和主观两方面，即客观评估指标和人工评级指标，按病情危急程度分为四级。每位患者的分诊级别不是固定不变的，分诊人员需要密切观察患者的病情变化，尽早发现影响临床结局的指标，并有权限及时调整患者的分诊级别和相应的诊疗流程（表 3 - 1）。

表 3 - 1 急诊预检分诊分级标准

级别	患者特征	级别描述	客观评估指标	人工评定指标	响应程序
Ⅰ级	急危	正在或即将发生的生命威胁或病情恶化，需要立即进行积极干预	心率 > 180 次/分或 < 40 次/分；SpO_2 < 80% 且呼吸急促（经吸氧不能改善，既往无 COPD 病史）；收缩压 < 70mmHg，急性血压降低，较平素血压低 30 ~ 60mmHg；腋温 > 41℃；POCT 指标：血糖 < 3.33mmol/L，血钾 > 7.0mmol/L	心搏/呼吸停止或节律不稳定；气道不能维持；休克；明确心肌梗死；急性意识障碍/无反应或仅有疼痛刺激反应（GCS < 9）；癫痫持续状态；复合伤（需要快速团队应对）；急性药物过量；严重的精神行为异常，正在进行的自伤或他伤行为，需立即药物控制者；严重休克的儿童、婴儿；小儿惊厥等	立即进行评估和救治，安排患者进入复苏区

续表

级别	患者特征	级别描述	客观评估指标	人工评定指标	响应程序
Ⅱ级	急重	病情危重或迅速恶化，如短时间内不能进行治疗则危及生命或造成严重的器官功能衰竭；或者短时间内进行治疗可对预后产生重大影响，比如溶栓、解毒等	心率：150～180次/分或40～50次/分；收缩压：＞200mmHg或70～80mmHg；SpO_2：80%～90%且呼吸急促（经吸氧不能改善），发热伴粒细胞减少；POCT指标；ECG提示急性心肌梗死	气道风险：严重呼吸困难、气道不能保护；循环障碍，皮肤湿冷花斑，灌注差，怀疑脓毒症；昏睡（强烈刺激下有防御反应）；急性脑卒中；类似心脏因素的胸痛；不明原因的严重疼痛伴大汗（脐以上）；胸腹疼痛，已有证据表明或高度怀疑以下疾病：急性心梗、急性肺栓塞、主动脉夹层、主动脉瘤、急性心肌炎、急性心包炎、心包积液、异位妊娠、消化道穿孔、睾丸扭转；所有原因所致严重疼痛（7～10分）；活动性或严重失血；严重的局部创伤——大的骨折、截肢；过量接触或摄入药物、毒物、化学物质、放射物质等；严重的精神行为异常（暴力或攻击），直接威胁自身或他人，需要被约束	立即监护生命体征，10分钟内得到救治，安排患者进入抢救区
Ⅲ级	急症	存在潜在的生命威胁，如短时间内不进行干预，病情可进展至威胁生命或产生十分不利的结局	心率：100～150次/分或50～55次/分；收缩压180～200mmHg或80～90mmHg；SpO_2：90%～94%且呼吸急促（经吸氧不能改善）	急性哮喘，但血压、脉搏稳定；嗜睡（可唤醒，无刺激情况下转入睡眠）；间断癫痫发作；中等程度的非心源性胸痛；中等程度或年龄＞65岁无高危因素的腹痛；任何原因出现的中重度疼痛，需要止痛（4～6分）；任何原因导致的中度失血、头外伤、等程度外伤，肢体感觉运动异常；持续呕吐、脱水；精神行为异常：有自残风险、急性精神错乱或思维混乱、焦虑、抑郁、潜在的攻击性；稳定的新生儿	优先诊治，安排患者在优先诊疗区候诊，30分钟内接诊；若候诊时间大于30分钟，需再次评估
	亚急症	存在潜在的严重性，如患者一定时间内没有给予治疗，患者情况可能会恶化或出现不利的结局；以及症状将会加重或持续时间延长	生命体征平稳	吸入异物，无呼吸困难；吞咽困难，无呼吸困难；呕吐或腹泻，无脱水；中等程度疼痛，有一些危险特征；无肋骨疼痛或呼吸困难的胸部损伤；非特异性轻度腹痛；轻微出血；轻微头部损伤，无意识丧失；小的肢体创伤，生命体征正常，轻中度疼痛；关节热胀，轻度肿痛；精神行为异常，但对自身或他人无直接威胁	顺序就诊，60分钟内得到接诊；若候诊时间大于60分钟，需再次评估
Ⅳ级	非急症	慢性或非常轻微的症状，即便等待一段时间再进行治疗也不会对结局产生大的影响	生命体征平稳	病情稳定，症状轻微；低危病史且目前无症状或症状轻微；无危险特征的微疼痛；微小伤口——不需要缝合的小的擦伤、裂伤；熟悉的有慢性症状患者；轻微的精神行为异常；稳定恢复期或无症状患者复诊或仅开药；仅开具医疗证明	顺序就诊，除非病情变化，否则候诊时间较长（2～4小时）；若候诊时间大于4小时，可再次评估

（三）急诊护理处理

医护人员根据分诊掌握的病情来确定进一步救护措施，急诊处理原则如下。

（1）对一般急诊，可在通知专科医生的同时办理就诊手续。

（2）急危重症患者来诊后开放急救绿色通道，并通知有关医生进行急救处理，病情稳定后再去办理就诊手续。医生到达之前，护士立即实施抢救流程护理常规，根据病情安置合适体位，做好人工呼吸、胸外心脏按压、吸氧、吸痰、止血包扎、建立静脉通道、输液、安置心电监护仪进行监测等。同时密切观察病情变化，做好抢救记录、执行告知程序，安慰患者及家属消除恐惧心理。

（3）协助医师做好各种进一步的生命支持抢救工作，完成必要的各项辅助检查工作。需外出特殊检查时应有专人护送，必要时可进行床边检查。

（4）经抢救病情平稳允许移动时，要迅速转入病房。如需继续抢救或进行手术者，应及早通知病房或手术室做准备。不能搬动而急需手术者，可在急诊手术室进行，留观察室或监护室继续抢救治疗，待病情平稳后再转入病房。转入病房时，要有专门医护人员陪送，并将患者病情及救治经过向病房医护人员进行详细交班。

（5）遇有成批伤员就诊及需要多专科合作抢救的患者，应通知医务处和护理部值班人员，协助调配医护人员参加抢救。如有疑难病例或就诊者过多，应及时请上级医生协助处理。复合伤患者涉及两个专科以上的，应由患者病情最严重的处理科室首先负责治疗，其他科室密切配合。遇交通事故、吸毒、自杀等涉及法律问题者，应立即通知公安等有关单位和部门。

（6）严格执行交接班制度、查对制度、口头医嘱复述制度、伤情疫情报告制度。凡是抢救的患者，都应有详细的病历和抢救记录。

第四节　急救技术

扫码“学一学”

一、开放气道方法

详见第十一章。

二、环甲膜穿刺与环甲膜切开术

详见第十一章。

三、气管插管术

详见第十一章。

四、气管切开术

详见第十一章。

五、球囊－面罩的应用

球囊－面罩又称简易呼吸器，是进行人工通气的简易工具，与口对口呼吸比较供氧浓度高，而且操作简便。尤其是病情危急，来不及行气管插管时，可通过球囊－面罩直接给氧，改善组织缺氧状态。简易呼吸器是由一个有弹性的球囊、三通呼吸活门、衔接管和面罩组成。在球囊后面空气入口处有单向活门，以确保球囊舒张时空气能单向流入。其侧方有氧气条件下可自此输入氧气。

（一）适应证

主要用于急救途中、现场或临时替代呼吸机的人工通气。

（二）禁忌证

（1）中等以上活动性咯血。

（2）颌面部外伤或严重骨折。

（3）大量胸腔积液。

（三）操作方法

1. 物品准备 选择合适的面罩。外接氧气，应调节氧流量至氧气储气袋充满氧气（氧流量 10～15L/min）。

2. 患者准备 仰卧，去枕，头后仰体位。

3. 操作步骤 检查口鼻腔有无分泌物、义齿。有义齿应取出，有分泌物，头偏向一侧，清除口鼻腔分泌物。开放气道，松解患者衣领。分为单人操作法和双人操作法。

（1）单人操作法（EC 手法） 操作者位于患者头顶部或一侧。将患者头部后仰，并托牢下颌使其朝上保持气道通畅。面罩扣于患者口鼻处，用一手拇指和示指呈 C 型扣住面罩，其余三指呈 E 型托起下颌骨骨性部分，保持面罩的适度密封，用另外一只手有规律的挤压简易呼吸囊，送气时间为 1 秒以上，待胸廓回复后再开始下一次挤压，保持适宜的吸气/呼气时间。

（2）双人操作法 由一人固定或按压面罩，方法是操作者分别用双手的拇指和示指放在面罩的主体，其余三指托起下颌骨骨性部分，将患者下颌向前拉，伸展头部，畅通气道，保持面罩的适度密封。由另外一人挤压球囊。

（四）注意事项

（1）为确保患者得到有效通气，要定时检查、测试、维修和保养简易呼吸器，尤其注意活瓣漏气。

（2）挤压呼吸囊时，压力不可过大，无氧源时挤压球囊的 2/3，潮气量为 700～1000ml；有氧源时挤压 1/2，潮气量为 400～600ml。

（3）发现患者有自主呼吸时，应按患者的呼吸动作加以辅助，以免影响患者的自主呼吸。

（4）使用简易呼吸器过程中，应密切观察患者通气效果、胸腹起伏、皮肤颜色、听诊呼吸音、生命体征和血氧饱和度等参数。

（5）用后及时消毒，将简易呼吸器各配件依顺序拆开，置入 2% 戊二醛碱性溶液中浸泡 4～8 小时，取出后使用清水冲洗所有配件，去除残留的消毒剂 。

六、胸外心脏按压术

详见第五章。

七、心脏除颤术

心脏除颤术是指在短时间内向心脏通以高能量的脉冲电流，使全部或大部分心肌细胞在瞬间同时除极，造成心脏短暂的电活动停止，然后由最高自律性的起搏点（通常为窦房结）重新主导心脏节律的治疗过程。在心室颤动时的电复律治疗也常被称为电击除颤。根据发放脉冲是否与心电图的R波同步，分为同步电复律和非同步电复律。电复律是用QRS波同步的方法将某些房性或室性心律失常转为窦性心律；电除颤则用非同步方法消除心室扑动（VF）或心室颤动（Vf），除颤后的心律可为窦性或非窦性。根据电极放置位置不同，除颤还可分体外和体内两种方式，后者常用于急症开胸抢救者。本节主要阐述人工体外除颤。

（一）适应证

主要是心室颤动、心室扑动、无脉性室性心动过速者。

（二）操作方法

1. 物品准备 除颤仪、导电糊一支或4～6层生理盐水纱布，各种抢救和心肺复苏所需的器械及药品。

2. 患者准备 立即将患者去枕平卧于硬板床上，检查并除去身上的金属及导电物质，松开衣扣，暴露胸部。了解患者有无安装起搏器。

3. 操作步骤

（1）确定心电情况 术前监测、分析患者心律，确认心室颤动、心室扑动、无脉性室性心动过速，需要电除颤。

（2）开启除颤仪 连接除颤仪电源线，打开开关，机器设置默认“非同步”状态。

（3）准备电极板 将手控除颤电极板涂以专用导电糊，并均匀分布于两块电极板上。不可涂于手柄上，或用4～6层生理盐水纱布包裹电极板。

（4）正确放置电极板 “STERNVM”电极板上缘放于胸骨右缘2～3肋间。“APEX”电极板置于左乳头外下方或左腋前线内第5肋间。电极板与皮肤紧密接触。

（5）选择能量 根据不同除颤仪选择合适能量。单相波除颤用360J，双相波用120～200J。儿童每千克体重2J，第二次可增加至每千克体重4J。

（6）充电 按下“充电”按钮，将除颤仪充电至所选择的能量。

（7）放电 放电前应注意查看是否与皮肤接触良好，放电时电极板紧贴患者皮肤并施以一定压力。环顾患者四周，确定周围人员无直接或间接与患者接触；（操作者身体后退一小步，不能与患者接触）。放电前再次确认心电示波，判断是否需要除颤。双手拇指同时按压放电按钮电击除颤。

（8）立即胸外心脏按压 除颤后，大多数患者会出现数秒钟的非灌流心律，需立即给予5个循环（大约2分钟）的高质量胸外心脏按压，增加组织灌流，再观察除颤后心律，需要时再次除颤。

（9）结束 移开电极板。擦干患者胸壁皮肤，关闭除颤仪；清洁除颤电极板。留存并标记除颤时自动描记的心电图纸。

（三）注意事项

（1）除颤仪到位前，持续有效的CPR。

（2）除颤电极板放置位置要准确，局部皮肤无潮湿、无敷料。如带有植入性起搏器，应避开起搏部位至少10cm。

（3）操作者的手应保持干燥，不能用湿手握电极板。

（4）放电时在电击板上应施加一定力量，使电极板与患者皮肤密合，以保证较低的阻抗，有利于除颤成功，同时也避免烧伤患者的皮肤。

（5）导电糊不应涂在两电极板之间的皮肤上，以免除颤无效。

（6）切忌将电极板直接放在治疗性贴片、监护仪贴片、导电线的上面。两电极板之间的距离应超过 10cm。

知识拓展

自动体外除颤仪

自动体外除颤器，是一种便携式、易于操作，稍加培训即能熟练使用，专为现场急救设计的急救设备，具有自动识别、鉴别和分析心电节律、自动充电、放电和自检功能。操作者打开 AED 的盖子，依据视觉和声音的提示操作（有些型号需要先按下电源）。将两块电极板分别贴在右胸上部和左乳头外侧。将电极板插头插入 AED 主机插孔，按下“分析”键（有些型号在插入电极板后会发出语音提示，并自动开始分析心律，在此过程中请不要接触患者，即使是轻微的触动都有可能影响 AED 的分析），分析完毕后，AED 将会发出是否进行除颤的建议，当有除颤指征时，不要与患者接触，同时告诉附近的其他任何人远离患者，由操作者按下“放电”键除颤。除颤结束后，AED 会再次分析心律，如未恢复有效灌注心律，操作者应进行 5 个周期 CPR，然后再次分析心律，除颤，CPR，反复至急救人员到来。《2010 美国心脏协会心肺复苏及心血管急救指南》建议，在发生有目击者心脏骤停概率较高的公共区域推广 AED 项目，以提高心搏骤停患者的抢救成功率。

第五节　急诊护理常规技术

一、洗胃术

洗胃术即洗胃法，是指将一定成分的液体灌入胃腔内，混和胃内容物后再抽出，如此反复多次。其目的是为了清除胃内未被吸收的毒物或清洁胃腔，为胃部手术、检查作准备。对于急性中毒如吞服有机磷、无机磷、生物碱、巴比妥类药物等，洗胃是一项极其重要的抢救措施。洗胃术有催吐洗胃术、胃管洗胃术、剖腹胃造口洗胃术 3 种。

（一）催吐洗胃术

呕吐是人体排除胃内毒物的本能自卫反应。因催吐洗胃术简便易行，对于服毒物不久，且意识清醒的急性中毒患者（除外服腐蚀性毒物、石油制品及食管静脉曲张、上消化道出血等）是一种现场抢救有效的自救、互救措施。

1. 适应证

（1）意识清醒、具有呕吐反射，且能合作配合的急性中毒者，应首先鼓励催吐洗胃。

（2）口服毒物时间不久，2 小时以内效果最好。

（3）在现场自救无胃管时。

2. 禁忌证

（1）意识障碍者。

（2）抽搐、惊厥未控制之前。

（3）患者不合作，拒绝饮水者。

（4）服腐蚀性毒物及石油制品等急性中毒者。

（5）合并有上消化道出血、主动脉瘤、食管静脉曲张等。

（6）孕妇及老年人。

3. 操作方法

（1）做好患者解释工作，具体说明要求和方法，以取得配合，有利于操作顺利进行。

（2）患者取坐位，频繁口服大量洗胃液400～700ml，至患者感到饱胀为度。

（3）随即取压舌板或竹筷子（均用纱布包裹）刺激患者咽后壁，即可引起反射性呕吐，排出洗胃液或胃内容物。如此反复多次，直至排出的洗胃液澄清无味为止。

4. 注意事项

（1）催吐洗胃后，要立即送往附近大医院，酌情施行插胃管洗胃术。

（2）催吐洗胃要当心误吸，因剧烈呕吐可能诱发急性上消化道出血。

（3）记录出入液量，注意饮入量与吐出量大致相等。

（二）胃管洗胃术

胃管洗胃术就是将胃管从鼻腔或口腔插入经食管到达胃内，先吸出毒物后注入洗胃液，并将胃内容物排出，以达到消除毒物的目的。口服毒物的患者有条件时应尽早插胃管洗胃，不要受时间限制。对服大量毒物在4～6小时之内者，因排毒效果好且并发症较少，故应首选此种洗胃方法。有人主张即使服毒超过6小时也要洗胃。

1. 适应证

（1）清除胃内毒物或其他有毒物质。

（2）幽门梗阻伴有明显胃潴留扩张者。

（3）某些手术或检查前的准备。

2. 禁忌证

（1）强酸、强碱及其他对消化道有明显腐蚀作用的毒物中毒。

（2）伴有上消化道出血、食管静脉曲张、主动脉瘤、严重心脏疾病等患者。

（3）中毒诱发惊厥未控制者。

（4）乙醇中毒，因呕吐反射亢进，插胃管时容易发生误吸，所以慎用胃管洗胃术。

3. 操作方法

（1）物品准备　治疗盘内有漏斗形洗胃管、镊子、石蜡油、纱布、弯盘、棉签、压舌板、开口器、1%麻黄碱滴鼻液、听诊器等，量杯内盛有洗胃液。

（2）患者准备　患者取坐位或半坐位，中毒较重者取左侧卧位。胸前垫以防水布，有活动假牙应取下，盛水桶放于患者头部床下，弯盘放于患者的口角处。

（3）将胃管前端涂液状石蜡油后左手用纱布捏着胃管，右手用纱布裹住胃管5～6cm处，自鼻腔或口腔缓缓插入。当胃管插入10～15cm（咽喉部）时，嘱患者做吞咽动作，轻轻将胃管推进。如患者呈昏迷状态，则应轻轻抬起其头部，使咽喉部弧度增大，轻快地把胃管插入。当插到45～55 cm时，胃管进入胃内（插入长度以45～55cm为宜，约前额发际到剑突的距离）。有意识障碍，则可用开口器撑开上下牙齿，徐徐地送入胃管，切不可勉强用力。

（4）证实胃管已进入胃内，先抽尽胃内容物，必要时留标本送检。灌注洗胃液300～500ml，然后引出胃内灌洗液，这样反复灌洗，直至洗出液澄清无味为止。

（5）洗胃完毕，可根据病情从胃管内注入解毒剂、活性炭、导泻药等，然后反折胃管后迅速拔出，以防管内液体误入气管。整理用物并消毒，记录灌洗液及洗出液总量及性质。

4. 注意事项

（1）当毒物性质不明时，应抽出胃内容物送检，洗胃液可选用温开水或等渗盐水，待毒物性质明确后，再采用对抗剂洗胃。

（2）在洗胃过程中应随时观察患者生命体征的变化，如患者感觉腹痛、流出血性灌洗液或出现休克现象，应立即停止洗胃。

（3）要注意每次灌入量与吸出量的基本平衡。每次灌入量不宜超过500ml灌入量过多可引起急性胃扩张，使胃内压上升，增加毒物吸收。

（4）凡呼吸停止、心脏停搏者，应先作CPR，再行洗胃术。洗胃前应检查生命体征，如有缺氧或呼吸道分泌物过多，应先吸取痰液、保持呼吸道通畅，再行胃管洗胃术。

（5）在插入胃管过程中如遇患者剧烈呛咳、呼吸困难、面色发绀，应立即拔出胃管，休息片刻后再插，避免误入气管。

（6）服毒患者洗胃后，可酌情注入50%硫酸镁30～50ml或25%硫酸钠30～60ml导泻。幽门梗阻患者洗胃，须记录胃内滞留量（如洗胃液4000ml，洗出液为3500ml，则胃内滞留量为500ml）。

二、经外周静脉中心静脉置管术

经外周静脉中心静脉置管术（peripherally inserted central catheterization，PICC）是指采用引导针经外周静脉穿刺将一根由硅胶材料制成，标有刻度，能以放射显影的中心静脉导管插入并使其顶端位于上或下腔静脉内的中心静脉导管置入术。

（一）适应证

（1）缺乏外周静脉通路的患者。

（2）输入刺激性药物（如化疗药）、高渗性或黏稠性液体。

（3）需胃肠外营养。

（4）需长期静脉治疗患者。

（5）家庭病床患者、早产儿等。

（二）禁忌证

（1）穿刺处皮肤有感染或损伤。

（2）患者身体条件不能承受插管操作，如严重的出血性疾病、免疫抑制者慎用。

（3）穿刺侧有外伤史、手术史及放射治疗史。

（三）操作方法

操作前对患者进行全面评估，以筛选出高危病例，对于患有高血压、糖尿病、高脂血症或血糖高但并未定诊的糖尿病患者应谨慎处理。置管前应明确患者的血凝状态，血小板计数，白细胞计数。对于血小板计数过高、过低，白细胞过低的患者应谨慎。与患者解释操作过程，以取得患者合作并签署知情同意书。

1. 物品准备 PICC穿刺包、无菌手套、肝素帽或无针正压接头、稀释肝素液、0.9%氯化钠溶液100ml、穿刺包1个。

2. 操作者准备 洗手、戴口罩、穿手术衣、戴无菌手套。

3. 患者准备 穿宽松上衣，清洗术肢，必要时先行沐浴。患者头部取过伸位，头部偏向穿刺对侧。

4. 操作步骤

（1）核对医嘱。

（2）确定静脉和插管穿刺点，测量患者插管部位到上腔静脉的长度，患者臂与穿刺点成90°角，测量至穿刺点至胸锁关节以后向下至第三肋间。

（3）皮肤消毒，戴无菌手套，患者臂下铺无菌治疗巾，以穿刺点为中心，先用酒精脱脂3次，再用碘伏棉球螺旋式消毒上下各10cm，左右到臂缘，消毒3次。

（4）更换无菌手套，并冲洗干净手套上的滑石粉，铺无菌治疗巾，用生理盐水预冲导管、连接器、肝素帽及穿刺针，导管侵入生理盐水中。

（5）铺洞巾，暴露预定穿刺部位，由助手在距离预定穿刺点12cm左右扎止血带，以充盈血管。

（6）更换针套，以15°～30°角度进针穿刺静脉，见回血，立即放低穿刺角度向前推进插管鞘，使之进入血管。

（7）将导管插入插管鞘，缓慢推进导管至所需长度。

（8）回撤插管鞘，注入生理盐水，患者诉无不适，固定导管。

（9）做胸部X线检查，以确认导管位置。

（四）置管后的护理

（1）做好心理护理，向患者说明注意事项，做好健康宣教。

（2）穿刺后24小时内更换敷料，以后每周常规更换敷料1～2次，敷料潮湿或污染，应及时更换。更换敷料时，注意不要损伤导管。撕敷贴时，应顺着导管向心方向撕开，以免拔出导管。

（3）合理安排输液顺序，如持续长时间输注黏稠性液体时，中间应用生理盐水冲洗导管，脂肪乳类的高浓度液体不要最后滴注。输液前和输液后，用20ml针筒抽生理盐水20ml作“一冲一停”的脉冲式冲管，禁用5ml以下的注射器冲洗导管及推注药液。

（4）无针正压接头每周更换一次。

（5）注意观察穿刺部位的情况，并听取患者的主诉，及早发现并发症，及时处理。

（6）健康宣教 ①术后24小时内可做适当的伸缩活动，经常松拳、握拳，以促进血液回流。已放置PICC的手臂不能剧烈运动、不能提重物。②淋浴时可先用保鲜膜包裹穿刺部位，防止渗水。③不要自行用剪刀或其他锐器物在导管外露部位做任何修剪，以防导管破裂。

（五）常见并发症的预防和护理

1. 静脉炎 静脉炎是PICC最常见的并发症之一。预防措施有：①严格无菌操作，消毒时消毒剂不宜过多，且要等待干后再行穿刺，否则消毒剂可沿穿刺道侵入血管造成化学性静脉炎。②尽可能选择贵要静脉，送管时动作要轻柔，以减轻对血管内皮的机械性损伤。③尽量选择硅胶细孔径的PICC导管，应用聚乙烯类和硅橡胶导管。硅胶细孔径的PICC导管是一种极柔软的高弹性亲水性导管，对血管壁和周围组织的损伤极小。④加强置管后的护理，置管后24小时内应换药1次，此后每周1～2次，导管脱出部分勿再送入血管内，以防局部皮肤表面细菌侵入血管，造成细菌性静脉炎。护理要点：一旦发生静脉炎应及时处理。抬高患肢，行硫酸镁湿热敷或金黄散调蜜外敷，若处理后4~5天症状未缓解或加重应立即拔管。

2. 导管堵塞 导管堵塞是并发症中发生率最高。并随着时间的延长而增加。其原因可分为血栓性堵塞和非血栓性堵塞两类。前者系由血液返流，在管腔内形成血凝块或血栓所致；后者的原因较多，如导管扭曲、打折、药物结晶沉积、异物颗粒堵塞等。如发现输液速度变慢，冲管时阻力加大，常表示导管有堵塞。预防措施有：①正确合理利用导管，PICC的导管腔狭窄，易形成血栓，故不宜经导管输血、抽血。②正确地冲管封管，冲管时应采用脉冲式动作，使冲洗液在管内产生漩涡、清洁和擦净管壁，注意药间配伍禁忌，输注血制品，高浓度药物尤其是脂肪乳，TPN后应及时冲管。③避免单独使用微量注射泵，应同时配有维持液，应加强巡视并及时更换液体。

护理要点：首先应检查外部因素和患者体位。导管扭曲打折时，一般堵塞部位在导管的体外段，解除扭曲和打折即可解除堵塞。血栓形成堵塞导管通常发生于导管的体内末端，因血液返流形成血栓堵塞导管，此时可采用肝素或尿激酶进行脱内鞘治疗。

3. 导管移位或脱出 导管移位是指导管位置移动0.5cm以上，但功能没有丧失；而导管脱出是指导管意外脱掉或移动，致使不能继续使用。其原因主要有固定不当、活动过度、胸腔压力改变、意外情况等。预防措施有：①导管置入后或每次换药后都应妥善固定。在更换敷料的过程中，检查导管体外长度，以确定是否发生导管移位。②避免剧烈运动或提重物。

护理要点：可疑导管移位时，应密切观察导管功能，及时行X线检查确定导管位置，不要重新插入外移的导管，必要时重新置管。

4. 导管相关感染 PICC导管相关的感染主要分为局部感染和全身感染。局部感染是指导管入口处红肿、痛、硬结、伴或不伴有渗液；全身感染是指有全身感染症状伴血培养或导管尖端细菌培养阳性，而且拔出中心静脉导管或经抗生素治疗后菌血症即可得到控制者。预防措施有：①选用不易形成血栓材料所制的导管，使用涂有抗菌或消毒物质的导管或皮下套囊。②技术上要减少穿刺的损伤，穿刺困难者可能增加感染的发生率。③采用合适的敷料覆盖，可选择干燥的纱布或其他透气的敷料。④最重要的是穿刺护理过程中严格无菌操作。

护理要点：①发生局部感染后加强护理，每日换药1次，必要时口服抗生素。②隧道感染发生后应拔出导管，全身应用抗生素，加强局部护理。③怀疑有导管败血症时，应从导管处及置管对侧抽静脉血各10ml做细菌培养，确认发生败血症时应拔出导管，全身应用抗生素。

三、中心静脉压测定法

中心静脉压（central venous pressure，CVP）是指胸腔内上、下腔静脉的压力，是反映右心前负荷的指标。CVP正常值为5~12cmH_2O（0.49~1.18kPa），降低与增高均有重要临床意义。小于5cmH_2O表示右心房充盈欠佳或血容量不足；大于15~20cmH_2O，则表示右心功能不全或血容量超负荷。CVP监测对了解循环血量和右心功能具有十分重要的临床意义，可作为指导临床治疗的重要参考。但当患者出现左心功能不全，单纯监测CVP则失去意义。

（一）适应证

（1）急性循环衰竭。

（2）大量输液或心脏患者输液时。

（3）严重创伤、休克等危重患者或体外循环手术时。

（二）禁忌证

（1）拟穿刺部位皮肤感染。

（2）有严重凝血功能障碍或接受抗凝治疗者。

（3）菌血症或败血症。

（4）对局麻药或特定材质过敏者。

（三）操作方法

1. 用物准备 治疗盘、中心静脉测压装置（包括带刻度的测压管、三通开关等），以及输液导管。其他用物有1%～2%普鲁卡因、5ml注射器、无菌手套、0.9%氯化钠溶液100ml。

2. 患者准备 患者仰卧，测压管“0”点应与腋中线同一水平面。

3. 操作步骤

（1）患者取平卧位，暴露插管部位，铺好橡皮巾及治疗巾，协助医生常规消毒皮肤。

（2）备好中心静脉测压装置，插管前应预先接以三通阀，连于输液器持续输液。固定导管测压管使零点与腋中线第4肋在同一水平面上。

（3）术者戴无菌手套，经皮穿刺将中心静脉导管可经锁骨下静脉、颈内静脉穿刺插管至上腔静脉，也可经股静脉穿刺插管至下腔静脉。但在腹内压增高等情况下，应选择上腔静脉测压。导管置入后再次用注射器回抽，确认导管在静脉内。

（4）“L”形测压管固定于木板上，与三通阀连接。静脉导管通过三通一端与测压装置连接进行连续测压，另一端可连接静脉输液。测压前后应冲管。

（5）测压完毕，将连通测压计侧导管夹紧，使输液管与静脉导管相连接，继续输液保持静脉导管相通。

（6）安排患者舒适卧位，整理用物，记录测压数值。

（四）并发症的防治

穿刺时注意无菌操作，置管期间加强观察与护理，以减少感染；穿刺时若误入动脉应局部压迫止血，防止发生出血和血肿。此外，避免出现气胸、血胸、血栓、气栓、神经损伤等并发症，预防关键在于熟悉解剖结构及严格遵守操作规程。

（五）注意事项

（1）操作时必须严格无菌。

（2）测压管零点必须与右心房中部在同一平面，每次测压前应重新校正零点。

（3）导管和测压系统内无凝血块、气泡等，导管保持通畅，否则会影响测压结果。如有导管栓塞，切忌用注射器加压冲洗。

（4）中心静脉导管保留的时间长短与感染的发生率有密切关系，在病情允许的情况下应尽快拔除导管。通常中心静脉导管的放置时间一般不超过5天。

思考题

1. 简述急诊护理工作特点。

2. 如何根据病情严重程度对急诊患者进行分级？

3. 简述简易呼吸器、心脏除颤术、中心静脉压、经外周静脉中心静脉置管术及洗胃术等急救护理技术的适应证、注意事项。

（邓 辉）

扫码“练一练”

扫码“学一学”

第四章

重症监护

学习目标

1. **掌握** ICU的概念及护理要点；体温监护、心电图监测、中心静脉压监测、颅内压监测、肾功能监测的内容和意义。
2. **熟悉** 并区分ICU监护内容，正确实施护理措施。
3. **了解** 重症监护病房的相关管理知识。

随着急危重症医学的发展，危重患者通常被集中在重症监护病房（ICU）进行救治。对重症患者实行集中的、全身的加强治疗和护理，以挽救其生命，是当代危重病重症监护体系建立的实质和目的。因此作为急诊医疗服务体系组成部分之一的ICU，对提高危重症患者的治愈率和降低死亡率，发挥着重要作用，它已成为衡量一个国家、一所医院现代化抢救水平的重要标志。

案例

患者，女性，68岁。既往体健，于今日上午行腹腔肿瘤切除术。术前体检：血压145/95mmHg，脉搏78次/分。神清语利，查体合作，心肺（-）。术中出血约800ml，术中曾一度血压下降，经输液对症处理后，病情稳定，现手术结束。

问题：

1. 该患者术后是否需要转入ICU？为什么？
2. 转入ICU后，常规进行哪些项目监护？

第一节　ICU的设置与管理

重症监护病房又称加强医疗病房（intensive care unit，ICU），是针对各类危、重症患者，运用高科技、现代化的医疗设备和手段对其进行集中监测、强化治疗和护理，使患者度过危重阶段，提高生存质量，达到病情趋于正常或稳定的一个专业场所，是现代医院的一个重要组成部分。

一、ICU的设置

（一）ICU的模式

由于医院的规模和条件不同，目前的ICU存在有多种模式。

1. 综合ICU 负责收治医院各个科室的危重患者，进行一个阶段性的监护治疗，待病情平稳后再转回原科室。这种模式的特点是节省人力、物力，通过集中受过专业训练的医护人员和监护仪器及设备，与专科医生合作，有利于从整体的观点对患者进行救护。

知识拓展

综合性ICU应具备的功能

1. 有心肺复苏能力。
2. 有呼吸道管理及氧疗能力。
3. 有持续性生命体征监测和有创血流动力学监测的能力。
4. 紧急作心脏临时性起搏能力。
5. 有对各种检验结果做出快速反应的能力。
6. 有对各个脏器功能较长时间的支持能力。
7. 有进行全肠道外静脉营养支持的能力。
8. 能够熟练地掌握各种监测技术以及操作技术。
9. 在患者转送过程中有生命支持的能力。

2. 部分综合ICU 介于综合和专科之间。以大型综合医院的临床科室为基础组成的，如外科ICU、内科ICU及麻醉科ICU等。

3. 专科ICU 由各专业科室所设立的ICU，如冠心病重症监护治疗病房（CCU）、新生儿重症监护治疗病房（NICU）、呼吸系统重症监护治疗病房（RCU）等，这种形式的特点是使危重症的监测、治疗与护理向专业化深入发展，针对性强，更有利于专科理论与实践的研究，危重症的治愈率明显提高。随着专业的越分越细，专科ICU将成为ICU的发展方向。

（二）ICU规模

1. 床位设置 ICU床位设置要根据医院规模、总床位数来确定。一般综合性医院综合ICU床位数量占全院总床位的1%～2%，发达国家ICU床位能占全院总床位的5%～10%；目前美国监护医学协会推荐ICU的床位数12张较为经济合理，超过12张床位应另设ICU，否则将影响其有效性。为了处理好必需隔离的患者，应有1/4的ICU床位作为单间隔离床。ICU每张床位占地面积不小于20平方米，以25平方米为宜。有足够的空间，保证各种抢救措施的实施。室温要求保持在20～22℃，湿度以50%～60%为宜。老式的ICU设计成为复苏室模式，床头紧靠墙，各种设置都安置在床头。紧急情况下，常造成气管插管和气道管理的困难。现代ICU的设置如同手术室，病床离开墙壁，各种设置则安装在病床的两侧，靠近患者的头部，因而能从全方位（360°）监护患者。目前这种设置被称为“生命岛”，使各种监护仪、设置和设备等都在随手可取之处。

2. 人员编制 ICU人员编制国内外尚未有统一规定。鉴于各类危重患者集中在一起，工作量较大，治疗手段繁多，操作技术复杂，医疗介入面广，知识更新快，设备现代化，技术新，故对医务人员的配备要明显地高于其他科室。一般综合性ICU要求医生与床位的比例为（1.5～2）：1；护士与床位的比例要求（3～4）：1，必要时可增加若干名护理员，做生活护理。不管何种模式的ICU，做到“在任何时间内平均一个患者配备一个护士”始终是ICU追寻的目标，否则难以完成艰辛的抢救任务和保持良好的工作质量。

3. ICU装备 ICU装备应包括监测设备和治疗设备两种。常用的监测设备有多功能生命体征监测仪、呼吸功能监测装置、血液气体分析仪、心脏血液动力学监测设备、血氧饱和度监测仪、心电图机等。影像学监测设备包括床边X线机、超声设备及纤支镜等设备。常用的治疗设备有输液泵、注射泵、呼吸机（综合医院呼吸机拥有量应占全院床位的3%～5%）、心脏除颤器、临时心脏起搏器、主动脉内球囊反搏装置、血液净化装置等。

（三）ICU的具体设置

1. ICU的位置 ICU是以收治各类危重症患者，对其实施系统、整体的全身加强治疗的监护单位。其所收治的患者可来自于急诊室、手术室、术后恢复室或医院内其他科室，一般以比邻手术室为宜，以便于收治和抢救患者。此外，急诊室和ICU之间应有便于危重症患者转运的通道。

2. ICU的整体设计 ICU的布局要从抢救工作的需要和实际出发，可有不同形式。比如以护士站为中心，其周围设为每间可以容纳2个患者的监护室，也可以以护士站为中心，在其对面设扇形排列的监护病床，床位之间用帐布相隔；或为通仓式，床与床之间隔着屏布。其他辅助设施，根据情况可以设在ICU内外，其指导原则是便于抢救，减少环境污染。ICU内因危重患者居多，发生交叉感染的机会也相应增加，遇有严重感染、传染、服用免疫抑制剂及需要多种仪器监测治疗的患者应与其他危重患者相对隔离。为便于医护人员能直接观察到患者，面向护士中心监测站的墙壁最好选用玻璃间隔，或应用闭路电视进行监护。ICU内采光与照明的设计应以适宜医生、护士的工作需要和患者的舒适为原则。一般每个ICU的病室要有一个与外面相通的大扇窗户以利采取自然光源，但应备有窗帘，以调节光线强度，避免强光直射患者。此外，病室内还应有醒目的时钟，以便于医护人员工作。ICU内病室应尽可能配备现代化的通风、空气净化和调节室内温度和湿度的设备，以保证病室内空气的新鲜和适宜的温度及湿度。

3. 护士中心监测站的设计 原则上是在所有病床的中央地区，即以稍高出地面的、最能直接观察到所有病床的扇形设计为佳。内设中心监护系统、电子计算机等设备，以及存放病历夹、医嘱本、治疗本、病室报告本等各类监护记录表格的设施。

4. 辅助间的设置 包括ICU的护士及医生办公室、护士休息室、中心监测站、手术室、休息室、储藏室、清洁间、污物处理室及小化验室等。储藏室的空间应宽敞一些，还应备有一个有床的小房间，供患者的亲属留住或休息。办公室应备有供小批医护人员讨论医疗或教学问题用的设备。小手术室也很重要，以便做紧急气管切开、开胸止血、心包减压或安装起搏器。工作人员所用场所应设在ICU洁净区的外面。

（四）设备的配置

除普通病室日常所需医疗器械之外，ICU还需要配备用于监测、诊断、治疗和护理的设备。如中心监护仪、床边监护仪、呼吸器、麻醉机、心电图机、除颤器、血液气体分析仪、输液泵、起搏器、动脉内气囊反搏器、气管插管及切开所需急救器材等。

1. 基本设备

（1）床边监护仪　要具有以下功能：可进行心电图、心率、呼吸、体温等基础生命体征的监测，并以持续的数字及图像显示；可进行中心静脉压、平均动脉压、收缩压、舒张压、肺动脉楔压、左心房压等血流动力学指标的监测并有图像或数值显示；可调的各监测值报警范围及声光报警装置；异常时可自动或手控中心记录仪启动记录系统；24 小时内所有监测项目的储存回忆系统；配套使用的小型便携式监护信号发射机，在一定距离内可使床边监护仪收到信号，而便于转运患者。

（2）中心监护仪　除具有床边监护仪的部分功能外，还应具有同时显示 4～8 张病床患者的心电图、心率、呼吸及体温的图像及数字显示。配套使用的有床边监护仪异常数值报警时的记录仪及可选择监护图像的资料打印机等。

（3）呼吸器　有定压、定容、定时或几种转换形式兼有的多功能呼吸器，临床多使用定容型呼吸器。其分为两类：一类是功能较少，操作简单，使用简便的简易呼吸器，适用于多种患者；另一类是可进行肺部疾患治疗用的多功能呼吸器，其呼吸形式齐全，有呼吸系统肺容量及压力等监控显示，可作为临床通气功能状态及肺功能分析的主要依据。ICU 内配备的呼吸器应具备以下基本性能。临床常用的几种基本通气类型，如辅助通气、控制通气、正压通气、间断指令通气等；有通气指标异常时的声光报警装置；可进行较全面的呼吸功能监测；易于操作及调整、工作噪声小、占地面积适宜等。

（4）麻醉机　在 ICU 内开展的某些手术如气管切开、伤口换药、心内按压、放置气囊漂浮导管等都需要给予患者不同程度的麻醉治疗。麻醉机的操作简单，治疗方法容易掌握，且见效迅速，因此为 ICU 内必备的常用仪器。

（5）血液气体分析仪　危重患者，尤其是应用机械通气的患者，其血液气体的分析测定是以小时甚至以分钟为单位的。所以血气分析仪是 ICU 内的基本配置，一般多放置在 ICU 的病室内，应具有操作简便、结果准确迅速、能快速重复使用的特点。

（6）急救仪器　包括心脏起搏器、心脏除颤器、简易人工呼吸器、麻醉咽喉镜、气管导管、呼吸机、输氧及吸引导管、各种急救器械包（气管切开包、开胸包、静脉切开包、缝合包）、动脉加压输血器、心脏按压板等。

（7）病床周围设施　每个病床床头应有氧气、负压吸引、压缩空气等接口，配备床头灯、紫外线消毒灯、应急照明灯以及多功能电源插座等，并应有电源自动转换装置；具有升降功能的轨道输液装置。此外，为减少交叉感染，病床之间最好配置洗手池、具有自动感应功能的水龙头以及自动吹干机等。

2. 特殊设备　不同疾病的重危患者所需的特殊设备和仪器不尽相同。例如，急性心肌梗死伴有心源性休克者，或心脏外科术后伴有心功不全者，在药物治疗无效时，均应尽早行主动脉内球囊反搏术（IABP），或应用左心辅助循环装置进行循环支持；急性肺功能衰竭患者常需要使用体外膜式肺氧合（ECMO）装置进行治疗。此外，腹膜透析和血液透析设备、小型移动式床边 X 线机、超声设备及纤维气管镜等特殊设备应根据医院实际情况来进行配置。

二、ICU 的管理

ICU 能否充分发挥其对危重患者救治上的优越性，先进、精良的现代化设备是其基础，高素质的医护人员和科学、完善的管理则起到决定作用。

（一）组织领导

ICU实行院长领导下的科主任负责制，科主任全面负责科内工作，定期查房组织会诊和主持救抢任务。ICU实行独立与开放相结合的原则，所谓独立，就是ICU应有自己的队伍，应设有一整套强化治疗手段，没有独立就体现不出ICU的特色。所谓开放，就是更多地听取专科医生的意见，把更多的原发病处理如外伤换药等留给专科医生解决。医生的配备采取固定与轮换相结合的形式。护士长负责ICU的护理管理工作，包括安排护理人员工作、检查护理质量、监督医嘱执行情况及护理文书书写等情况。护士是ICU的主体，承担着监测、治疗、护理和抢救等任务，能进行24小时观察和最直接得到患者第一手临床资料的只有护士，因此ICU护士应训练有素，熟练掌握各种抢救技术，与医生密切配合，做到医护"一体化"，提高医疗护理质量。

（二）护理人员的安排及管理

1. 护士长 ICU设护士长1名，负责护理人员的排班、培训、物品供应等，全面负责护理工作的计划和安排，包括检查护理质量、监督医嘱执行情况及护理文书书写等情况。

2. 护士 护士是ICU的主体，能在24小时观察和直接得到第一手临床资料的只有护士，她们承担着监测、治疗、护理等任务。当患者病情突然改变时，护士能在几秒钟、几分钟内准确及时地进行处理。所以，ICU护士应该训练有素，熟练地掌握各种抢救技术，要有不怕苦、不怕脏的奉献精神，要善于学习，与医生密切配合，完成各种抢救任务。因此正规护校毕业的注册护士（registered nurse）需经过2年以上的一般护理工作才有条件作为ICU的护士而且必须经过严格培训使其具有良好的素质、扎实的基本知识、熟练的护理技能及急救技术方能独立上岗。

3. 临床护士教师 ICU应设护士教师1名，负责安排和指导各级护士的实习、培训和在职业务学习，继续不断提高护士们的业务水平。护士教师必须由具备2年以上的ICU工作经验的护士担任。

4. 专职医院内感染监控员 负责病室内空气、物表、医务人员手的监测及各类监护仪器、治疗设备及物品的消毒检查。

5. 助理护士 ICU应配备一定数量的助理护士，负责患者皮肤卫生、口腔护理、床单位的整洁等基础护理工作。

6. 其他 专职做病房清洁工作的工人。

（三）收治对象

（1）创伤、休克、感染等引起的MODS。

（2）心肺脑复苏术后需对其功能进行较长时间支持者。

（3）严重的多发伤、复合伤患者。

（4）物理、化学因素导致危急病症，如中毒、溺水、触电、虫蛇咬伤和中暑患者。

> **考点提示**
>
> 哪些情况属于ICU的收治范围？为什么？

（5）有严重并发症的心肌梗死、严重的心律失常、急性心力衰竭、不稳定型心绞痛患者。

（6）各种术后重症患者或者年龄较大，术后可能发生意外的高危患者。

（7）严重水、电解质、渗透压和酸碱平衡失调者。

（8）脏器移植术后及其他需要加强护理者。

（9）严重的代谢障碍疾病，如甲状腺危象、垂体危象。

（10）各种原因导致的大出血、昏迷、抽搐、呼吸衰竭等各系统器官功能不全需要支持者。

（四）规章制度

制度化管理是ICU医疗护理质量得以保证的关键，为了保证工作质量和提高工作效率，除执行各级政府和各级卫生管理部门的各种法律法规、医疗核心制度外，还需建立健全以下各项规章制度，包括各级医护人员岗位责任制度；消毒隔离制度；患者转入、转出ICU制度；查房制度；交接班制度；病情观察记录制度；探视制度；仪器的使用、维修与保养制度等。

三、ICU感染的控制

ICU是院内感染的高发区，也是细菌高度耐受区域。因ICU患者多来自于院内各专科，且病情危重，致使院内感染发生率在ICU相对增高。另一方面患者病情稳定后，回到原科室，使在ICU的耐药菌株被携带到医院各处而引起流行。因此，降低ICU院内感染发生率是提高抢救成功率的关键。

1. 减少人员流动　ICU内空气污染最严重的区域多为入口处和过道，特别是医师查房和护士交班以及家属探视时间更为突出，因此应将进入ICU的人员减少到最低限度，包括患者家属应严禁探视，减少医师和护士不必要的出入。

2. 严格清洁消毒　定期大清扫，保持病室良好通风。室内空气每日紫外线照射消毒、0.2%过氧乙酸擦拭消毒。室内采用湿式清扫，地面每日用500mg/1000ml的健之素消毒液拖地4次以上，拖布分区放置、固定使用、定期更换。划分隔离区、保护性隔离区和普通病室。

3. 预防院内感染　院内感染可通过医护人员的双手传播，应养成勤洗手的习惯。病室内应有洗手池，最好是感应水龙头，查房时使用免洗手消毒剂；进入ICU前应设缓冲带，换鞋，穿隔离衣；工作人员进入ICU应更换室内工作衣、工作鞋。护理人员接触感染患者时，应穿防护服或防护围裙；探视人员进入ICU也应更换清洁的外衣和鞋子。

知识拓展

卫生洗手指征

1. 接触患者前后。
2. 摘除手套后。
3. 进行侵入性操作前。
4. 接触患者的体液、排泄物、黏膜、破损的皮肤或伤口敷料后。
5. 从患者脏的部位到干净的部位。
6. 直接接触患者（包括医疗器械）后。

4. 增强患者抗感染能力 加强患者基础护理，每日早、晚两次口腔护理。保持创面、穿刺和插管部位无菌。气管切开及介入性治疗病情允许应尽早终止。限制预防性应用抗生素，感染性疾病根据细菌培养与药敏试验结果，合理应用抗生素。

5. 器械物品消毒 尽量使用一次性器械。凡患者使用过的器械均需进行消毒－清洗－灭菌这一流程。呼吸机湿化液、湿化器每日更换，呼吸机管路每周更换。吸痰管一次性使用后集中进行消毒、清洗、高压灭菌。氧气湿化瓶每日更换。各种抢救或监护器在更换使用者时应进行表面消毒，有条件时尽量浸泡消毒。定期进行物体表面及空气培养，严格控制细菌菌落数，空气 $200cfu/m^3$，手或物体表面 $<5cfu/m^3$。

6. 加强感染预防监测 建立 ICU 院内感染监控和管理组织，定期分析 ICU 内感染发生情况、细菌耐药情况，修订和落实各项消毒隔离措施。引流液和分泌物常规、反复做培养，所有导管拔除时均应做细菌培养及药敏试验，以便及早发现感染并及时治疗。严重感染性疾病必要时要隔离，切断感染途径。发现感染暴发应迅速查清原因，组织力量予以控制，防止进一步蔓延。

第二节　危重患者监护

一、ICU 收容与治疗

（一）ICU 收容对象

ICU 收治范围包括门、急诊及临床各科的危重患者。对于虽然危重，但目前无救治可能的患者，如恶性肿瘤晚期、脑死亡、临终状态等及传染病、精神患者不宜收入 ICU，特殊情况例外。所谓危重患者系指生理功能处于不稳定的患者，体内重要器官功能的任何微小改变，即可导致机体器官系统的不可逆的功能损害或死亡。对危重患者进行连续的监护，其目的在于早期发现这些微小功能的改变，并提供适当的治疗以使患者恢复较为稳定的生理状态，从而防止器官系统的损害和死亡。主要服务对象如下：①创伤、休克、感染等引起多系统器官功能衰竭患者。②急需心肺脑复苏及复苏术后需对其功能进行较长时间支持者。③严重的多发性复合伤。④物理、化学因素导致急危重症，如中毒、溺水、触电、虫蛇咬伤和中暑患者。⑤有严重并发症的心肌梗死、严重的心律失常、急性心力衰竭患者。⑥各种术后重症患者或者年龄较大，术后发生意外的高危患者。⑦严重水、电解质和酸碱失衡患者。⑧严重的代谢障碍性疾病，如甲状腺、肾上腺、胰腺和垂体等内分泌危重患者。⑨各类大出血、突然昏迷、抽搐、呼吸衰竭等各系统器官功能不全需要支持者。⑩脏器移植术后及其他需要加强护理者。

（二）ICU 治疗

综合性 ICU 应具备的监测和治疗功能：①有心肺复苏能力。②有呼吸道管理及氧疗能力。③有持续性生命体征监测和有创血流动力学监测的能力。④有紧急做心脏临时性起搏能力。⑤有对各种检验结果做出快速反应的能力。⑥有对各个脏器功能较长时间的支持能力。⑦有进行全肠道外静脉营养支持的能力。⑧能够熟练地掌握各种监测技术以及操作技术。⑨在患者转送过程中有生命支持的能力。

二、监护内容及监护分级

ICU 监护内容很多，医务人员根据患者全身脏器的功能状况及对监测水平的不同需求，选择适宜的监测项目，对减轻患者的痛苦、减轻患者的经济负担和减少医疗资源的浪费十分必要。临床上从重到轻一般分为三级监护。

1. 一级监护 凡病情危重，多系统功能障碍，支持治疗监护项目需累及两个脏器以上者。

（1）连续监测心电图、动脉血压，每2～4小时测中心静脉压（central venous pressure，CVP）和（或）肺毛细血管楔压（pulmonary capillary wedge pressure，PCWP），每8小时测心排血量（cardiac output，CO）。

（2）每小时监测呼吸频率、脉搏、血氧饱和度（SpO_2）。行呼吸机治疗时，应选用连续监测模式、潮气量（tidal volume，VT）、肺活量（vital capacity，VC）、吸入氧浓度（fraction of inspired oxygen，FiO_2）及气道压力等，并每班记录。

（3）每小时记录意识、瞳孔大小及反射，必要时行颅内压力监测。

（4）测每小时尿量及比重，每4～6小时记录出入液体量。

（5）每4小时监测末梢血糖或每12小时抽血查血糖，每12小时查血电解质、血细胞比容，每日查血、尿常规、尿素氮、血肌酐。根据病情，随时查胸片。

（6）每4～6小时监测体温，行亚低温治疗者连续监测。

> **考点提示**
>
> ICU 的监护级别分哪几级？适用于哪些患者？

2. 二级监护 凡病重、支持治疗监护项目为1个脏器以上者。

（1）连续监测心电图，每1～2小时测动脉血压，每2～4小时测中心静脉压。

（2）每小时测呼吸频率，每8小时查动脉血气，行呼吸机治疗者，应随时查。连续监测使用模式、潮气量、肺活量、吸入氧浓度及气道压力等并每班记录。

（3）每3小时测意识、瞳孔大小及反射。

（4）测2小时尿量及比重，每8小时记录出入液体量。

（5）每日查血、尿常规、血电解质、血糖、尿素氮。根据病情，随时查胸片。

（6）每8小时监测体温。

3. 三级监护 凡病重、保留无创监测，仍需在ICU观察治疗者。

（1）连续监测心电图，每1～2小时测动脉血压。

（2）每1～2小时测呼吸频率，每日查动脉血气。

（3）每3小时记录意识、瞳孔大小及反射。

（4）监测尿量及比重，每24小时记录出入液体量。

（5）每日查血、尿常规、血电解质、血糖、尿素氮，必要时查胸片、肝肾功能。

（6）每8小时监测体温。

监测的分级是人为划分的，临床上应根据患者的具体情况随时调整，不可一成不变。危重患者的病变常涉及多个器官，但主要是呼吸和循环功能。因此，对呼吸和循环功能的监测更为重要。

第三节　重症监护技术

案　例

患者，女性，42岁，因外伤致左下肢挤压。查体：神志尚清，表情痛苦，面色苍白，皮肤湿冷，脉搏110次/分，血压95/60mmHg，中心静脉压4cmH_2O。毛细血管充盈迟缓。血气分析：pH7.3，HCO_3^- 15mmol/L，BE 7mmol/L。

问题：

1. 该患者可能发生了什么问题？
2. 该患者的监护重点是什么？

一、体温监护

体温是指机体内的平均温度，其范围为（37±0.4）℃。生理情况下，在体温调节中枢下丘脑的控制下，机体的产热与散热保持动态平衡，体温相对稳定，昼夜、年龄、性别等因素引起的变化一般不超过1℃。当这一平衡紊乱时，就出现体温上升或下降，这种体温的剧烈变化，将对机体产生不良的生理影响。体温是重要生命体征之一，对体温的监测有助于明确诊断、判断病情和分析疗效。因此，体温监护是ICU护理工作的重要内容之一。

（一）测温部位和方法

人体各部位温度有着显著差别。体表温度是从皮肤表面测得的温度，不同体表部位的温度亦有很大差异。如测温环境温度为23℃时，足部温度为30℃，躯干温度32℃，头部温度33℃。人体深部温度比较稳定，又称中心温度。肝、脑温度接近38℃，其他脏器的温度略低。

1. 皮肤温度　由于皮下血运以及辐射传导、对流和出汗等因素的影响，皮肤温度各部位差异较大，要使测得的皮肤温度具有临床意义，必须测定多个测温点的温度，并取其平均值。临床上一般取12～16个测温点。环境温度恒定时，皮肤温度的变化能反映末梢循环状况，皮肤温度降低提示末梢循环血流减少，反之为血流增多。危重患者中心温度与体表温度的温差可反映心排血量是否充足，对判断危重患者的病情发展、治疗效果及预后具有参考价值。

2. 口腔温度　将体温计置于舌下即可测得口腔温度。测温时应注意防止可能造成误差的因素。这种方法可作为神志清醒患者的测温，对昏迷患者、不合作者及危重患者需连续监测体温时不适用。近来口腔测温已被腋窝测温所代替。

3. 直肠温度　经肛门测试的直肠温度亦称肛温，可反映中心温度，是测量体内温度的常用部位，尤其适用于小儿。测温时体温计应置入肛门深度为5～10cm。直肠温度比体内其他部位的温度高1℃左右，且受肠内大便的影响。体温变化快时，直肠温度变化较慢，在危重患者抢救中常使用降温措施，可出现直肠温度与其他部位的温度有显著温差的情况，应予重视。

4. 腋窝温度　是常用的测温部位。腋窝温度一般较口腔温度低0.5℃左右，腋窝测温不适用于不合作或神志不清患者。

5. 食管温度　为中心温度，将测温电极放置在咽喉部和食管下段。

6. 鼻咽温度　将温度计插到鼻咽部测得，可间接了解脑部温度。

7. 鼓膜温度　因鼓膜有丰富的动脉血供，且实验证明鼓膜温度与血管运动反应及心率有密切关系，所以鼓膜温度可作为脑温的指标，较其他方法更为精确。置放测温计时动作要轻巧，防止损伤外耳道及鼓膜。

（二）测温装置

常用测温装置有玻璃温度计、电温度计和深部温度计。

1. 玻璃温度计　是临床常用的测温装置。使用简便，缺点是精确性差、易碎，有汞吸收中毒以及交叉感染的危险，使用前应将汞柱甩至35℃以下。测口腔温度时不应张口呼吸，测前不宜进冷热食物及饮料。测腋窝温度时，应擦干腋窝的汗液，上臂应贴紧胸壁，以防腋下有空气流通，导致误差。

2. 电温度计　目前电温度计型号较多，以热敏电阻温度计和温差电偶温度计最为常用。热敏电阻温度计是通过温度的变化引起电阻值改变的非线性关系来测物体温度的。温差电偶温度计又称热电偶温度计，利用温差电现象测温。电温度计可直接读数，并能同时测量多处体温，目前已广泛用于危重患者的体温监测。

3. 深部温度计　是利用零点热流法的原理进行测温。将温度计的传感器直接固定于皮肤表面，即可测得皮下深部组织的温度。

（三）危重患者的体温变化

正常人在体温调节中枢的调控下，通过神经、体液因素调节产热和散热过程，保持其动态平衡，维持体温相对恒定。危重患者体温调节中枢的功能失常、循环障碍、内分泌代谢和水及电解质失衡等因素，均可导致体温过高或过低，使病情更趋恶化。

> **考点提示**
>
> 发热程度的划分界限以及各类非感染性发热的原因。

1. 体温过高　体温超出正常范围（口温36.3～37.2℃，腋温36～37℃，肛温36～37.5℃），称为发热。发热是患病时机体的一种病理生理反应，亦为机体的生理防御反应。体温过高或持久发热，常可导致神经兴奋性增高，使患者烦躁、谵妄、耗氧增加，对呼吸、循环、肝肾功能均有不利影响。根据口温可将发热程度分为低热37.4～37.9℃，中等热38～38.9℃，高热39～41℃，超高热41℃以上。发热病因不同，发热程度及热型亦有差异。根据病因，发热一般分为感染性发热和非感染性发热两大类，而其中以感染性发热为多见。

（1）感染性发热　各种病原体如细菌、病毒、真菌、立克次体等侵入机体后，均可引起相应的疾病而致发热。危重患者由于抗感染能力下降，常可继发或并发病毒、细菌、真菌感染导致发热。

（2）非感染性发热　凡是病原体以外的各种物质引起的发热均属于非感染性发热。危重患者常见于下列病因：①中枢神经系统疾病，以脑血管意外、脑外伤、中暑等多见，由于体温调节中枢直接受损而使体温升高。②无菌性坏死组织吸收、大面积烧伤、大手术后的组织损伤、恶性肿瘤、急性溶血反应等。③内分泌与代谢失常，如甲状腺功能亢进，产热过多，重度失水，散热过少。④其他亦可见于某些药物引起的变态反应以及风湿热，类风湿性关节炎等变态反应性疾病。⑤恶性肿瘤，如肝癌、肺癌以及癌肿广泛转移时常可引起发热，淋巴肉瘤和急性白血病等血液病也可引起发热。

2. 体温过低 体温低于35℃时为体温过低。当体温34～36℃时称轻度低温，30～34℃时为中度低温，30℃以下为重度低温。体温过低时，机体的应激反应，免疫和造血、循环、呼吸以及肝肾功能都发生明显障碍。

二、心电图监护

心电图（ECG）是一项无创性的监测方法，可监测心率、心律，发现和诊断心律失常、心肌缺血、电解质紊乱以及评估心脏起搏器的功能和药物的治疗效果，尤其是对各种心律失常和传导障碍的分析诊断具有肯定价值，到目前为止，还没有任何其他方法替代心电图在这方面的作用。因此，心电图是ICU中危重患者必不可少的监护项目。

1. 心电监护仪

（1）心电监护系统和心电图监测仪　ICU常配备心电监护系统，一般由一台中心监测仪和4～6台床边监测仪组成，常与血压、呼吸、体温等其他生命体征的监护组合在一起，床边监测仪的ECG信号通过导线或遥控输入中心监测仪。中心或床边ECG监测仪具有以下功能：①显示打印和记录ECG波形及HR数字；②一般都有HR上下限声光报警，报警同时可记录和打印；③图像冻结，可使ECG波形显示暂停，以供细致观察和分析，双线或三线ECG显示，接连下来的第二行ECG波形，可以冻结并能及时记录；④数小时到24小时的趋向显示和记录；⑤高级的ECG监测仪配有电子计算机，可对多种心律失常做出分析，同时可识别T波，测量S－T段，诊断心肌缺血；⑥ECG监测仪常与除颤器组合在一起，以便同步复律和迅速除颤。

（2）动态心电图监护仪（Holter心电图监护仪）　包括记录仪和分析仪两部分。记录仪为随身携带的小型ECG磁带记录仪，通过皮肤电极长时间（一般为24小时）记录ECG波形，可收录不同心脏负荷状态下的ECG，如在术前、术中及ICU的患者，汇集包括白天或夜间，休息或劳动时的ECG变化，便于动态观察，并能发现某些一般ECG监测不易察觉的辐射性改变。分析仪可使用微机处理机后进行识别，节约人力和时间，也可人工观察。由于Holter记录仪在记录或放像时也可能产生伪差，所以最好能两者结合。Holter监测仪主要用于冠心病和心律失常的诊断，也可用于监测起搏器的功能，寻找晕厥原因及观察抗心律失常药的疗效，对ICU的患者一般较少使用。

（3）遥控心电图监测仪　该仪器不需用导线与心电监测仪相连，方法简便，遥控半径一般为30m，中心台可同时监测4个患者，患者身旁可携带一个发射仪器。

2. 心电导联连接及选择 ICU内常使用的ECG导联有3只电极、4只电极和5只电极不等。①综合Ⅰ导联：正极放在左锁骨中点下缘，负极放在右锁骨中点下缘，无关电极置于剑突右侧，其心电图波形类似Ⅰ导联。②综合Ⅱ导联：正极置于左腋前线第4肋间，负极置于右锁骨中点下缘；无关电极置于剑下偏右，其优点是心电图振幅较大，心电图波形近似V_5导联。③CM导联是临床监护中常选用的连接方法，安置方法见表4－1。

表4－1　CM导联的安置方法

标准肢体导联	正极	负极	无关电极
Ⅰ	左上肢（LA）	右上肢（RA）	左下肢（LF）
Ⅱ	左下肢（LF）	右上肢（RA）	左上肢（LA）
Ⅲ	左下肢（LF）	左上肢（LA）	右上肢（RA）

三、血流动力学监护

血流动力学监护分为无创伤和创伤性两大类。无创伤性是应用对机体组织没有机械损害的方法，经皮肤或黏膜等途径间接取得有关心血管功能的各项参数，如心电图（ECG）、自动化无创动脉压监测（NIBP）等已成为常规监测项目。其特点是安全、操作简单、可重复、无或很少发生并发症，但影响因素较多，监测结果有时不准确。创伤性血流动力学监护是指经体表插入各种导管或监测探头到心室或血管腔内，直接测定各项生理参数的方法，如有创动脉压监测（IBP）、中心静脉压监测和漂浮导管的应用，其特点是数据精确可靠，可进行连续、多次、重复监测，但可能发生一些严重的并发症，故选用时应严格掌握适应证。

1. 动脉压监测　动脉压（BP），即动脉血压，简称血压，是血流动力学的重要指标之一。影响动脉血压的因素包括心排血量、循环血容量、周围血管阻力、血管壁弹性和血液黏度等 5 个方面。它是反映心脏后负荷、心肌耗氧与做功量，以及周围循环的指标之一。血压可分为：①收缩压（SBP），主要由心肌收缩和心排血量决定，SBP 可克服各脏器的临界关闭压，以保证其血流灌注，正常值 90 ~ 120mmHg（12.0 ~ 16.0 kPa），如肾脏的临界关闭压为 70mmHg（9.33 kPa），低于此值，肾小球滤过率减少，发生少尿。②舒张压（DBP），其重要性在于维持冠状动脉血流，正常值为 60 ~ 80mmHg（8.0 ~ 10.7kPa）。③脉压，即 SBP – DBP，正常值为 30 ~ 40mmHg（4.0 ~ 5.32kPa），与每搏量和血容量有关，血容量不足时，脉压缩小。④平均动脉压（MAP），是心动周期的平均血压，与心排出量（CO）和体循环血管阻力（SVR）有关，正常值为 60 ~ 100mmHg（8.0 ~ 13.3 kPa）。血压的正常值受年龄、性别、精神状态、活动情况和体位姿势的影响。

（1）间接测量法　是一种无创性的测量血压的方法，目前广泛采用的是袖带加压法，采用血压计测量。血压计有汞柱式、弹簧式和电子血压计。间接测压法的优点是简便易行，不需特殊的设备，随处可以测量；缺点是易受周围动脉舒缩的影响，数值有时不够准确。由于此法是无创测量，可适用于任何患者。

（2）动脉穿刺插管直接测压法　是一种有创性的测量血压的方法。它可反映每一心动周期的动脉收缩压、舒张压和平均动脉压，并能通过动脉压的波形初步判断心脏功能，且可经动脉穿刺导管定时或多次采取动脉血标本进行血气分析。常用的动脉有桡动脉、股动脉、腋动脉、肱动脉及足背动脉，一般首选桡动脉，其次为股动脉。该法操作简便，显示压力数字准确，能发现瞬间压力变化。因此，常被用于各种危重患者及各种复杂手术的血压监测，但该法具有创伤性，可导致血肿、血栓形成等严重并发症，故应严格掌握适应证。

2. 中心静脉压监测　中心静脉压（central venous pressure，CVP）是指血液流经右心房及上下腔静脉的压力。经皮穿刺监测中心静脉，主要经颈内静脉或锁骨下静脉，将导管插至上腔静脉，也可经股静脉插入至下腔静脉，即可测得。中心静脉压由右心室充盈压、静脉毛细血管压、静脉收缩压及张力和静脉内壁压即静脉内血容量等组成。因此，CVP 主要反映右心室前负荷，其高低与血管内容量、静脉壁张力和右心功能有关。临床上监测 CVP 适用于：①各类重症休克。②脱水、失血和血容量不足。③心力衰竭和大量输血。④CPCR 后维护循环功能，作为脱水和补液的指标。

（1）监测方法　在中心静脉穿刺插管成功后于静脉导管末端连接一三通管，一端接静脉输液系统，另一开口接 CVP 测量装置。简易 CVP 测量装置是用一直径 0.8 ~ 1.0 cm 玻璃管和

刻有 cmH_2O 的标尺一起固定在输液架上，标尺零点应对准第 4 肋间腋中线水平，即与心脏右心房处于同一水平。测压装置也可用心电压力监护仪，通过换能器和放大器，显示和记录数字与波形，而且还可进行波形分析。

知识拓展

CVP 监测禁忌证

1. 出血倾向。
2. 局部皮肤感染。
3. 胸廓畸形或有严重肺部疾患，如肺气肿。

（2）临床意义　CVP 的正常值为 5 ~ 12 cmH_2O（0.5 ~ 1.0 kPa），< 2 ~ 5 cmH_2O 表示右心室充盈欠佳或血容量不足，> 15 ~ 20cmH_2O 提示右心功能不良或负荷过大。测定 CVP 对了解有效循环血容量和右心功能有十分重要的临床意义，结合其他血流动力学参数进行综合分析，在重危患者和复苏抢救治疗中价值更高。

3. 漂浮导管应用　自 19 世纪 70 年代 Swan 与 Ganz 发明肺动脉漂浮导管（PAC）以来，肺动脉漂浮导管监测血流动力学一直是临床血流动力学监测的金标准。

知识拓展

Swan－Ganz 导管监测

又称漂浮导管监测或肺动脉压监测。Swan－Ganz 气囊漂浮导管是进行肺动脉压（PAP）和肺毛细血管契压（PCWP）测量的工具。主要适用于心肌梗死、心力衰竭、心血管手术；肺栓塞、呼吸功能衰竭；严重创伤，灼伤，各种类型休克；嗜铬细胞瘤及其他内外科危重患者。Swan－Ganz 导管价格昂贵、来源困难，当患者有不稳定的血流动力学改变或肺功能严重障碍，需应用复杂呼吸形式支持其功能时，为最佳置管时机。因 Swan－Ganz 导管不能长期留置，故临床医生应注重其临床改变以掌握置管的适当时机，使其能充分发挥作用。病情复杂且病程较长者有时需反复置管。从 Swan－Ganz 气囊漂浮导管所获得的直接指标为右心房压力（RAP）、肺动脉压力（PAP）、肺动脉楔压（PCWP）、心输出量（CO）。通过公式计算所获得的间接指标为肺循环阻力（PVR）、体循环阻力（SVR）、每搏功（SW）、左室每搏功（LVSW）、右室每搏功（RVSW）、心脏指数（CI）。必要时还可通过导管采取混合静脉血标本，测定静脉氧分压（PvO_2），间接了解换气功能。一般漂浮导管留置时间为 3 ~ 5 天。

（1）基本原理　在心室舒张终末，主动脉瓣和肺动脉瓣均关闭，二尖瓣开放。这样就在肺动脉瓣到主动脉瓣之间形成了一个密闭的液流内腔，如无二尖瓣疾病、肺血管阻力正常，则 LVEDP（左心室舒张终末压）= PCWP（肺动脉楔压）= PAWP（肺小动脉压）= PADP（肺动脉舒张压）。若我们采用床旁漂浮导管插入法，使导管尖端至肺小动脉，并将气囊充气，使这一支肺小动脉暂时嵌闭，那么导管顶端所接受的压力称之为肺小动脉楔嵌压（PAWP），亦即肺动脉舒张压（PADP）、肺毛细血管楔压（PCWP）或左心室舒张终末压（LVEDP）。因此，左心室舒张终末压（LVEDP）可代表左心室前负荷，并且受其他因素影响较小。当然对于左侧心功能不全的判断，最理想的是直接测定左心室功能，但由于需要左心导管检查，临床普遍应用有困难，故目前多用气囊漂浮导管通过测定来间接了解，而肺动脉舒张压（PADP）和肺小动脉楔压（PAWP），在一定的条件下，近似于 LVEDP，故监测 PAWP 可间接用于监测左心功能。

（2）适应证　①急性心肌梗死、充血性心力衰竭及各类休克或其他疾病导致的血动力学不稳定者。②急性呼吸衰竭，尤其是急性呼吸窘迫综合征，最佳的诊断方法是测定 PAWP。③重患者和心脏疾病患者在术中及术后的监测，可预防和减少循环衰竭的发病率和死亡率。④需借助漂浮导管技术进行临时性心脏起搏、超速抑制等。

（3）禁忌证　①出血性疾病、凝血机制障碍及近期内有体循环或肺循环栓塞。②白细胞减少和免疫功能低下。③穿刺或切开部位有化脓性感染。④心内膜炎、心肌炎、风湿病活动和严重心律失常。

（4）监测要点

1）持续心电监护，严密监测心律变化。

2）正确掌握测压要点：①压力室内必须充满液体，不能进入空气，压力转换器应与压力计隔膜紧密接触；②根据病情变化及时测定各项压力参数；③每次测压时根据患者体位的变化调整压力转换器的位置，使其与右心房同一水平；④及时纠正影响压力测定的因素，测压时应嘱患者平静呼吸，在安静 10～15 分钟后在进行测压，避免咳嗽、呕吐、躁动、抽搐和用力等影响因素；⑤持续缓慢滴注 0.01% 肝素氯化钠注射液，保持各管腔通畅；⑥固定好管道，防止导管移位、扭曲。

（5）并发症的防治

1）心律失常：当漂浮导管进入到右心房时，由于导管顶端裸露部分触及心内膜，可以引起室性心律失常，发生率为 72%。为防止或减少心律失常的发生，当导管进入到右心房时，宜将气囊充气，覆盖导管尖端，插入中遇到阻力时，不可用力插入。同时术前可预防性地应用利多卡因，术中出现心律失常时，应改变导管位置，同时给予抗心律失常药物（利多卡因）或立即拔管。

2）气胸：多因锁骨下静脉穿刺时误伤胸膜所致，应注意进针部位、方向和深度。

3）血栓形成和栓塞：由于导管在肺动脉中多次移动或球囊过度扩张等促使血栓形成并引起栓塞。导管周围的血栓形成可堵塞插入导管的静脉，出现上肢水肿，颈部疼痛和静脉扩张，提示有深静脉血栓形成和栓塞，导管尖端血栓形成，栓子进入肺循环可引起肺栓塞。休克和低血压患者处于高凝状态或抽取血标本后没有冲洗干净，容易导致血栓形成。应注意定期用肝素盐水冲洗，有栓塞史和高凝状态患者需用抗凝治疗。注意球囊应间断缓慢充气，充气量不要太大，球囊充气的持续时间一般不应超过 2～3 分钟，应尽量缩短放管时间。

4）肺栓塞：多见于导管插入过深，位于肺小动脉分支内气囊过度膨胀和长期嵌顿，血管收缩时气囊受压及导管周围血栓形成。为减少此并发症发生，充气量不可 >1.5ml，间断缓慢充气，必要时摄胸片，检查导管尖端位置及气囊充气的情况。

5）导管扭曲、打结：由于导管质量软或操作过猛、插入过长、过快引起。术前应注意选择好导管，避免插入过长。遇到有扭曲时应退出和调换导管。退出有困难时，可注入冷生理盐水 10ml。打结的处理可在 X 线透视下，放松气囊后退出。

6）气囊破裂：多见于肺动脉高压患者或导管重复多次使用及球囊过度扩张的情况。平时应注意保护气囊，导管储藏在室温 <20℃的地方，温度过高会引起乳胶气囊破裂。术前仔细检查导管的完整性，术中注意充气适度，充气量应 <1.5ml，速度不宜过快，宜小心缓慢充气。如怀疑气囊破裂，应将注入的气体抽出，同时拔除导管，因为气囊乳胶碎片可形成栓子。

7）肺出血和肺动脉破裂：由于肺高压患者的肺动脉壁脆而薄，如球囊过度充气，可导致出血或破裂而引起大出血与休克。预防的措施是不要过度充气，测量 PAWP 的时间尽量缩短。

8）感染：可发生局部感染或静脉炎，也可引起细菌性心内膜炎。所以，操作过程中必须严格遵守无菌原则，并加强导管护理，定期更换敷料，若置管时间已超过 48 小时，为了预防感染可酌情使用抗生素。

4. 肺动脉压监测 将 Swan－Ganz 漂浮导管经静脉（如右颈内静脉、股静脉）插入上腔或下腔静脉，又通过右房、右室、肺动脉主干和左（或右）肺动脉分支，直至肺小动脉，称为肺小动脉插管（PAC）。通过 PAC 可监测 CVP、右房压（RAP）、右室压（RVP）、肺动脉收缩压（PASP）、肺动脉舒张压（PADP）、肺动脉平均压（PAP）及肺小动脉压（PAWP），又称肺毛细血管压（PCWP）。上述各参数的正常值见表 4－2。监测 PAWP，可以准确反映左心室前负荷和右心室后负荷，以估计左、右心室功能。此外，通过 PAC 还可以测定或计算出心排血量、每搏量（SV）、每搏指数（SI）、心脏指数（CI）、体循环血管阻力和肺循环血管阻力（PVR）。肺动脉压监测适用于各种危重患者，循环功能不稳定患者，急性心肌梗死以及区别心源性和非心源性肺水肿。

表 4－2　右心与肺动脉压正常值（mmHg）

	RAP	RVP	PASP	PADP	PAP	PAWP
正常值平均压	5	25/5	23	9	15	10
正常范围	1～0	1～30/0～8	15～30	5～10	10～20	5～15

5. 心排血量测定 心排血量（cardiac output，CO）是反映心脏泵血功能的重要指标，受心率、心肌收缩性、前负荷和后负荷等因素的影响。其正常值为 4～6 L/min。通过 CO 测定及计算心血管各项参数，可以了解心脏功能，并绘制心功能曲线，判断心脏功能及协助诊断心力衰竭和低排综合征，同时指导治疗及估计患者预后。CO 的测定方法临床上有无创和有创两种，先介绍有创的温度稀释法。该种监测方法，结果准确可靠、操作简便、并发症少，适用于心血管及危重患者。测量时，用注射器将 2～10℃的冷生理盐水 10ml 通过 Swan－Ganz 漂浮导管的右心房腔导管尾端快速注入右心房，随血流进入肺动脉，由温度探头和热敏电阻分别测出冰生理盐水在右心房和肺动脉的温差及传导时间，经计算机自动计算出心排血量，并显示记录其数字及波形。该法测量的是右心室 CO，正常情况，左、右心室的 CO 应该相同。然而，当肺内分流（Q_s/Q_t）增多时，左、右心室的 CO 会有一定的误差，需要校正 Q_s/Q_t。

四、呼吸功能监护

呼吸功能监护主要包括肺容量监护、肺通气功能监护、肺换气功能监护、呼吸动力的监护、血气监护等。

（一）肺容量监护

肺容量的变化主要反映静态的通气功能，是呼吸功能测定的基本指标，ICU 监护肺容量的指标主要有以下几种。

1. 潮气量（VT） 指平静呼吸时，一次吸入或呼出的气量。因为人体每分钟摄取的氧气量和呼出的二氧化碳量并不相等，所以实际常用每次呼吸的平均吸入气量作为 VT 的值。成人 VT 的正常值为 400 ~ 500ml。潮气量可用肺活量计直接测定，也可以用呼吸流量表或呼吸监测仪测定。

2. 肺活量（VC） 是指最大吸气后做最大呼气所能排出的气量。肺活量受呼吸肌、肺组织及胸廓弹性和呼吸道通畅程度的影响。任何引起肺实质损害、胸廓活动度减低、膈肌活动受限制或肺扩张受限制的疾病均可使肺活量减低，当 VC < 15 ml/kg（正常 30 ~ 70 ml/kg），即为气管插管、气管切开和使用呼吸器的指征。

3. 功能残气量（FRC） 是指平静呼气后肺内所残留的气量。功能残气量在气体交换中起着稳定肺泡气体分压的作用，防止了每次吸气后空气进入肺泡对肺泡气体浓度改变过大的影响。正常人 FRC 约为 40ml/kg，或者占肺活量的 35% ~ 40%。

（二）肺通气功能监护

肺通气功能的监护主要是肺通气量的监护，主要是测定单位时间内进出肺的气体量，能反映肺通气的动态变化。

1. 每分钟通气量（VE） 是指静息状态下每分钟呼出或吸入的气量，由潮气量和呼吸频率决定，计算公式为：VE = RR × VT，RR 为呼吸频率，也可用 f 表示。VE 是肺通气功能最常用的监测指标之一，可用肺活量计测定。正常值：成人男性为 6.66L，成人女性为 4.22L。

2. 最大通气量（MVV） 为单位时间内尽力吸入或呼出的最大气量。测定时可让患者在 15 秒内做最大最快的深呼吸，用肺活量计测定通气量。正常成年男性为每分钟 104L，女性为每分钟 82.5L。临床上常以实测值占预计值百分比进行判定，正常值为 > 80%。MVV 是通气功能中常用的监护项目，是术前进行呼吸功能评价的重要指标。但身体虚弱有严重心肺疾患的患者不宜测定 MVV。

3. 时间肺活量（TVC） 又称用力呼气量（FEV）或用力肺活量（FVC），为深吸气后用最快的速度，最大的力量所能呼出的全部气量。可用肺活量计测定 1、2、3 秒的呼气绝对值，正常值分别为 1 秒量（$FEV_{1.0}$）2.83L，2 秒量（$FEV_{2.0}$）3.60L，3 秒量（$FEV_{3.0}$）3.41L。

4. 肺通气分布测定 理想的气体分布是空气吸入后能够均匀地分布于肺的每个肺泡。在正常生理情况下，这种均匀分布只是相对的，但明显的分布不均可产生氧的吸收量减低，生理无效腔增加。

5. VD/VT 测得生理无效腔即可求出 VD/VT 比值，正常值为 0.3 ~ 0.5。VD/VT 的比值对正确使用呼吸机具有指导意义。VD/VT 愈高，肺泡通气愈少，通气效率愈低。在 VD/VT 显著升高的情况下，需考虑做气管切开，以降低解剖无效腔或进行插管、呼吸支持治疗。

（三）肺换气功能监护

1. 肺泡 - 动脉血氧分压差［$A-aDO_2$ 或 $P_{(A-a)}DO_2$］ 指肺泡气和动脉血之间氧分压

的差值。它是判断氧弥散能力和诊断换气功能衰竭的一个重要指标。成人正常值，在吸入空气时为 10 ~30mmHg（1.3 ~4.0 kPa）。肺泡换气功能障碍时，A - aDO_2增高。

2. 通气血流比（V/Q） 有效的肺泡通气并不完全取决于吸入气在肺内的均匀分布，更重要的是各个肺泡通气量和流经肺泡周围毛细血管血流在数量上的协调。正常人每分钟肺泡通气量为4L，肺血流量为5L，则通气血流比为0.8，是最佳换气效率指标。当出现 V/Q 失调，比值＞0.8 时，部分肺泡通气由于没有充分的血流与之换气而成为无效通气；反之，若 V/Q ＜0.8，部分血流没有充分通气与之换气而导致动 - 静脉分流效应。无论 V/Q 比例增大或减小，均可导致 PaO_2降低。

3. 氧合指数（OI）与呼吸指数（RI） 由于动脉血氧分压和 $P_{(A-a)}O_2$随吸入氧浓度不同而异，故常采用氧合指数及呼吸指数作为氧合功能指标。氧合指数为动脉血氧分压及吸氧浓度（FiO_2）的比值，正常值为400 ~500，＜300 提示呼吸衰竭；呼吸指数为 $P_{(A-a)}O_2$与动脉血氧分压的比值，正常值为0.1 ~0.37，＞1 表示氧合功能明显减退，＞2 则提示应给予机械通气。

（四）呼吸运动的监护

由肋间肌舒缩使胸骨、肋骨运动而产生的呼吸运动称为胸式呼吸，由膈肌舒缩引起的呼吸运动称为腹式呼吸。

1. 呼吸频率 是呼吸功能监护的最简单的基本项目。可通过观测或仪器来测定。正常人每分钟的呼吸频率相当于心率的1/4，平均每分钟为 16 ~18 次，女性稍多，小儿随年龄减少而增快。呼吸频率明显增快或减慢，常提示呼吸功能障碍。复苏及机械通气时，呼吸频率为基本的调节参数之一。

2. 异常呼吸的观察 呼吸频率过速或过缓、节律不规则、浮浅微弱呼吸或用力深度呼吸，甚至有鼻翼扇动或出现发绀等呼吸困难征象均为异常呼吸，异常呼吸的常见形式有下列几种。

（1）潮式呼吸 是一种由浅慢逐渐变为深快，再由深快转为浅慢，随之出现一段呼吸暂停后，又开始如上变化的周期性异常呼吸。见于神经系统疾病及某些中毒，如脑炎、颅内压增高、糖尿病酮症酸中毒等。

（2）间断呼吸 表现为有规律呼吸几次后，突然停止一段时间，又开始呼吸，常在临终前出现。

（3）抑制性呼吸 为胸部发生剧痛所致的吸气突然中断。常见于急性胸膜炎、肋骨骨折及胸部严重外伤等。

（五）呼吸动力功能的监测

呼吸的机械动力作用，主要由呼吸肌的活动克服胸部和肺组织的弹性和非弹性组织的阻力，还有气体在呼吸道流动的阻力。对呼吸动力功能监护，可直接或间接地了解呼吸运动功能的变化，对某些呼吸系统病变的诊断、人工通气方法的选择以及机械通气的调整等均具有重要参考作用。

1. 最大吸气压（MIP） 是从残气位做最大吸气动作时所记录的口腔压力。它是反映全部吸气肌强度的指标，其临床意义主要是对吸气肌功能做出评价。当 MIP 低于正常预计值的90%时，易出现呼吸衰竭，可作为判断能否脱离机械通气的参考指标。MIP 正常预计值男性为（143 -0.55 ×年龄）kPa，女性为（104 -0.51 ×年龄）kPa。

2. 最大呼气压（MEP） 是在肺总量位做最大呼气动作时记录的口腔压力。它是反映全部呼气肌强度的指标。MEP 可用于评价患有神经肌肉疾患的呼气肌功能，也可用于评价患者的咳嗽及排痰能力。

3. 气道阻力（AQ） 是气体流经呼吸道时气体与气道内壁之间发生摩擦所造成的阻力，其大小主要由气体本身的性质、气体流动方式及气道口径和长度来决定。气道阻力能直接反映气道的阻塞情况，所以在接受不同类型通气支持的患者，气道阻力应该作为常规监护项目。

4. 肺顺应性（CL） 是指单位压力的变化所引起的肺容量变化。分为静态肺顺应性（Cst）和动态肺顺应性（Cdyn）。Cst 系指在呼吸周期中，气流暂时阻断时所测得的肺顺应性，它反映肺组织的弹性。Cdyn 则指在呼吸周期中，气流未阻断时测得的肺顺应性，它反映肺组织弹性，并受气道阻力的影响。

五、肾功能监护

肾功能监护的重点是肾小球滤过和肾小管重吸收等功能，是判断肾脏疾病严重程度和预测预后、判定疗效以及使用药物的重要依据。

（一）尿液监测

1. 尿量监测 尿量变化是观察肾功能改变最直接的指标。在临床上通常记录每小时及24 小时尿量。正常人每小时尿量在 30ml 以上，昼夜尿量为 1000 ~ 2000ml。尿量 > 2500ml/d 为多尿，夜尿增多常是肾衰竭的早期表现。少尿或无尿期出现进行性氮质血症，尿量骤减或逐渐减少。每天尿量持续少于 400ml 为少尿，少于 100ml 为无尿。多尿期尿量进行性增多，每天可高达 200ml 以上，是肾功能恢复的一个标志。恢复期尿量逐渐恢复正常。

2. 尿液有形成分监测 肾前性、功能性少尿者，一般只有透明或细颗粒管型。急性肾小管坏死时，可见大量上皮细胞管型、粗颗粒管型和游离的肾小管上皮细胞。急性肾皮质坏死时，肉眼可见血尿，镜下可见色素管型、坏死的上皮细胞管型等。活动性肾小球肾炎多为单纯红细胞管型。

（二）肾小球功能监测

1. 内生肌酐清除率（Ccr）测定 内生肌酐清除率是指单位时间内肾清除一定量血液中的内生肌酐（Cr），正常值为成人 80 ~ 120ml/min，老年人随年龄增长有下降趋势，是判断肾小球损害的敏感指标，可用来评估肾功能损害的程度及指导肾衰竭的治疗。

2. 血清肌酐（Scr）测定 血中肌酐主要由肾小球滤过排出体外，肾小管基本不重吸收。在外源性肌酐摄入量稳定的情况下，在血液中的浓度取决于肾小球滤过能力。血中肌酐浓度可作为判断肾小球滤过率（GFR）受损的指标，敏感性较高。参考值为全血肌酐88. 4 ~ 176. 8 μmol/L；血清或血浆肌酐，男性 53 ~ 106μmol/L，女性 44 ~ 97μmol/L。Scr 测定可用于鉴别肾前性和肾实质性少尿。

3. 血尿素氮（BUN）测定 BUN 主要经肾小球滤过后随尿排出。正常成人 3. 2 ~ 7. 1 mmol/L，儿童 1. 8 ~ 6. 5mmol/L。BUN 增高见于器质性肾功能损害，如各种原发性肾小球肾炎、肾盂肾炎、间质性肾炎、多囊肾等所致的慢性肾衰竭、急性肾衰竭。肾功能轻度受损时，BUN 可无变化，当 GFR 下降至 50% 以下时 BUN 可升高。肾前性少尿时，如严重脱水、大量腹水、心力衰竭等。BUN 升高，但肌酐升高不明显。蛋白质分解或摄入过多，如急性传染病、高热、上消化道大出血、大面积烧伤、严重创伤、大手术后和甲状腺功能亢进等，BUN 也可升高。

（三）肾小管功能监测

1. 肾脏浓缩和稀释功能试验 方法为测定昼夜尿量及相对密度。参考值为正常人尿量 1000～2000ml/24h，昼尿量与夜尿量之比为（3～4）：1；12 小时夜尿量一般不超过 750ml，尿液最高相对密度在 1.020 以上，最高相对密度与最低相对密度之差不应小于 0.009。少尿加高相对密度尿见于血容量不足引起的肾前性少尿；多尿、低相对密度尿、夜尿增多或相对密度固定在 1.010，表明肾小管浓缩功能差，多见于慢性肾炎、慢性肾衰竭、慢性肾盂肾炎、慢性间质性肾炎、急性肾衰竭多尿期等疾病。

2. 酚磺肽（PSP）排泄率 能反映肾小管的排泄功能。正常值：15 分钟排泄率为 25%～50%，120 分钟排泄率为 55%～85%。若 15 分钟 PSP 排泄率 < 12%、2 小时排泄总量 < 55%，则提示有肾功能不全；若 2 小时排泄总量为 40%～55% 则表示轻度肾功能损害，25%～39% 为中度损害，11%～24% 为重度损害，<10% 为极严重损害。

（四）诊断性试验

1. 液体补给试验 主要用于鉴别少尿是否由血容量不足所致，心肺功能不全者不宜进行。按体重的 1%～1.5% 输入，成人量一般为 500～700 ml。液体的种类依病情而异，速度以 30 分钟静脉输入为宜。若输液后尿量增至 40ml/h 以上，提示血容量不足；若尿量不增加，则表示可能有肾血管痉挛或肾实质损伤。

2. 利尿试验 在补足血容量的情况下，患者尿量若无明显增加，又无法判明是肾血管痉挛还是肾实质损害所致时，可先用 20% 甘露醇 125～250ml 静脉快速滴入。若尿量仍无增加可再用呋塞米 40～60mg 静脉注射。若用甘露醇后尿量 > 40ml/h，表示肾功能良好，为肾前性少尿；若甘露醇无效，改用呋塞米后尿量 > 40ml/h，表示肾功能良好；若对甘露醇和呋塞米均无反应，则表示肾衰竭。

六、脑功能监护

脑为神经系统的最高级中枢，也是人体一切意识行为的控制器官。

（一）临床监测

临床上通过检查意识状态、生命体征、各种深浅反射的改变、肌张力变化、肢体运动、瞳孔变化，有无病理反射等来了解脑功能状态，损伤水平及疾病的转归。

1. 意识 意识状态和意识改变是判断病情的重要标志之一。一般情况下，患者清醒提示中枢神经系统病情较轻，深昏迷且持续时间久提示病情严重，意识由清醒转入昏迷常是病情恶化的表现。反之，由昏迷转入清醒表明病情好转。昏迷指数是用以衡量意识状态的记分评价标准。对中枢神经系统疾病的病情发展、预后、指导临床治疗等提供了较为可信的数字依据。目前采用国际通用的格拉斯哥昏迷分级法（简称昏迷指数或 Glasgow 指数）。它是根据患者睁眼、运动及语言对刺激的不同反应给予计分，将 3 种得分相加即为 Glasgow 指数，最低 3 分，正常 15 分，8 分以下为昏迷。昏迷指数测定能较为客观地反映脑功能损伤情况及严重程度，在实际临床工作中还须参照患者的生命体征作全面观察和综合分析。

2. 瞳孔 正常瞳孔直径为 2～5mm，两侧等大等圆，对光反应灵敏。观察瞳孔时，应注意瞳孔的大小和形状，两侧是否对称，对光反应是否灵敏。对光反应可记录为灵敏（+

+）、迟钝（+）、消失（-）。瞳孔大小和对光反应可反映脑干及动眼神经的功能状态，眼球活动反映中脑和脑桥的功能状态。瞳孔大小有助于诊断昏迷的原因。

3. 反射　除对光反射外，还应检查角膜反射、吞咽反射等，以确定脑干功能。并检查各种深浅反射和病理反射。深浅反射均受大脑皮质的影响，深昏迷时，腱反射常减弱或消失。休克、昏迷、全身麻醉时腹壁反射及提睾反射减弱或消失。病理反射（巴宾斯基征、霍夫曼征）的出现常提示锥体束损伤。广泛的脑缺氧或脑干损伤可引起双侧腱反射亢进和双侧病理反射阳性。检查患者时还应注意肢体有无不自主动作。四肢、面部抽搐，是大脑广泛缺氧的特征；比较两侧肢体的肌张力，并用痛刺激检查肢体反应，压迫眶上神经如肢体有动作，提示昏迷较浅。压迫眶上神经看面部表情，可判断有无面瘫、偏瘫或全瘫。

（二）颅内压监测

颅内压（intracranial pressure，ICP）实际是指幕上脑脊液压力、蛛网膜下隙表面压力或一侧脑室前角的压力。它反映了脑脊髓系统复杂的生理因素之间相互的作用。持续的颅内压监测，是观察危重患者的一项重要措施。它的改变可在颅内疾病出现症状之前出现。

1. 常用的监测方法

（1）脑室内测压　为颅内压监测的最常用方法。先行颅骨钻孔，首选右侧侧脑室额角穿刺，将导管准确放置在侧脑室内，然后连接换能器，再接上监护仪即可进行颅内压测定。

（2）硬脑膜下测压　颅骨钻孔后，将特制空栓放置于硬脑膜下，连接监测仪即可测得颅内压。

（3）硬脑膜外测压　此法采用非液压传感器直接置于脑膜表面，因不切开硬脑膜，所以较为安全，感染机会少，可做长期监测。

（4）腰部蛛网膜下隙测压　即腰穿测压，此法操作简便，但有一定的危险性。颅内压高时，腰穿测出的压力不能代表颅内压，同时有并发脑疝的可能，故颅内压高时，不宜采用此法。

（5）纤维光导颅内压监测　颅骨钻孔后，将传感器探头以水平位插入2cm，放于硬膜外即可测压。它是一种较为先进的监测方法，操作简便、测量精确、又可连续监测，且患者头部活动时对测压影响较小。以上几种监测方法所测得的颅内压力数值均可反映颅内压力情况。行颅内压监测时，要严格无菌操作，换能器应置于脑室水平，各种测压管道应排尽小气泡，保持通畅。

2. 临床应用　正常成人平卧时颅内压为10～15mmHg。颅内压为15～20mmHg为轻度增高，颅内压为20～40mmHg中度增高，颅内压>40mmHg为重度增高。

（三）脑电生理监测

通过观察和分析诱发电位，了解脑部的病变与功能。脑电监测包括脑电图、脑干诱发电位的监测和脑干听觉诱发电位的监测。脑电图检查方法简单、经济、方便，便于在疾病过程中反复监测，对复苏后功能的恢复和预后判断，以及在“脑死亡”判断方面，有着重要诊断价值。

（四）脑血流监测

通过脑血流监测，也可以反映脑功能状态。目前常用的脑血流测定装置主要有脑电阻（REG）检查、经颅Doppler仪TCD监测、氦-氖激光多普勒血流监测（LDF）等。

（五）计算机断层扫描（CT）和磁共振成像（MRI）

1. CT 检查 具有安全、无损伤、分辨率高、脑组织结构和形态变化显示清晰、定位准确等优点。颅脑 CT 已成为诊断颅内各种疾病、监测脑功能的重要手段，对颅内占位性病变定位准确率高达 95% 以上。

2. MRI 检查 MRI 可显示颅脑的解剖结构图像，对软组织的分辨率较高，可清晰地鉴别脑灰质和白质，能清晰显示脑干、垂体等结构变化和功能状态以及腔隙梗死所致的功能或结构损害，广泛用于临床脑功能的监护。

七、动脉血气和酸碱监护

（一）动脉血气监护

在危重患者的救治中，维持呼吸功能的稳定和充分的组织供氧，是保证患者生命安全的基本措施。但是，单凭临床观察不足以对呼吸状态做出精确的估计。通常实施的通气功能测定，也不能了解肺的换气功能和组织的供氧、耗氧状态。对呼吸状态的全面而又精确的分析判断仍有赖于动脉血液气体分析。因此，血液气体分析已成为危重患者救治中的一项重要监护指标。临床上主要是通过有创方法取得的动脉血标本进行检测，也可应用无创法经皮监测氧和二氧化碳。

1. 氧分压（PO_2） 血氧分压系指溶解在血浆中的氧所产生的压力。正常人动脉血氧分压（PaO_2）为 80 ~ 100mmHg（10.7 ~ 13.3kPa），静脉血氧分压（PvO_2）为 35 ~ 40mmHg（4.7 ~ 5.3kPa），随年龄增长呈进行性下降。动脉血氧分压的变化主要反映吸入氧分压的变化和（或）外呼吸功能，包括通气和换气过程。静脉血氧分压则反映了该静脉所引流的那部分组织表面氧分压的平均值。动静脉血氧分压的差（$PaVO_2$）可反映组织对氧的利用情况，动静脉血氧分压可作为组织缺氧程度的一个指标。

2. 血氧饱和度（SaO_2或 SAT） 血氧饱和度是指血红蛋白与氧结合达到饱和的程度，即血红蛋白氧含量与氧容量的百分比值，与血红蛋白的多少无关，而与血红蛋白与氧的结合能力（或称亲和力）有关。氧与血红蛋白的结合与氧分压直接相关，二者之间形成 S 形曲线关系。此外，温度、PCO_2、H^+浓度（即 pH 值）对氧与血红蛋白的结合也有影响。正常人的动脉血氧饱和度为 96% ~98%，静脉血氧饱和度为 70% ~75%。血氧饱和度的变化通常反应血氧分压的改变或某些理化因素影响氧解离曲线。

3. 氧总量（$C-O_2$） 是指血液中所含氧量的总和，除了溶解于血液中的氧量以外，还包括了与血红蛋白相结合的氧量。$C-O_2$与氧分压之间存在着一定的关系，当血氧分压超过 13.3 kPa（100 mmHg）时，与血红蛋白结合的氧量并不随氧分压的升高而增加，此时全血氧含量与血浆中物理性溶解的氧量的增加却呈平行的比例关系。

氧总量可以按照下列公式进行计算：

$$C-O_2 = (1.34 \times Hb \times SaO_2) + 0.00315\ PO_2$$

公式中 1.34 表示每克血红蛋白 100% 饱和时所能结合的氧量，0.00315 是氧的溶解常数。正常成人的动脉血氧含量为 190 ~ 200 ml/L，混合静脉血氧含量为 120 ~ 140 ml/L。血氧含量的异常主要反映血氧分压、血氧容量的改变。

4. P_{50} 血氧饱和度为 50% 时的 PO_2称为 P_{50}。正常人在 pH = 7.40 、PCO_2 = 5.33kPa、BE = 0，37℃体温下，血红蛋白氧饱和度为 50% 时的 PO_2是 3.55 kPa。它的变化可反映氧解离曲线位移方

向和血红蛋白与氧亲和力的高低。

(二)酸碱平衡失调的监测

在危重患者的救治中，酸碱平衡失调并不少见，尤其是复合酸碱平衡失调，常与原发病病情复杂和采取了综合治疗措施有关。对其做出正确判断，不仅有赖于对病史和治疗经过的详细了解、仔细的体检，还必须进行全面酸碱平衡失调的监护。

知识拓展

酸碱失调的判断方法

1. 根据 pH 值确定有无酸血症和碱血症。
2. 根据 HCO_3^- 和 PCO_2 变量关系，确定有无复合型酸碱失衡。
3. 根据代偿的时间。
4. 根据代偿的限度，这是判定复合型酸碱失衡的主要依据。
5. 根据阴阳离子平衡原则。

1. pH 体液的酸碱度常以氢离子的负对数来表示，称 pH 值，即 $pH = -\log[H^+]$。由于 pH 值是经过负对数处理的，pH 值与 $[H^+]$ 的变化并不呈直线线性关系，每当 pH 的数值改变 0.3 单位，$[H^+]$ 就要加倍或减半。因此，近年来主张用实际 $[H^+]$ 来表示机体的酸碱度，单位以 mmol/L 表示。pH 值是一个可以直接判断酸碱紊乱变化方向的指标。正常动脉血 pH 值为 7.4 ± 0.05。pH < 7.35 为失代偿性酸中毒，pH > 7.45 为失代偿性碱中毒；从 pH 变化大小可判断出酸碱紊乱的程度。但 pH 作为酸碱失衡的判断指标也存在着局限性，仅根据 pH 并不能判定酸碱失衡的性质，而 pH 正常也不能排除酸碱失衡的存在。

2. 二氧化碳分压(PCO_2) 是指血浆中物理溶解的二氧化碳所产生的压力。血浆中二氧化碳的溶解量与二氧化碳分压成正比例关系，由于人体温度比较恒定，因此，决定 CO_2 溶解量的主要因素是 PCO_2。由于 PCO_2 的弥散力很强(约为 O_2 弥散力的 20 倍)，所以动脉血与肺泡气中的 CO_2 几乎是完全平衡的。正常时，动脉血中的 PCO_2 等于肺泡气中的 PCO_2。为 35 ~ 45mmHg(4.7 ~ 6.0 kPa)，平均值为 40mmHg(5.3 kPa)。静脉血中的 PCO_2 略高于动脉血的 PCO_2，为 45 ~ 50mmHg(6.0 ~ 6.7 kPa)。当二氧化碳在血浆中的浓度升高时(高碳酸血症)，二氧化碳分压也就增高，提示呼吸性酸中毒；反之，提示呼吸性碱中毒。因此，二氧化碳分压是反映呼吸性酸碱平衡失调的一个重要指标。

3. 标准碳酸氢盐(SB)和实际碳酸氢盐(AB) SB 是指血温在 37℃时，血红蛋白完全氧合的的条件下，用 PCO_2 为 40mmHg(5.32kPa)的气体平衡后所测得的碳酸氢盐浓度。SB 不受 PCO_2 和 SaO_2 的影响，因此是判断代谢性酸碱平衡失调的可靠指标，正常值为 22 ~ 27mmol/L，平均为 24mmol/L。SB 降低见于代谢性酸中毒，SB 升高见于代谢性碱中毒。AB 是指隔绝空气的血液标本，在实际 PCO_2 和血氧饱和度的条件下测得的碳酸氢盐浓度。与 SB 相比，AB 包括了具体条件下呼吸因素的影响。因此，AB 受代谢和呼吸的双重影响。AB 降低见于代谢性酸中毒或呼吸性碱中毒，AB 升高多见于代谢性碱中毒或呼吸性酸中毒。正常人，AB 和 SB 的数值是一致的，即 AB 应等于或接近 SB，只有在呼吸性酸碱平衡失调时，两者数值才会出现差异。将 AB 和 SB 结合起来分析，两者之差可反应呼吸因素的改变。当 AB < SB，说明有呼吸性碱中毒的存在；相反，如 AB > SB，则说明有呼吸性酸中毒的存在。

4. 缓冲碱（BB） BB 是指血液中一切具有缓冲作用的碱性物质的总和，也就是具有缓冲作用的阴离子的总和。这些阴离子包括 HCO_3^-、Hb^-、P_r^-、HPO_4^{2-} 等，通常用氧饱和的全血测定。缓冲碱分为血浆缓冲碱（BBp）和全血缓冲碱（BBb），BBb 就是 BB。BBp 主要包括碳酸氢根［HCO_3^-］和血浆蛋白［P_r^-］两部分，其正常值为 41mmol/L。它是机体对血液酸碱度进行缓冲的重要物质基础。BB 的正常值是 45～55mmol/L，它是反映代谢因素的重要指标。BB < 45mmol/L 提示有代谢性酸中毒；BB > 55mmol/L 则见于代谢性碱中毒。

5. 碱剩余（BE）和碱缺失（BD） BE 和 BD 是指在标准条件下，即血温 37℃，PCO_2 40 mmHg（6.0kPa），血红蛋白充分氧饱和的情况下，将血浆或全血的 pH 滴定至 7.40 所需的酸或碱量。凡 pH > 7.40，需加酸滴定，说明体内碱过多，称为碱剩余，其值前冠以“+”号；凡 pH < 7.40，则需加碱滴定，说明体内酸过多，称为碱缺失，其值前冠的“－”号。因为正常人血液的 pH 值就接近 7.40，所以，正常人的 BE 或 BD 在 0 附近变化（正常值为 ±3mmol/L）。由于测定时排除了呼吸的干扰，所以 BD 或 BE 是一个反映代谢性因素的重要指标，在临床上，代谢性酸中毒时 BD 负值增加；相反代谢性碱中毒时 BE 值增加。

6. 二氧化碳总量（TCO_2） 指存在于血浆中的各种形式的二氧化碳量的总和。TCO_2 的正常值为 24～32 mmol/L，其中绝大部分 CO_2 以 HCO_3^- 形式存在，而物理溶解的 CO_2 量很少，仅有 1～2 mmol/L。所以，TCO_2 主要反映了血浆中 HCO_3^- 的水平。

思考题

1. 简述 ICU 的收治对象有哪些？
2. ICU 监测分为几级，各有何内容？
3. 简述心率、血压、中心静脉压、血气分析监测的临床意义。

（唐园媛）

扫码“练一练”

第五章

心脏骤停与心肺脑复苏

学习目标

1. **掌握** 心脏骤停的诊断标准；基础生命支持的操作要点；心肺复苏成功的指征及复苏后监测与护理的要点。
2. **熟悉** 心肺脑复苏；基础生命支持的定义。
3. **了解** 心脏骤停的病因及临床表现。

第一节 概 述

案 例

患者，男性，61 岁。急性心肌梗死入院，今晨如厕时，突然倒地昏迷，呼之不应，颈动脉搏动未扪及。

问题：

1. 患者出现了什么情况？
2. 对该患者应如何抢救？

扫码“学一学”

一、心脏骤停的病因

心脏骤停又称心源性猝死，是指由于各种原因引起心脏泵血功能突然停止，导致血液循环中断，全身缺血、缺氧。心脏骤停可由心脏泵衰竭或心律失常引起，分为心源性心脏骤停和非心源性心脏骤停。

（一）心源性心脏骤停的病因

又称原发性心脏骤停，各种原因的心脏疾病均可诱发。

1. 冠状动脉粥样硬化性心脏病 急性冠状动脉供血不足或急性心肌梗死（急性冠脉综合征）可使心肌血流量和供氧量急剧减少，造成心脏的电活动紊乱，进而发生恶性心律失常（多为室颤），导致心脏骤停，是成人心脏骤停的最常见病因。

2. 心肌病变 原发性心肌病及急性心肌炎常引发室性心动过速或严重的房室传导阻滞，继而致心脏骤停。

3. 主动脉疾病 主动脉发育不全、主动脉狭窄及主动脉瘤破裂均可致心脏骤停。

4. 其他心脏病 先天性心脏病、肺源性心脏病、心肌梗死后瘢痕形成或心室纤维化引起的心力衰竭等均可导致心脏骤停。

（二）非心源性心脏骤停

心脏正常时，其他器官系统功能障碍或衰竭也可致继发性心脏骤停。

1. 呼吸系统疾病 各种原因所致呼吸衰竭、急性上呼吸道堵塞、头部外伤、脑卒中、镇静催眠药物过量等致呼吸困难，甚至停止，使心肌急剧缺氧，出现心脏骤停。

2. 中枢神经系统疾病 脑炎、脑血管疾病（包括脑出血、脑血栓、脑梗死等）、严重颅脑损伤等原因可使颅内压迅速升高，形成脑疝，压迫脑干致心跳、呼吸停止。

3. 急剧血容量丢失 严重创伤失血时，机体最初通过加快心率和收缩血管代偿，短期内能维持重要脏器灌注。后期心排出量不能满足重要脏器（包括心脏）的代谢需要，可出现心脏骤停。

4. 严重代谢失常 严重的低血钾或高血钾、高血钙或低血钙、高血镁可引起心脏骤停。严重酸中毒或碱中毒时，血钾浓度发生改变，最终可导致心脏骤停。

5. 药物中毒或过敏 静脉内快速注射氯化钙、利多卡因、苯妥英钠等药物时可致心脏骤停。洋地黄类、奎尼丁等药物中毒可致心脏骤停。青霉素、链霉素及某些生物制品导致严重过敏反应时也可致心脏骤停。

6. 其他 麻醉或手术意外、受电击、雷击等。

二、心脏骤停的病理生理

心脏骤停后，血液循环随后停止，全身器官组织的血液灌注量锐减。缺血、缺氧初期，组织细胞的葡萄糖供应缺乏，三磷酸腺苷（ATP）的合成、分解受到严重影响；此后如未及时恢复血供，ATP 迅速耗竭，蛋白质和细胞膜发生变性，线粒体和细胞核破裂，胞浆空泡化，最后溶酶体大量释出，细胞的内在环境稳定性被严重破坏，发生不可逆坏死。

正常体温时，不同的组织器官对缺血、缺氧的耐受力不同，大脑细胞耐受缺氧的时间为 4 ~ 6 分钟，小脑为 10 ~ 15 分钟，延髓为 20 ~ 25 分钟，心肌和肾小管细胞约为 30 分钟。心脏骤停后，脑组织在人体器官中最易受缺血、缺氧损害，这是由脑细胞的高代谢率、高氧耗量和对高血流量的要求决定的。整个脑组织重量只占体重的 2%，但静息时，它消耗的氧占人体总耗氧量的 20%，血流要求占心排出量的 15%。心脏骤停后，无氧性缺血可使脑组织中的 ATP 含量迅速减少 90%，10 ~ 15 秒，患者出现意识丧失；20 ~ 30 秒呼吸停止；60 秒瞳孔开始散大、固定；4 分钟后脑细胞内葡萄糖的无氧代谢停止，5 分钟后脑内 ATP 枯竭，能量代谢完全停止，脑组织发生不可逆损害。

因此心脏骤停后应及早实施抢救，恢复自主循环与呼吸，以减少脑组织损害。大量临床实践证明，心脏骤停后 4 分钟内实施有效心肺复苏，抢救成功率可达 50%，且脑功能可完全恢复。

三、心脏骤停的表现与诊断

（一）临床表现

心脏骤停后，由于脑组织对缺氧最为敏感，因而循环系统和神经系统表现最为显著。

> **考点提示**
>
> 正确识别心脏骤停。

1. 意识突然丧失 可伴有短暂全身性抽搐。

2. 大动脉搏动消失　颈动脉、股动脉处无法扪及搏动，血压无法测得。

3. 心音消失。

4. 呼吸停止　呼吸突然变慢，可呈喘息样，随后停止。呼吸停止可能先于心脏骤停出现，也可能继心脏骤停之后。

5. 瞳孔散大，对光反射消失。

6. 皮肤苍白或发绀。

7. 大小便失禁。

（二）心电图改变

心脏骤停时，心电图的表现主要为四种类型。

1. 心室颤动（ventricular fibrillation，VF）　简称室颤，常出现在心脏骤停早期。室颤时无有效的心排血量和冠状动脉灌注，是心肌缺血患者猝死的常见原因。急性心肌梗死发生室颤，复苏易于成功；其他原因所致室颤，预后不良。

2. 心脏停搏（ventricular standstill，VS）　又称心室静止，常为广泛性心肌梗死所致，是所有无脉搏心脏节律的最终表现。

3. 心脏电－机械分离（electro－mechanical dissociation，EMD）　心肌存在生物电活动，但无对应有效的机械收缩。急性血容量减少、严重低钙血症和心肌病可导致心脏电－机械分离。是死亡率极高的一种心电图表现。

4. 无脉室性心动过速（ventricular tachycardia，VT）　是一种恶性室性心动过速，心室快速收缩，但不射血或微量射血。

（三）临床诊断

临床上患者一旦出现意识丧失、大动脉搏动消失即诊断为心脏骤停。心脏骤停必须在5～10秒内做出诊断，不应为诊断而延迟开始抢救的时间。

第二节　心肺脑复苏

扫码“学一学”

心肺脑复苏（cardiac pulmonary cerebral resuscitation，CPCR）是指通过机械、生理和药理学的方法救治心搏、呼吸停止患者，使其恢复自主呼吸和循环，并及早实现脑保护的紧急医疗救护措施。发生心脏骤停后，复苏开始时间越早，存活概率越高，预后越好。

完整的心肺脑复苏术分为三个阶段，即：基础生命支持（basic life support，BLS）、进一步生命支持（advanced cardiac life support，ACLS）和延续生命支持（prolonged life support，PLS）。心肺脑复苏术的成功主要取决于复苏措施是否及时、有效。目前，在加强和提高医务人员的心肺复苏知识和技能的同时，提倡在公众中普及复苏知识与技能，使复苏技术社会化，提高社会总体复苏成功率。专业医务人员实施复苏强调以团队形式进行，提倡由多名施救者同时分工完成多个抢救措施。

一、基础生命支持

考点提示

基础生命支持的抢救步骤及操作要点。

基础生命支持（BLS）亦称现场急救，徒手心肺复苏，是指专业或非专业人员在现场通过简单易行的抢救措施，迅速为心脏骤停者建立循环和呼吸支持，以保证其重要脏器的供血、供氧，为进一步复苏创造有利条件。BLS 的主要实施步骤包括突发心脏骤停的识别、紧急反应系统（EMSS）的启动、早期心肺复苏（CPR）、迅速使用自动体外除颤仪（AED）除颤。心肺复苏（CPR）环节包含：建立有效循环（C：circulation）、开放气道（A：airway）和人工呼吸（B：breathing）。

（一）成人基础生命支持

见表 5－1。

表 5－1　成人基础生命支持

操作步骤	操作内容	操作说明
识别心搏、呼吸停止	·意识突然丧失：轻摇、轻拍双肩，大声呼喊，患者无反应 ·颈动脉搏动消失：用 2～3 个手指触摸气管旁 1～2cm 处（胸锁乳突肌前缘凹陷处），未扪及搏动（图 5－1） ·呼吸停止或呈喘息样	·施救者确认现场环境安全 ·做到轻拍重唤 ·单侧触摸颈动脉，力度适中，勿压迫气管 ·非专业人员可不检查脉搏 ·10 秒内迅速判断
呼救	·单人施救：立即呼救，启动紧急反应系统（EMSS）或拨打 120，请求携带自动体外除颤器（AED）支援 ·两人以上施救：一人呼救，启动紧急救援系统（EMSS），其余人实施就地抢救	·呼救时，说明患者情况、准确地点、抢救者姓名、联系方式 ·淹溺或窒息导致心脏骤停者，应先实施 5 个循环 CPR，再呼救
安置体位	·体位：患者去枕仰卧于平地或硬板上，头稍后仰，双上肢置于身体两侧，头、颈与躯干处于同一平面，平直，无扭曲 ·松解衣领、腰带	·安置体位需翻转时，注意保持患者头、颈与躯干在同一轴面，即轴线翻身（图 5－2） ·条件允许，应尽量暴露胸廓
建立有效循环（C）	·抢救者位置：站或跪于患者一侧，靠近肩部的腿与肩平齐（图 5－3） ·按压部位：胸骨中、下段 1/3 交界处（图 5－4） ·按压手法：一手掌根放在按压区，另一手掌根重叠于其上，两手手指交叉上翘，不接触胸壁（图 5－5） ·按压姿势：抢救者双臂肘关节伸直，肩、肘、腕关节连线与患者胸骨平面保持垂直，借助上半身体重和肩、上臂肌肉的力量，垂直向下按压（图 5－6） ·按压深度：胸骨下陷至少 5cm，不超过 6cm ·按压和放松时间比：1∶1 ·按压频率：至少 100～120 次/分	·定位方法：抢救者靠患者足侧的手中指沿患者肋弓下缘移至胸骨下切迹处，该手示指靠拢中指，示指上方的胸骨正中区域即为按压区 ·按压时，掌根与胸骨纵轴保持一致，且不离开胸壁 ·按压放松时，确保胸壁完全回弹
开放气道（A）	·清理口、鼻腔异物，有义齿者，取出活动义齿 ·仰头提颏法：抢救者一手置于患者前额，手掌用力向后压使头后仰，另一手置于下颏部，将下颏向前、向上提起，使下颌角与耳垂的连线垂直于地面（图 5－7） ·仰头抬颈法：抢救者一手置于患者前额，手掌用力向后压使头后仰，另一手置于颈后向上抬颈（图 5－8） ·托下颌法：抢救者位于患者头部，双肘置于患者背部同一水平面上，用双手托住患者两侧下颌角，向上托提，使头后仰（图 5－9）	·戴指套或手缠纱布清理口鼻 ·如有气道内异物，使用哈姆立克法清除 ·使用仰头提颏法时，勿压迫颏下软组织 ·仰头抬颈法禁用于头、颈部外伤者 ·托下颌法适用于颈部损伤者
人工呼吸（B）	·口对口人工呼吸：抢救者一手拇指、示指轻捏住患者鼻孔，深吸气后，双唇包住患者口部吹气；吹气后，离开口部，松开捏鼻的手指（图 5－10） ·口对鼻人工呼吸：抢救者一手掌向后压患者额部，另一手上抬下颏，使口唇紧闭，深吸气后，双唇包住患者鼻部吹气；吹气后，离开鼻部，放松口唇 ·口对面罩人工呼吸：抢救者用面罩封住患者口鼻，并使面罩边缘紧贴面部，深吸气后对面罩吹气，吹气后，离开面罩 ·吹气持续时间：1 秒 ·吹气与放松比：1∶2 吹气频率：8～10 次/分 ·按压与人工呼吸比：30∶2	·条件允许，可在患者口、鼻处覆盖纱布后吹气，以避免交叉感染 ·单人施救使用面罩时，抢救者位于患者一侧，固定面罩用位于额部的手拇指、示指压紧面罩上缘，另一只手提下颏的同时压紧面罩下缘 ·双人施救时，抢救者位于患者头部正上方位置，固定面罩使用 E－C 钳手法，即一手的拇指、示指压紧面罩上、下缘呈“C”形，其余三指提起下颌角呈“E”形

续表

操作步骤	操作内容	操作说明
自动体外除颤（D）	·抢救者将 AED 置于患者体侧 ·开启 AED，将电极片贴于患者裸露的胸部，一个贴于右胸第二肋间（锁骨正下方），另一个贴于左胸第五肋间与腋中线相交处（图 5 - 11） ·AED 自动分析时，抢救者离开患者 ·AED 建议电击时，抢救者确保无人接触患者后，按下“电击” ·电击后，如 AED 提示“无除颤指征”，应立即开始胸外按压 ·2 分钟或 5 个 CPR 循环周期后，再次使用 AED	·8 岁以上患者使用成人电极片

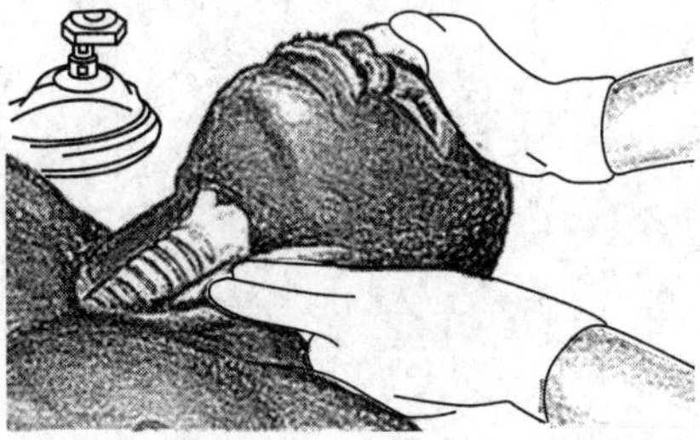

图 5 - 1　触摸颈动脉

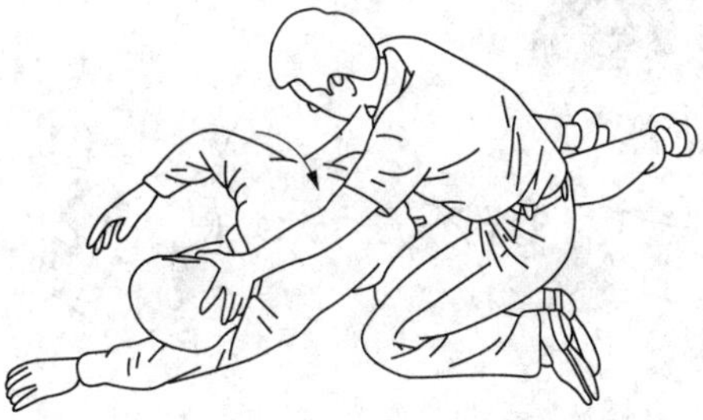

图 5 - 2　轴线翻身

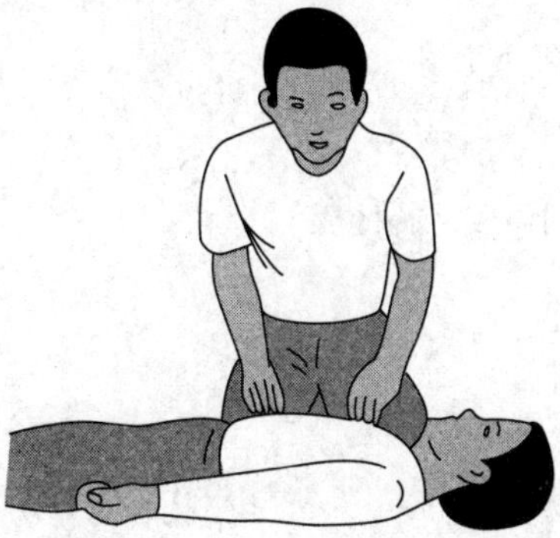

图 5 - 3　抢救者位置

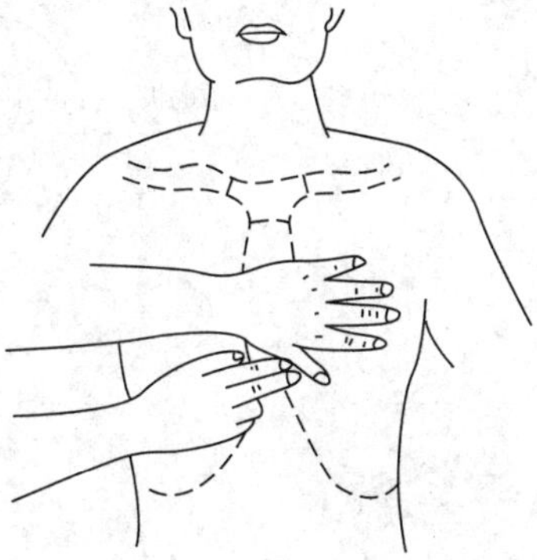

图 5 - 4　抢救者位置

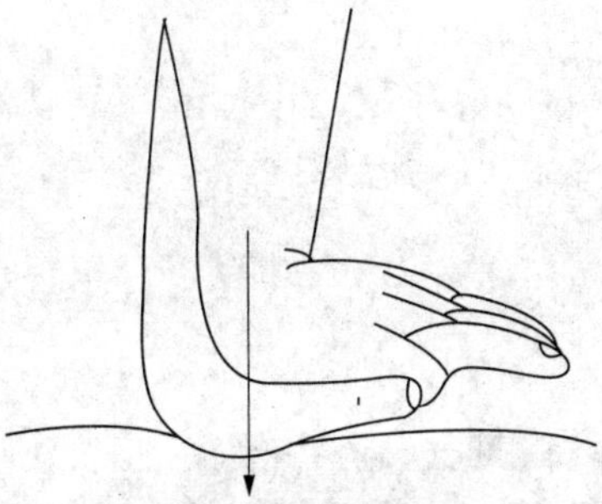

图 5 - 5　按压手法

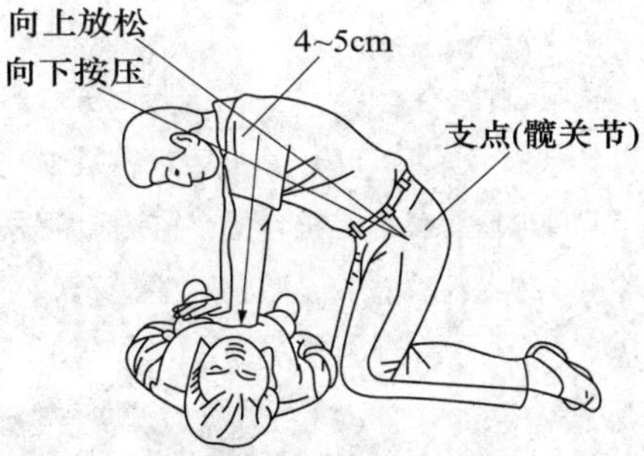

图 5 - 6　按压姿势

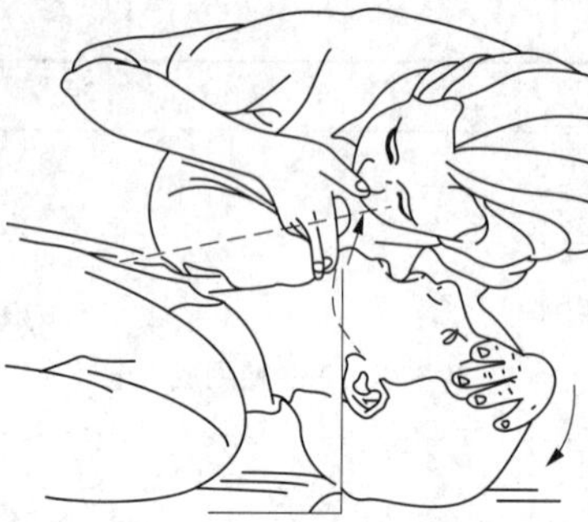

图 5－7　仰头提颏法

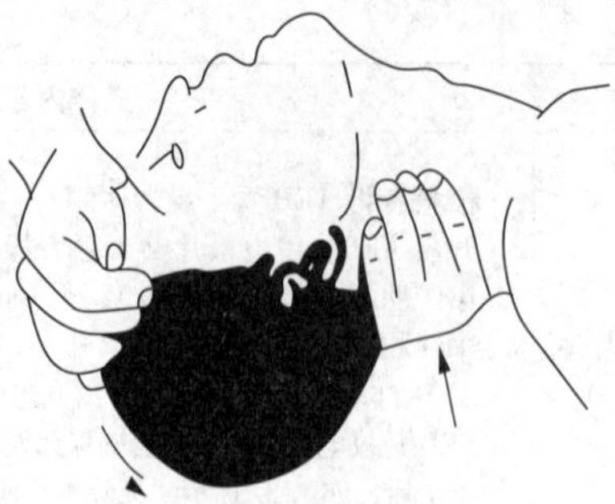

图 5－8　仰头抬颈法

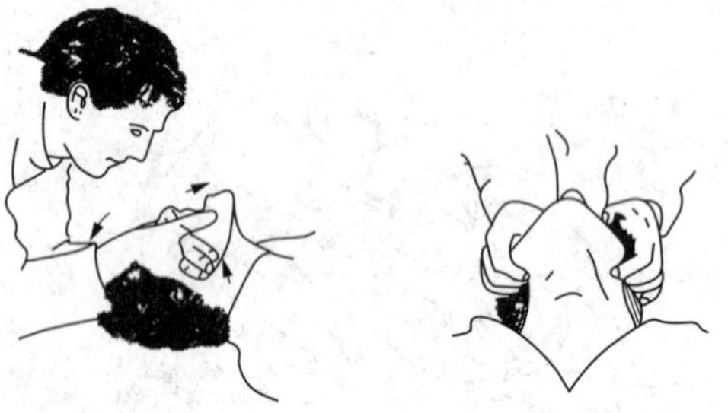

图 5－9　托下颌法

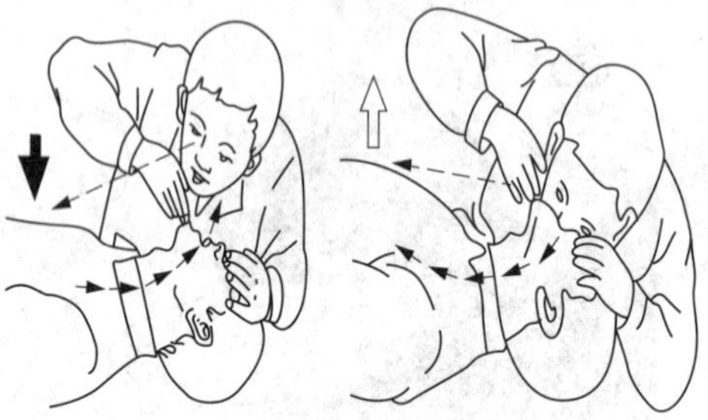

图 5－10　口对口人工呼吸

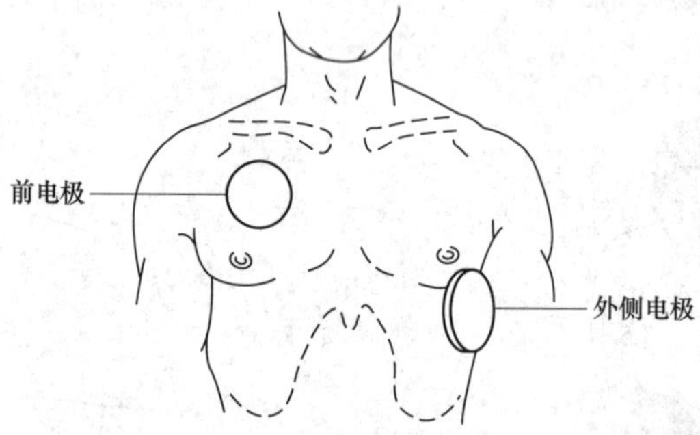

图 5－11　电极贴敷部位

知识拓展

美国心脏协会（AHA）和国际复苏联盟（ILCOR）在 2015 年公布的《2015 AHA 心肺复苏及心血管急救指南更新》中，将成人生存链划分为院外心脏骤停和院内心脏骤停。

院外心脏骤停生存链包括：监测和预防、识别和启动应急反应系统、即时高质量心肺复苏、快速除颤、高级生命支持及骤停后护理。

院内心脏骤停

知识拓展

院内心脏骤停生存链包括：识别和启动应急反应系统、即时高质量心肺复苏、快速除颤、基础及高级急救医疗服务、高级生命支持及骤停后护理。

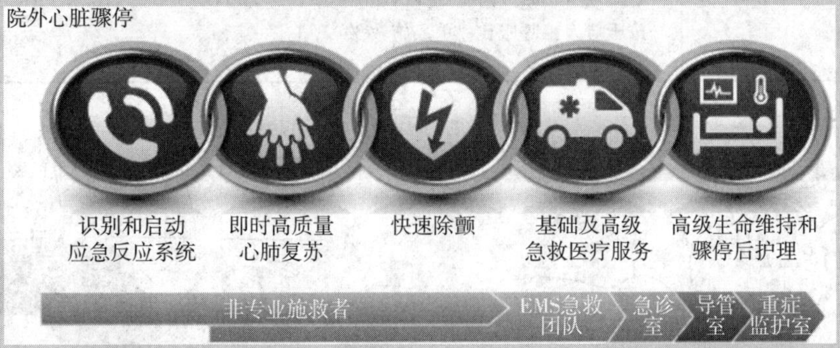

知识拓展

自动体外除颤器（AED）是一种便携式、易于操作，稍加培训即能熟练使用，专为现场急救设计的急救设备，从某种意义上讲，AED不仅是种急救设备，更是一种急救新观念，一种由现场目击者最早进行有效急救的观念。

AED别于传统除颤器可以经内置电脑分析和确定发病者是否需要予以电除颤。除颤过程中，机器本身会自动判读心电图然后决定是否需要电击。全自动的机型甚至只要求施救者替病患贴上电击贴片后，它即可自己判断并产生电击。半自动机型则会提醒施救者去按下电击钮。在大部分的场合施救者即使误按了电击钮，机器也不会做出电击，有些机型更可使用在儿童身上（低于25千克或小于8岁），但一般必须选择儿童专用的电极AED的语音提示和屏幕显示使操作更为简便易行，只需几小时的培训便能操作。

（二）儿童基础生命支持

儿童基础生命支持步骤基本同成人一致，但由于儿童身体特点有别于成人，具体实施CPR时应做相应改变。儿童基础生命支持（BLS）的特点，见表5－2。

表5－2　儿童BLS的特点

年龄段 / BLS特点	1岁以内	1～14岁
识别心搏、呼吸停止	·拍打足跟部，如能哭泣则为有意识 ·检查肱动脉，无搏动	·检查颈动脉或股动脉，无搏动
呼救	如目击患儿心脏停搏，先呼救再实施CPR；如未目击，先实施5个CPR循环后呼救	如目击患儿心脏停搏，先呼救再实施CPR；如未目击，先实施5个CPR循环后呼救
建立有效循环（C）	·按压部位：婴儿两乳头连线与胸骨正中交点下一横指处（图5－12） ·按压手法：单人施救用两指按压（图5－13），双人施救用双拇指环绕按压 ·按压深度：至少为胸壁前后径的1/3，即下陷为1.5～2.5cm	·按压手法：单手掌根按压（图5－13） ·按压深度：至少为胸壁前后径的1/3，即下陷为2.5～3.5cm

续表

年龄段 BLS特点	1岁以内	1~14岁
人工呼吸（B）	·可用口对口鼻人工呼吸：抢救者一手掌向后压患者额部，另一手上抬下颏，深吸气后，双唇包住患者口鼻部吹气；吹气后，离开口鼻部 ·按压与人工呼吸比：单人施救30:2，双人施救15:2	·按压与人工呼吸比：单人施救30:2，双人施救15:2

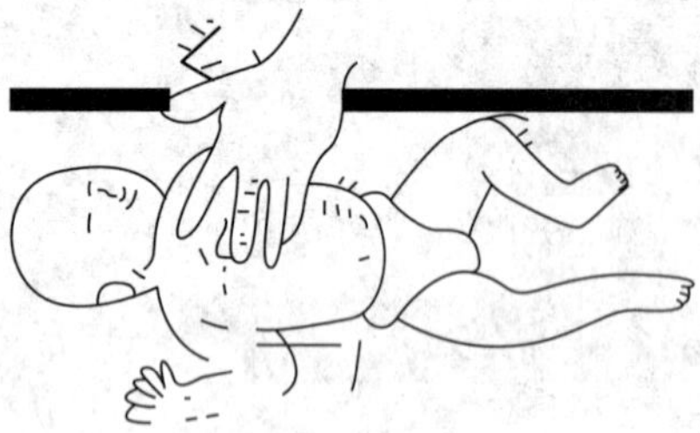

图5-12　婴儿两指按压手法

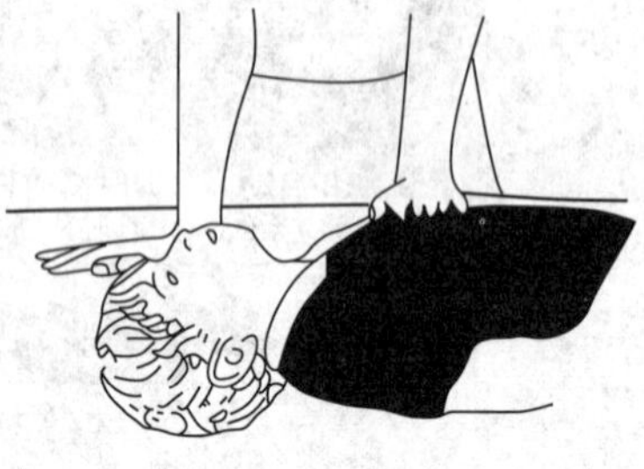

图5-13　儿童单手按压

知识拓展

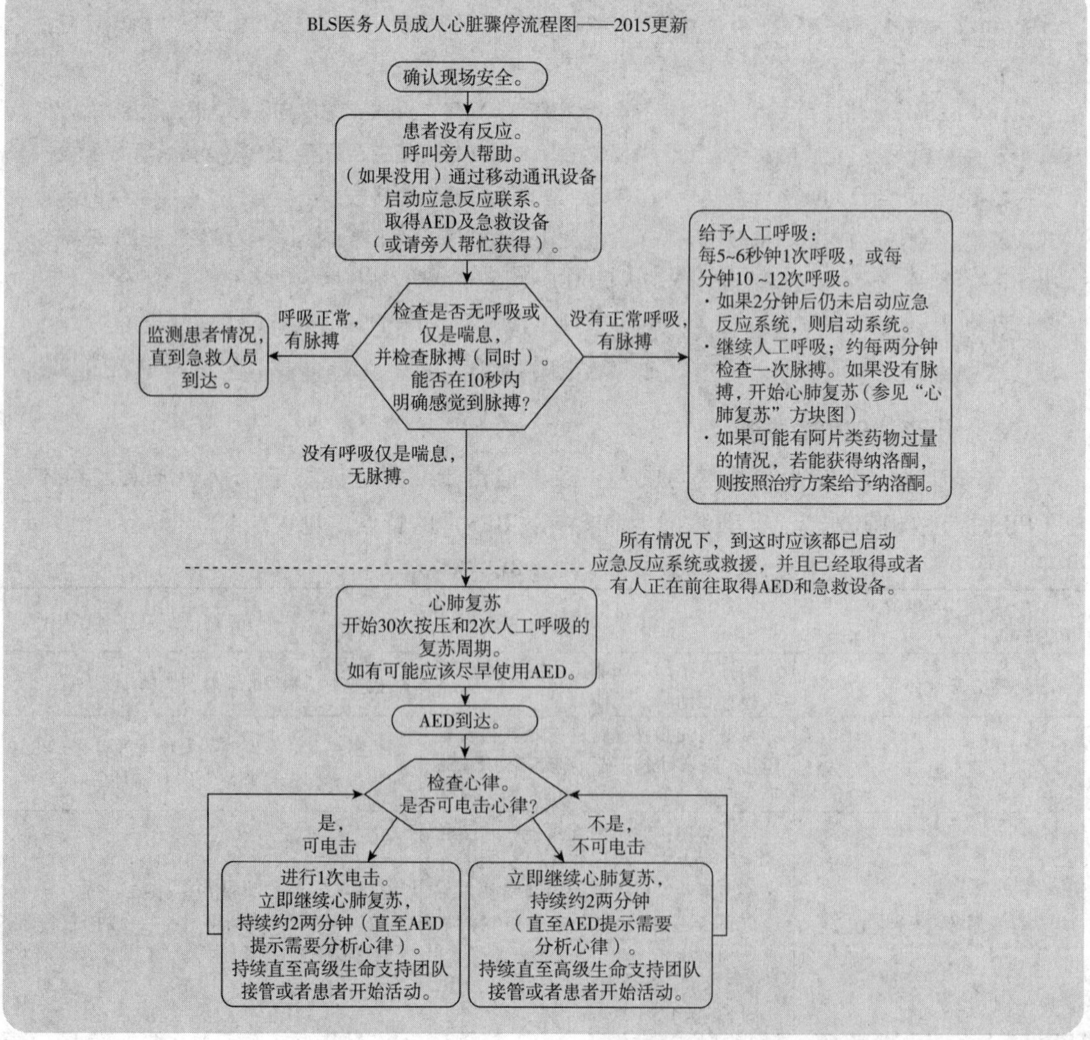

（三）注意事项

（1）胸外按压时部位要准确，放松时，掌根不可离开胸壁，以免移位。按压部位偏移可造成肋骨、胸骨骨折、肺损伤、心脏挫伤或者肝脾破裂。

（2）按压手法和姿势要正确，手指应离开患者胸壁，肘关节绷直勿弯曲，应垂直向下适度用力，避免冲击式施力。

（3）人工呼吸时要确保呼吸道畅通，以吹气时胸廓抬高且能感知患者气道阻力逐渐升高，放松时胸廓复原且能听到或感觉到气流呼出为人工通气有效的标志。

（4）如使用高级气道通气，呼吸频率应维持在每分钟 8～10 次（每 6～8 秒一次），但不与胸外按压同时进行。

（5）为成人实施 CPR，无论单人或双人，胸外按压和人工呼吸比例均为 30∶2。通常循环实施 5 组 CPR，约 2 分钟后，要对患者进行复苏体征评估。

（6）如有两人以上施救者，应在每 5 个 CPR 周期后换人，换人应在胸外按压后、吹气间隙进行，不得中断心脏按压超过 5 秒。

二、进一步生命支持（ACLS）

进一步生命支持（ACLS）又称高级生命支持，是指在基础生命支持（BLS）的基础上，借助辅助设备、特殊技术和药物，建立和维持更为有效通气和血液循环，逆转心跳、呼吸停止的过程。ACLS 包括：继续 BLS；建立人工气道和维持有效的通气；循环支持；建立给药通道；尽快明确致病原因并行对症治疗。条件具备时，ACLS 应尽早与 BLS 同时进行。

（一）建立人工气道

1. 口咽气道通气管或鼻咽通气管 两者都是非常重要的维持气道开放的工具，主要用于解除舌后坠所致气道梗阻。口咽通气管主要用于有自主呼吸、出现舌后坠和舌咬伤倾向时的昏迷患者。鼻咽通气管适用于牙关紧闭不能插入口咽通气道的患者。

口或鼻咽通气管使用时要因患者具体情况选择合适的型号，口咽通气管长度以从门齿至下颌角为宜，鼻咽通气管长度以从鼻尖至外耳道口为宜。安置时使舌根离开咽后壁，解除气道梗阻，确保患者呼吸气流通畅。

2. 食管－气管联合导管（ETC） 当传统气管内插管因各种原因发生困难时，可使用食管－气管联合导管实施盲插，以紧急给患者供氧。食管－气管联合导管（图 5－14）具有阻塞食管和常规气管内通气的功能，能迅速、有效地开放气道，并能减少胃内容物的误吸等致命并发症发生。

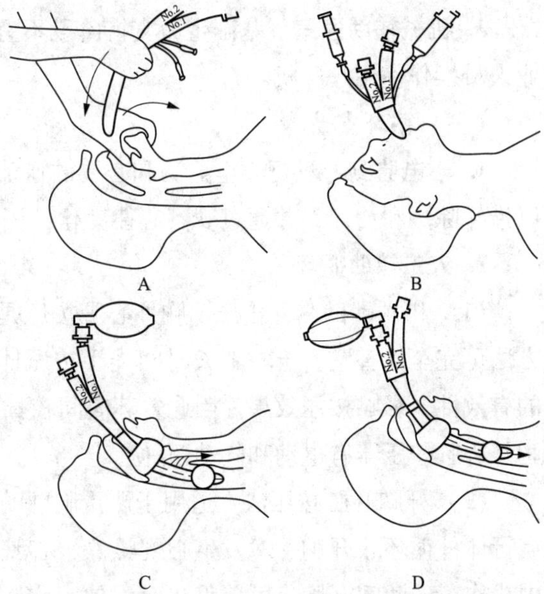

图 5－14 食管－气管联合导管

3. 喉罩（LMA） 喉罩气道常用于颈部损伤以及气管内插管不能达到合适位

置的患者。与其他人工气道相比，喉罩气道（图5－15）更为安全、可靠。喉罩主管呈90°弯曲，有通气管和引流管的设计，能防止胃胀气和返流误吸；其远端位于食管开口，好固定，不易移位；且与咽喉部解剖匹配，密封性更好。喉罩应用操作简便、快捷、容易掌握、效果可靠。操作时不需要特殊的体位，不需要中断胸外按压。在遇到困难气管插管时，可用于紧急的气道处理代替传统的气管插管，能迅速建立人工气道，获得满意的通气效果。

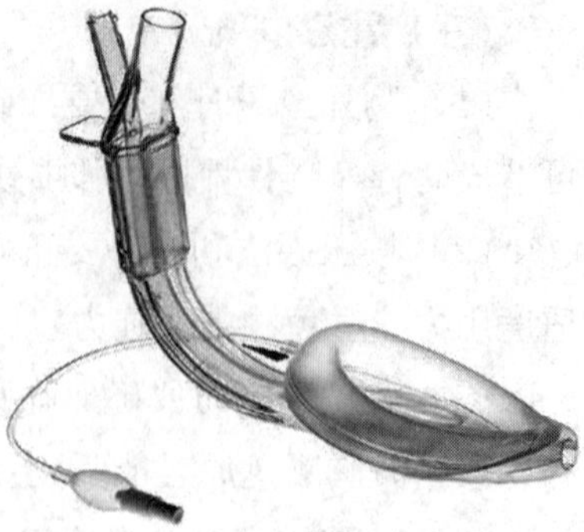
图5－15　喉罩

4. 气管内插管　如有条件，应尽早作气管内插管，它能保持呼吸道通畅，减少气道阻力，便于清除呼吸道分泌物，减少解剖死腔，保证有效通气量，为供氧、加压人工通气、气管内给药等提供有利条件。

5. 气管切开　呼吸困难明显而病因不能消除者、下呼吸道分泌物阻塞及需长期进行人工通气者可考虑实施气管切开。通过气管切开，可较长期的保持呼吸道通畅，防止或迅速解除气道梗阻，清除气道分泌物，减少气道阻力和解剖无效腔，增加有效通气量，也便于吸痰、加压给氧及气管内滴药等。

（二）维持有效通气

1. 氧疗　心脏骤停后，循环停止，如立即实施CPR，组织血液灌注量能维持在正常血供的25%～30%。包括神经细胞在内的大多数组织细胞和器官，虽能满足最低生理需要量，但自主循环恢复前，缺氧仍持续存在。通过给氧，能有效改善缺氧状况。

2. 简易人工呼吸器通气　该方法操作简便、快捷、容易掌握，是心肺脑复苏早期最常用的人工通气方法。呼吸器通气的频率一般为12～16次/分，如有自主呼吸，需保持与患者自主呼吸节律一致。球囊后可接氧气及储气袋提高吸入氧浓度（图5－16）。

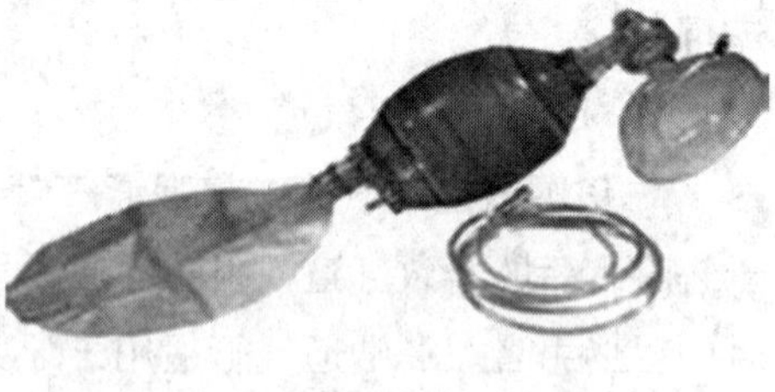
图5－16　简易人工呼吸器

3. 机械辅助通气　基础生命支持阶段不宜使用呼吸机。有效自主循环恢复后，可由专业人员操作使用呼吸机。

（三）循环支持

1. 心电监测　进行心电监测和必要的血流动力学监测，明确引起心跳骤停的原因，用以指导除颤和治疗；并通过观察心律变化，了解复苏效果。

2. 人工辅助循环

（1）机械辅助胸外按压　胸外心脏按压是心肺复苏中最重要的手段之一，还没有其他方法可完全代替它。抢救者长时间徒手按压体力消耗大，不易保证按压力量、幅度、频率的有效性，影响按压效果。因此复苏时间较长或病人需要转运时，可使用胸外心脏按压器。胸外心脏按压器有电动和气动两种。

（2）开胸心脏按压法　适用于严重胸廓畸形、胸外按压20分钟无效、胸主动脉瘤破裂需行体外循环、开胸手术发生心跳骤停、心脏压塞等情况。自病人胸骨左缘2cm处起至腋中线作第四肋间开胸，可单手或双手伸入胸腔行心包外按压或切开心包按压心脏，成人频率60～80次/分。注意无菌操作，忌用手指端着力，术毕仔细止血，安置胸腔闭式引流。

3. 除颤

（1）心前区叩击　约70%的心跳骤停是由心室颤动引起，因此除颤是抢救成功的关键。当目击心跳骤停，但无法及时获得电击除颤仪器和药物注射时，可迅速叩击心前区，通过震动刺激心脏，把机械转变为电能，起到除颤、调整心律引发心脏复跳的作用。具体方法是抢救者右手握拳，小鱼际距离胸骨20cm处，用力连续快速的叩击胸骨中、下端三至五次。若无效时，应立即开始CPR。

（2）电击除颤　电击除颤是终止心室颤动的最有效方法，应早期除颤。研究表明，除颤每延迟1分钟，抢救成功的可能性就下降7%～10%。除颤波形分为单相波和双相波两类，不同的波形对能量的需求不同。成人发生室颤和无脉性室速，应给予单向波除颤器能量360J/次除颤，双向波除颤器为120～200J/次。如对除颤器不熟悉，推荐用200J作为除颤能量。早期双相波形电除颤使用150～200J，即可有效终止院前发生的室颤。低能量的双相波终止室颤的效果与高能量单相波除颤相似或更有效。儿童除颤第1次2J/kg，以后按4J/kg计算。电除颤后，一般需要20～30秒才能恢复正常窦性节律，因此电击后仍应立刻继续进行CPR，直至能触及颈动脉搏动为止。持续CPR、纠正缺氧和酸中毒、静脉注射肾上腺素（可连续使用）可提高除颤成功率。

（四）建立给药通道

静脉通道是心跳骤停病人进行给药、补液、营养支持等治疗的首选途径，同时也是进行生理学监测的基础。但静脉通道的建立在心跳骤停早期不是非常必要，首先应着眼于有效的心肺复苏和电除颤，在此基础上再考虑建立静脉通道，给复苏药物。

1. 周围静脉通道　该通道建立方便、不需中断心脏按压、并发症少。缺点是药物峰值低，发挥药效较慢，因此给药时应采用“弹丸式”推注。最常用的外周静脉是肘正中静脉，避免选择如手部远端的静脉。

2. 中心静脉通道　该通道建立需专业人员实施，对技术及时间要求高。优点是药物作用起效快，可作血流动力学监测。在周围静脉通道无法建立、有充足的时间时，考虑中心静脉穿刺。

3. 骨髓腔（IO）通道　IO通道输注法可将药液迅速输入骨髓腔内非萎缩性静脉网，不但可用于给药，也可以用于液体复苏。同静脉通道相比，IO通道的建立耗时低于1分钟，对儿童和成人的操作成功率达70%～100%。因此心肺复苏期间，建议儿科病人首选IO通道给药；成人在外周静脉穿刺2次不成功后马上建立IO通道。IO输注选择的部位，儿童主要在胫骨的近端或远端、股骨的远端，成人多选择在胸骨柄或胫骨。

4. 气管通道　不能及时经静脉、骨髓腔通道给药时，可考虑经气管插管给药。肾上腺素、利多卡因等药物可经气管插管给药，剂量一般为静脉给药的2～2.5倍。向气管导管内推注药物时，应停止胸外按压。

（五）复苏用药

1. 复苏用药的目的　在于提高心脑灌注压，增加心肌和脑的血液灌注量；提高心脏按压效果，激发心脏复跳和心肌收缩力；提高室颤阈值或心肌收缩力，以有利于除颤，减轻酸中毒和纠正电解质失衡 。

2. 复苏药物给药时间的选择　复苏药物的使用，在建立静脉通道，骨髓腔通道及气管通道后就可以考虑。给药时间应在检查心律后和进行CPR时，也可在除颤器充电时，或在释放电击后进行 CPR 时。原则上给药时不应中断 CPR。一般在下次检查心律前，急救人员应准备下次给药，以便检查心律后尽快给药。用复苏药，血管收缩药物一般选在第一次或第二次电击后给。在 2～3 次电击、实施 CPR 和使用血管收缩药物后仍持续室颤（VF）或无脉搏室速（VT）时，应考虑使用抗心律失常药。

3. 常用复苏药物

（1）正性肌力药和血管活性药　①肾上腺素：通过 α 受体兴奋作用使外周血管收缩（冠状动脉和脑血管除外），有利于提高主动脉舒张压，增加冠脉灌注和心、脑血流量；其 β－肾上腺素可增加心肌做功和减少心内膜下心肌的灌注。对心搏骤停无论何种类型，肾上腺素常用剂量为每次 1mg 静脉注射，必要时每隔 3～5 分钟重复 1 次如 IV/IO 通道延误或无法建立，肾上腺素可气管内给药，每次 2～2.5mg。2010 年国际心肺复苏指南推荐也可以用一个剂量的血管加压素 40U（IV/IO），替代第一或第二次剂量的肾上腺素。②多巴胺：去甲肾上腺素的化学前体，与去甲肾上腺素有类似的作用。常与间羟胺联合应用于 CPR 后心脏搏动已恢复，但尚不能维持正常血压时。给药剂量为2～20μg/(kg·min)，静脉点滴。加 200mg 多巴胺于 5% 葡萄糖液 250ml 或低分子右旋糖酐液，即得 800μg/ml 的溶液，用输液泵由较小剂量开始输注，调整到所需剂量。③血管加压素：是一种强力的非肾上腺素性血管收缩剂，直接兴奋平滑肌 V_1 受体和（或）增强血管对内源性儿茶酚胺的敏感性，使内脏、冠脉、肌肉及皮肤的血管收缩。适用于 VF/无脉性 VT 以及心脏停搏和 PEA；可替代第一或第二次剂量肾上腺素。用药方法为通过静脉或骨髓腔途径单次 40U 给药。④多巴酚丁胺：是强有力的加强心肌收缩的 β 受体兴奋剂。是治疗心肌收缩无力所致心功能受损的第一线药物。与硝普钠联合使用时，有协同作用。给药剂量 2.5～20μg/(kg·min)，静脉点滴，用输液泵由较小剂量开始输注，调整到所需剂量。加 250mg 多巴酚丁胺于 5% 葡萄糖液 500ml，制成 500μg/ml 的溶液使用。注意使用多巴酚丁胺时，应进行血液动力监测。剂量大于 20μg/(kg·min) 时，心率可以加速，可能加重心肌缺血。如病人原为肥厚型梗阻性心肌病，多巴酚丁胺是禁用的。⑤硝普钠：同时扩张周围动、静脉，降低心脏的前、后负荷，从而增加心排出量。作用开始很快，停止用药，其作用几乎也立即停止，因此心电监测。给药剂量 0.5～1.0μg/(kg·min)，静脉点滴，用输液泵由较小剂量开始输注，逐步调整到所需剂量。加 50mg 硝普钠于 5% 葡萄糖液 250ml，配制成 200μg/ml 的溶液使用。输液器及滴管均应用黑布或黑纸包裹避光。

（2）抗心律失常药物　严重心律失常是导致心脏骤停甚至猝死的主要原因之一，药物治疗是控制心律失常的重要手段。①胺碘酮：作用机制复杂，既可影响钠、钾和钙通道，又对 α 受体和 β 受体有阻滞作用，可在室颤和无脉性室速对 CPR、除颤、血管升压药无反应时应用。首次剂量 300mg 静脉/骨内注射，对血流动力学不稳定的 VT 或有反复或顽固性 VF 或 VT 患者，可考虑再追加 150 mg，然后按 1mg/min 的速度持续泵入 6 小时，再减量至 0.5 mg/min，每日最大剂量不超过 2 g。②阿托品：为抗副交感剂，用于心室停搏。它可以通过解除迷走神经张力作用，加速窦房率和改善房室传导。剂量：静脉推注 1.0mg，5 分钟后可重复。亦可经气管注入。应注意的是，如心搏已恢复，心率又较快，就不宜用阿托品，特别是急性心肌梗死的病人。因加速心率，可以加重心肌缺血，扩大梗死面积。《2010 年国际心肺复苏及血管急救指南》建议：对高度房室传导阻滞应迅速准备经皮起搏。在等待起搏时静脉给予阿托品 0.5mg。阿托品的剂量可重复直至总量达 3mg。如阿托品无效，则开始起搏。在等待起搏器或起搏无效时，可以考虑输注肾上腺 2 ~ 10μg/min 或多巴胺 2 ~ 10μg/(kg · min)。③利多卡因：能通过降低自律性来抑制室性心律失常，其局部麻醉作业有助于抑制心肌梗死后发生的室性早搏。用于治疗无脉搏、对电复律和肾上腺素治疗无效的室速、室颤引起的心跳骤停。采用弹丸式静脉注射给药，首剂为 1.0 ~ 1.5mg/kg，维持量为 2 ~ 4mg/min。在自主循环恢复后，以 30 ~ 50μg/(kg/min) 的速度静脉输注。

（3）碳酸氢钠　它已不再作为心脏骤停时的第一线药物。早期应用良好的通气设施，就有可能有效地保持酸碱平衡，另外过多地应用碳酸氢钠可引起的 PCO_2 升高。据临床资料统计证实，碳酸氢钠并没有增加复苏的成功率。目前认为在复苏的最初 10 分钟内，不宜使用碳酸氢钠。仅在 CPR 实施 10 分钟后 pH 低于 7.2，且心跳骤停前即存在代谢性酸中毒伴有严重的高钾血症时，可给予碳酸氢钠治疗。给药剂量为 1.0mmol/kg 静滴。

（六）心肺复苏（CPR）有效的指征

实施心肺复苏（CPR）时，应随时观察复苏效果。每实施 5 个 CPR 循环或 2 分钟后，要对患者的意识、瞳孔、呼吸及大动脉搏动进行检查评估。心肺复苏有效的指征包括如下。

（1）面色、皮肤、口唇黏膜、甲床色泽转红。

（2）颈动脉或股动脉处可扪及搏动，上肢肱动脉收缩压高于 60mmHg。

（3）自主呼吸恢复。

（4）昏迷程度变浅，可出现反射或四肢活动。

（5）散大的瞳孔缩小，对光反射出现。

> **考点提示**
>
> 心肺复苏实施有效的指征。

（七）终止复苏

现场复苏时，终止心肺复苏应慎重。出现以下情况时可终止复苏。

1. 心肺复苏成功　经积极抢救，患者自主循环、呼吸及意识恢复，可终止复苏。

2. 不可逆性心脏停搏　实施心肺复苏 60 分钟后，患者仍表现为顽固性心电静止，无自主呼吸时，可终止复苏。

3. 已发生脑死亡者　患者出现持续深昏迷、瞳孔散大固定、自主呼吸停止、脑干反射消失、脑电波呈直线 24 小时无改变，提示脑死亡。需排除使用中枢神经抑制剂和严重低体温者。

三、延续生命支持（PLS）

延续生命支持（PLS）又称为脑复苏，是指在恢复循环、呼吸基础上，采取有效措施保护脑组织，以实现最大程度的智能恢复。脑复苏主要任务是防治脑水肿和颅内压增高，以减轻或避免脑组织灌注损伤，保护脑细胞功能。心肺复苏后患者能否康复取决于脑组织的损害程度，因此从现场进行基础生命支持开始，就应着眼于脑复苏。

（一）脑缺血缺氧后的病理生理

大脑缺血 4 分钟以上，脑细胞发生不可逆损害。当自主循环功能恢复，脑组织再灌注后，就会相继发生脑出血、脑水肿及持续低灌流状态，使脑组织继续缺血、缺氧，导致更多脑细胞变性坏死，称为脑再灌注损害。

（二）脑复苏

1. 维持脑灌注 心跳骤停后，脑血流自动调节功能丧失，有效的BLS和ACLS能保证适当的脑灌注压（85～90mmHg），减轻脑细胞的损害。自主循环恢复后，应尽量维持血压正常，以促进脑内血液再流通。可应用胶体溶液如低分子右旋糖酐扩容；另外适当的稀释血液，使血细胞比容降至20%左右，以防止红细胞及血小板聚集，避免脑内低灌注。

2. 减轻脑水肿 脱水、降温和肾上腺皮质激素是现今较为行之有效的防治急性脑水肿的措施。

（1）体位 脑复苏时应采取头部抬高15°～30°，下肢抬高10°～20°的体位，以利于静脉回流，增加脑血供，减轻脑水肿。

（2）机械通气 脑复苏病人都应该实施机械通气，不仅能保持病人氧合良好，还可借轻度的过度通气（$PaCO_2$ 25～35mmHg）造成呼吸性碱中毒，引起脑血管收缩以减轻脑水肿的发展。

（3）脱水 以渗透性利尿为主，快速利尿药（如速尿）为辅，主要减少血管外液和细胞内液。一般在第3～4天脑水肿达到高峰，因此脱水治疗应持续5～7天。脱水时应维持血浆胶体渗透浓度在280～330mmol/L。常用利尿剂有：①渗透性利尿剂其作用相对缓和且持久，可作为脱水治疗主药。临床常用的有20%甘露醇，每次0.5～1.0g/kg静滴，每日4～6次。②袢利尿剂这类药利尿作用迅速，但其利尿作用主要是排钠，长期大量应用不利于电解质平衡，低钠时利尿效果不佳，常用于脱水治疗早期，或在其他利尿剂效果不显著时联合用药，如估计心搏停止超过4分钟以上病例，在呼吸和循环恢复并稳定后可用速尿，0.5～1.0mg/kg。渗透性利尿剂治疗效果欠佳，可联合应用速尿，并与渗透性利尿剂间隔给药，20～40mg，每日4～6次。③蛋白血浆制剂其利尿作用缓和、持久，且有利于血浆胶体渗透压和血容量，以缓解应脱水而使血容量紧缩的不利影响。常用制剂有白蛋白、血浆等。

3. 复苏后低温 低温是脑复苏综合治疗的主要组成部分，低温可使脑细胞的氧需量降低，从而维持脑氧供平衡，起到脑保护作用。体温每降1℃，可使代谢下降5%～6%。

（1）低温治疗的适应证 循环停止时间较久或病人呈现体温升高或痉挛性麻痹者，应予降温。心搏停止未超过4分钟或病人已呈现软瘫状态时，不是低温治疗适应证。

（2）低温治疗 降温时间要“早”，速度要“快”，低温程度要“够”，持续时间要“长”。一般要求在3～6小时将体温降至32～35℃。如超过复苏后6小时开始降温，通常无效。

（3）降温方式 全身降温。头部用冰帽重点降温，全身可用冰毯或用冰袋置于颈、腋、腹股沟等大血管经过的部位，力争在3～6小时内使鼻咽部、食管或直肠温度降至32～35℃。

（4）低温治疗的药物 为了防治至全身降温所引起的寒战反应。降温前首先必须使用药物抑制寒战反应。这类药物有丙嗪类、地西泮、巴比妥类药物。临床常用冬眠合剂1、2、4号［1号：氯丙嗪50mg，异丙嗪50mg，哌替啶100mg（小儿50mg）；2号：异丙嗪50mg，氢麦角碱0.6mg，哌替啶100mg（小儿50mg）；4号：异丙嗪50 mg，哌替啶100mg，乙酰丙嗪20mg］。

（5）低温治疗持续时间 低温治疗持续时间要视病人中枢神经系统功能恢复程度而定。当病人神智开始恢复或好转时即可终止低温治疗。此后，即可停用冰帽、冰袋，任其自行复温至36～37℃。镇静药物的使用应持续至体温恢复正常后1～2天再行停药。低温治疗过程中病房温度应保持在18～22℃为宜，复温时保持在22～26℃为宜。

（6）低温治疗的并发症　低温治疗的并发症主要与患者病情过重，降温过低＜28℃，持续时间过长有关。主要并发症有干扰造血功能，导致出血倾向及抗感染能力下降；影响心血管功能，导致心律失常及血压下降；影响胃肠道功能导致胃潴留，腹胀及上消化道出血；以及复温困难等。

4. 药物治疗

（1）巴比妥类　可用于脑复苏的辅助治疗，控制和预防癫痫发作，降低脑代谢和颅内压。

（2）钙离子通道阻滞剂　Ca^{2+}离子超载而引起的一系列脑细胞损害。常用的有尼莫地平、异搏定等。

（3）自由基清除剂　缺血再灌注时自由基大量释放是引起脑细胞损伤的重要原因之一。此类药物有维生素E、维生素C、过氧化物歧化酶（SOD）等。

（4）其他　如兴奋性神经递质拮抗剂、激素、促进脑细胞代谢药、前列腺素抑制剂等。

5. 高压氧治疗　用于完全性脑缺血的治疗，已取得肯定效果。高压氧一方面提高了血液和组织的氧张力，增加了脑组织中氧的弥散距离，对脑水肿时脑细胞的供氧十分有利，另一方面由于高浓度氧对血管的直接刺激，引起血管收缩，血流量减少，从而使颅内压降低，改善脑循环，对受损脑组织的局部供血有利。

第三节　复苏后的监测与护理

扫码“学一学”

自主循环恢复患者易在复苏后首个24小时内死亡，为保证其脑和其他重要脏器的灌注和功能稳定，应在重症监护病房（ICU）停留24小时以上，持续对循环、呼吸、肾功能、电解质及酸碱平衡等进行监护与治疗。

一、复苏后的监测

1. 循环系统的监测

（1）心电监护　复苏后应给予心电监护，密切观察心电变化，如出现室性期前收缩，室性心动过速等心律失常时，应给予相应处理。

（2）脉搏、心率和血压的监护　每15分钟测量脉搏、心率和血压1次，直至生命体征平稳。测量脉搏、心率时，应注意节律、频率和强弱的变化；血压维持在90～100/60～70mmHg。使用血管扩张药物时，不可突然坐起或变换体位，以防直立性低血压。

（3）心血管功能监测　包括动脉压、中心静脉压、肺动脉楔压、心排出量、周围血管阻力等监测，通过监测能及时了解心脏功能及全身循环情况，对调整输液量和指导用药有一定的意义。

（4）末梢循环的观察　末梢循环可通过皮肤、口唇的颜色，四肢温度、湿度、指（趾）甲的颜色及静脉的充盈情况来观察，如肢体湿冷，甲床苍白发绀，末梢充盈不佳，即使血压正常，也应认为循环血量不足。如肢体温暖，指甲色泽红润，肢体静脉充盈良好，则提示末梢循环功能良好。

2. 呼吸系统的监测

（1）动态监测血氧饱和度、血气分析、水电解质等变化。

（2）保持呼吸道通畅　加强呼吸道管理，指导患者有效咳嗽，注意湿化呼吸道，根据需要实施叩背、体位引流或吸痰，及时清除呼吸道分泌物，保持气道通畅。

（3）观察呼吸功能　复苏后的呼吸功能不健全，可表现为呼吸不规则、表浅、双吸气、潮式呼吸、间断呼吸等。

（4）肺部并发症的监护　心脏骤停后由于循环中断、呼吸停止、咳嗽反射消失、免疫功能低下及应用冬眠药物（抑制咳嗽反射）等因素的影响，易发生肺部感染等并发症。因此需严密观察，并及早采取定时翻身、叩背、湿化气道、排痰，应用抗菌素等措施进行防治。

3. 脑功能监测

缺氧造成不可恢复的脑损害，是心脏骤停患者在复苏后死亡的主要原因。复苏后，应严密观察患者的神志，瞳孔的变化及肢体的活动情况。

（1）观察患者意识　发现有烦躁不安、嗜睡、表情淡漠、发绀等脑缺血、缺氧加重症状，应立即通知医生采取措施。如意识逐渐清醒，瞳孔缩小、对光放射恢复则表明脑功能在恢复。

（2）监测颅内压　根据颅内压及时调整药物治疗，保持颅压在 15mmHg（2.0kPa）以下。

4. 肾功能监测

心肺复苏的患者其肾脏也会受到缺氧的损害。部分复苏较晚或复苏后循环功能不良，休克时间过长的患者可出现急性肾衰竭，因此必须观察尿量的变化。

（1）观察尿量　酌情留置尿管，记录尿量　使用血管收缩药物时应每小时测量尿液一次，每 8 小时计算出入量一次，每 24 小时总结一次。如心功能和血压正常但每小时尿量 <30ml，遵医嘱使用呋塞米 40～100mg 静脉注射后，仍无尿或少尿，提示肾衰竭。使用大剂量脱水剂和利尿剂后，若表现为尿量正常甚至增多，但血肌酐升高，属非少尿型急性肾衰竭。

（2）观察尿液的颜色及比重　如血尿和少尿同时存在，且尿液比重大于 1.010 或尿素氮、肌酐升高应警惕肾衰竭。

二、复苏后的护理

（1）病室环境　安置患者在重症监护室，专人护理。绝对卧床休息，限制探视。保持病室安静、整洁，通风良好，控制室内温度在 22～24℃，湿度为 50%～60%。

（2）患者体位　意识障碍者，取去枕仰卧位，头偏向一侧。清醒患者，血压平稳后，取头高 10°～30°卧位，以利于静脉血回流，降低颅内压。

（3）维持良好的呼吸功能　加强呼吸道管理，指导患者有效咳嗽，注意湿化呼吸道。根据需要实施叩背、体位引流或吸痰，及时清除呼吸道分泌物，保持气道通畅，并注意无菌操作。使用人工呼吸机时，根据病情变化调整潮气量、吸呼比及呼吸的频率，避免通气过度或通气不足；气管切开者定时更换局部敷料，观察有无感染、气管阻塞、衔接松脱，气管黏膜溃疡、皮下气肿等；控制吸氧浓度及流量。

（4）维持合适的体温 低温冬眠治疗者，降温、复温过程须缓慢平稳地进行；体温过低者给予保暖；体温过高者采取降温措施。

（5）注意口腔清洁 每天做1~2次口腔护理，防止黏膜干燥及溃疡。

（6）做好皮肤护理 病情许可，应至少每2小时为患者翻身一次，及时擦拭、清除皮肤上的汗液或排泄物，保持床单位和患者衣物的清洁、平整、干燥，防止压疮及继发感染的发生。

（7）加强营养支持 必要时采用全胃肠外营养（TPN），待胃肠功能恢复后可鼻饲或进食。一般每日总热量应达209kJ/kg。

（8）心理护理 病人神智恢复后，应及时向病人及家属说明目前的病情，治疗与预后，鼓励病人及家属表达自身感受和要求，鼓励家属参与治疗和护理过程。通过加强对病人的护理，增加沟通交流，减少病人的孤独、恐惧感。

（9）健康指导 增强安全意识和劳动保护，防止意外事故发生；积极治疗心脑血管等疾病，定时入院检查，规范治疗，如有不适及时就诊。

思考题

1. 何谓基础生命支持？基础生命支持的主要内容是什么？
2. 简述心肺复苏成功的标准。
3. 试述复苏后的护理。

（朱 丽）

扫码“练一练”

第六章

休　克

学习目标

1. **掌握**　休克的诊断及程度划分标准；休克的救治；休克的护理要点。
2. **熟悉**　休克的病理生理及临床表现。
3. **了解**　休克的病因及分类。

扫码“学一学”

第一节　概　述

案　例

患者，女性，16岁。右下腹疼痛3天，今日疼痛加剧，遂入院就诊。入院时患者痛苦面容，烦躁不安，皮肤黏膜发绀，呼吸急促，四肢皮肤湿冷。查体：T 38.5℃，P 106次/分，R 23次/分，BP 84/57mmHg。

问题：

1. 该患者出现了何种情况？
2. 应给患者提供哪些护理措施？

休克是指机体受到各种不良因素的强烈刺激后，突发循环血量减少，器官组织灌注不足，引起以微循环障碍，组织细胞代谢紊乱和器官功能受损为主要特征的一种临床症候群。

休克是临床各科常见的一种危重症，通常发病急促，病情进展迅速。若未能及时发现和治疗，可发展为多器官功能衰竭（MOF），导致患者死亡。因此，及早识别休克，积极采取防治措施尤为重要。

一、病因与分类

1. 根据引起休克的病因　可将休克分为五类，见表6-1。

2. 根据休克时血流动力学改变的特点　可分为两类。

（1）低排高阻型休克　又称低动力型休克，其特点是外周血管收缩致外周循环阻力增加，循环血量减少，末梢皮肤湿冷，故也称冷休克。除神经源性休克，其余休克都属此类。

（2）高排低阻型休克　称高动力型休克，其特点是外周血管扩张致外周循环阻力降低，循环血量增加，末梢皮肤温暖，故也称暖休克。神经源性休克，革兰阳性菌致感染性休克属此类。

表 6－1 休克的类型

休克类型	发病机制	常见病因
低血容量性休克	由于各种原因引起的循环血容量减少，导致心脏前负荷降低、心搏出量减少，外周血管收缩和低灌注	· 血容量丢失 显性失血：创伤出血、胃肠道出血、咯血 隐匿性失血：血气胸、腹腔出血、动脉瘤破裂等 · 血浆容量丢失 富含蛋白质的体液丢失：大面积烧伤、剥脱性皮炎 脱水：呕吐、腹泻、糖尿病酮症酸中毒、肾上腺皮质功能不全、过度利尿治疗等 · 隐匿性体液丢失：腹膜炎、肠梗阻、急性坏死性胰腺炎等
神经源性休克	由于容量血管明显扩张，而导致循环血容量相对不足。又称分布性休克	· 神经损伤：脊髓损伤、脑损伤 · 药物过量：麻醉药、动静脉扩张药、巴比妥类 · 内分泌疾病如肾上腺皮质功能减退症
心源性休克	由于心脏泵血功能衰竭引起心排血量急剧下降所致	· 心肌损伤或抑制：急性心肌梗死、心肌炎、心肌病、酸中毒、心脏压塞等 · 机械性损害：室间隔破裂、室壁瘤、主动脉狭窄、心脏肿瘤 · 心律失常：严重心动过缓或过速、心室颤动、心脏阻滞
感染性休克	由于细菌及其毒素刺激机体，造成循环血量减少所致。又称内毒素性休克，常见于革兰阴性杆菌感染	· 败血症、急性化脓性腹膜炎、急性梗阻性化脓性胆管炎、绞窄性肠梗阻、泌尿系统感染等
过敏性休克	由于机体对某种药物或生物制品过敏，引起容量血管扩张，毛细血管通透性增加所致	· 接触或使用易致敏药物或生物制品，如：青霉素、头孢类抗生素，破伤风抗毒素、碘造影剂、血制品等

知识拓展

有效循环血量是指单位时间内通过心血管系统进行循环的血量。有效循环血量依赖于充足的血容量、有效的心排出量和正常的血管功能三个因素。当其中任何一因素的改变，超出了人体的代偿限度时，即可导致有效循环血量的急剧下降，造成全身组织、器官氧合血液灌流不足和细胞缺氧而发生休克。

二、病理生理

根据机体微循环、代谢的改变和内脏器官的损害程度等演变过程，可将休克分为三个阶段。

1. 休克早期 又称休克代偿期。此期循环血量急剧减少，刺激机体启动一系列代偿反应，其中包括主动脉弓和颈动脉窦内的压力感受器产生加压反射；肾素－血管紧张素－醛固酮系统、交感－肾上腺素轴活性增加，分泌血管紧张素、醛固酮等活性物质；毛细血管通过其前括约肌收缩和后括约肌相对开放，从而减低血管内流体静压，实现组织间液的回吸收等。其结果表现为心率加快、心肌收缩力增强、小血管收缩外周阻力增加，血压得到维持。由于此期机体代偿能力正常，能保证心、脑等重要脏器的血供，无重要器官的损害。如能及时去除诱因，纠正休克，患者可完全康复。

2. 休克期 又称进展期或失代偿期。此期持续的组织缺血、缺氧导致乳酸堆积，引起体内代谢性酸中毒，使毛细血管前括约肌开放，大量血液进入毛细血管网，导致静脉回心血量明显减少，组织灌注进一步减少，器官组织功能损害。此期如能得到有效治疗，患者常能存活。

3. 休克晚期 又称不可逆期。失代偿期持续微循环衰竭，组织细胞出现严重功能障碍，甚至凋亡，继而发生弥散性血管内凝血（DIC）和多器官功能衰竭（MSOF）。此期重要脏器损害后，较难恢复。

三、临床表现

各种类型休克在临床表现上既有共同之处，也有其特征性表现。

1. 共性临床表现 不同类型的休克都会出现有效循环血量不足和组织器官灌注减少的表现。

（1）休克早期（微循环收缩期） 患者多表现为烦躁不安，皮肤苍白、出汗，口渴，呼吸增快，脉搏增快（大于100次/分），血压变化不大，脉压变小（小于30mmHg），尿量正常或轻度减少（25～30ml/h）等。

（2）休克期（微循环淤滞期） 此期患者常表情淡漠，反应迟钝，皮肤黏膜发绀或出现花斑，四肢湿冷，甲床按压后毛细血管再充盈时间超过2秒，脉搏细速（大于100次/分）、呼吸急促，血压进行性下降（收缩压70～90mmHg），出现少尿（24小时小于400ml）。

考点提示

休克的临床表现。

（3）休克晚期（微循环衰竭期） 此期患者往往意识模糊或昏迷，全身皮肤、黏膜紫绀，甚至出现瘀点、瘀斑，四肢厥冷，呼吸微弱或不规则，脉搏微弱，血压难以测得（收缩压低于70mmHg），出现无尿（24小时小于100ml）。并发DIC者，可出现鼻腔、牙龈、内脏出血等。

2. 特征性临床表现 见表6－2。

表6－2 各型休克特征性表现

休克类型	血压改变	血流动力学改变	伴随症状
低血容量性休克	早期正常，可出现直立性低血压，但外周静脉塌陷，脉压变小，中晚期下降明显	心排出量降低，中心静脉压、肺动脉毛细血管楔压降低，外周阻力增加	有血液或体液大量丢失
神经源性休克	早期正常或轻度升高，脉压增大；中晚期明显下降	早期心排出量增加，外周阻力降低；晚期心排出量减少，外周阻力增加	有脊柱或颅脑损伤，意识障碍
心源性休克	早期血压变化不大，脉压变小；中晚期明显下降	心排出量降低，中心静脉压、肺动脉毛细血管楔压增加，外周阻力增加	有呼吸困难、端坐呼吸，异常心音、心律
感染性休克及过敏性休克	早期正常或变化不大，脉压变小，中晚期下降明显	心排出量降低，中心静脉压、肺动脉毛细血管楔压降低，外周阻力增加	有发热、寒战等感染症状，或皮肤红肿瘙痒、呼吸困难、喉头水肿等过敏症状

第二节　休克的诊断及分期

扫码“学一学”

一、休克的诊断

休克的诊断应结合患者病史、临床表现及实验室检查进行判断。

1. 病史　核实患者是否存在创伤出血、脱水、急性心肌梗死、严重感染、药物过量或药物过敏等诱发休克的病因、病史。

> **考点提示**
> 诊断休克的诊断标准及分期。

2. 休克的临床表现　观察患者有无休克症状及体征。

扫码“看一看”

（1）有意识障碍。

（2）皮肤、黏膜发绀或花纹，四肢湿冷，毛细血管再充盈时间超过 2 秒（胸骨部位皮肤、甲床指压阳性）。

（3）脉搏细速，超过 100 次/分或不能触及。

（4）收缩血压低于 70mmHg，脉压小于 20mmHg，或原有高血压者，收缩血压较原水平下降 30% 以上。

（5）尿量少于 17ml/h 或无尿。

临床上常用的判断标准是：凡有休克诱因，同时具备意识、皮肤黏膜、脉搏表现中的两项和低血压或尿量中的一项者，即可诊断为休克。

3. 辅助检查

（1）实验室常规检查　测定红细胞计数、血红蛋白和红细胞压积，以了解血液稀释或浓缩情况；血浆电解质主要是钾、钠、氯测定。进行血气分析，借以了解血液氧合、二氧化碳潴留和酸碱变化情况；尿常规检查、肝、肾功能检查等。其他检查如心电图（ECG），X 线片，胸、腹腔穿刺分泌物细菌学检查等视伤情和病情而定。

（2）血流动力学监测　主要包括中心静脉压（CVP），肺毛细血管楔压（PCWP），心排出量（CO）和心脏指数（CI）等（详见第四章有关内容）。

（3）胃黏膜内 pH 测定　这项无创的检测技术有助于判断内脏供血状况，及早发现以内脏缺血为主要表现的“隐性代偿性休克”，也可通过准确反映胃肠黏膜缺血缺氧改善情况，指导休克复苏治疗的彻底性。

二、休克的分期

（1）根据休克患者的病理生理变化特点，可将休克分为三期，即：代偿期、失代偿期和不可逆期。

> **考点提示**
> 休克程度的划分。

（2）根据休克患者的临床表现，也可将休克分为三期，即：休克早期、休克期和休克晚期。

三、病情判断

在判断患者是否处于休克状态的同时，还应迅速鉴别其休克的程度。临床上常根据患者的临床表现，将休克划分为轻、中、重三种程度，见表6－3。

表6－3　休克程度的划分

观察顺序	临床表现	轻度休克	中度休克	重度休克
一看	意识	正常或烦躁不安	表情淡漠，反应迟钝	意识模糊或出现昏迷
	皮肤口唇色泽	正常或苍白	苍白	灰暗，发绀
	口渴现象	有	显著	十分显著，但无法表达
	毛细血管再充盈时间	稍长	延长，大于2秒	非常迟缓，远大于2秒
	四肢浅静脉	轻度收缩	显著萎陷（下肢尤甚）	萎陷如条索
二摸	皮肤温度	正常或稍凉	湿冷	厥冷
	脉搏	正常或稍快，低于100次/分	细速，100～120次/分	微弱，不易触及
三测	血压	稍高、正常或稍低，脉压变小	平均动脉压下降	平均动脉压降至50mmHg以下，或无法测得
四量	尿量	正常	少尿	少尿或无尿

知识拓展

休克指数

病人出现失血性休克时，还可通过休克指数来判断其休克程度。休克指数是通过脉搏与收缩压的比值来反应机体失血量和休克程度的。

休克指数＝脉搏/收缩压

比值为0.5，表示血容量正常；比值为1属于轻度休克，失血量在20%～30%；比值大于1为休克；比值大于1.5为严重休克，失血量在30%～50%；比值大于2为重度休克，失血量超过50%。

第三节　休克的救治与护理

扫码“学一学”

一、休克的救治

休克是临床上常见的紧急情况，应该抓紧时间进行救治，有助于遏止病情发展，改善患者的预后。

（一）休克的抢救

1. 一般紧急治疗　通常取平卧位，有条件时采取中凹卧位，即头和躯干抬高10°～20°、下肢抬高20°～30°，以利于呼吸和下肢静脉回流，同时保证脑灌注压力；保持呼吸道通畅，并可用鼻导管法或面罩法吸氧，必要时建立人工气道，呼吸机辅助通气；维持体温在正常范围，低体温时注意保温，高温时予以降温；及早建立静脉通路，维持血压。保持患者安静，避免不必要的人为搬动，可视情况用小剂量镇痛、镇静药，但应避免引起呼吸和循环抑制。

2. 病因治疗 各型休克的临床表现及中后期的病理过程基本相似。但引起休克的原因各异，根除或控制导致休克的原因对阻止休克的进一步发展十分重要，如某些外科疾病引起的休克，其治疗的原则为尽快恢复有效循环血量，对原发病灶做手术处理。有时即使病情尚未稳定，为避免延误抢救的时机，在积极抗休克的同时亦可进行针对病因的手术。

3. 液体复苏 多数休克治疗的首要目标是恢复组织灌注，最有效的办法是早期补充足够的血容量，即液体复苏。休克确诊后，可立即建立两条静脉通道，一条用于给药、补充血容量，一条用于抽取血标本或放置中心静脉导管。液体复苏不仅要补充已失去的血容量，还要补充因毛细血管床扩大引起的血容量相对不足，因此往往需要过量的补充，以确保心输出量。即使是心源性休克有时也不应过于严格地控制入量，而应在连续、动态监测动脉血压、尿量和 CVP 的基础上，结合患者皮肤温度、末梢循环、脉率及毛细血管充盈时间等情况，判断所需补充的液体量。有条件时可在漂浮导管监测肺动脉楔压的指导下输液。

休克治疗的早期，多以大量输入晶体液、血浆代用品以扩充血容量，维持适当的血压，从而改善组织灌注。随着休克的逐渐控制，输入液体的主要目的是防止水电解质和酸碱平衡紊乱，防止系统和脏器并发症，维持能量代谢、组织氧合和胶体渗透压。

液体复苏扩容的原则是：及时、尽早开始输液，输液速度先快后慢，先晶体溶液后胶体溶液，通常输入的晶体及胶体溶液比例为 3:1，根据患者情况按需补足液体。常用的溶液有①晶体液：生理盐水、林格液、葡萄糖盐水、高渗盐水等；②血浆代用品：右旋糖酐和403 代血浆、706 代血浆、血定安等，一般 500 ~ 1000ml，总量不超过 1500ml；③人血胶体物质血浆、白蛋白；④全血：急性出血量超过 30%，考虑输注全血。

4. 纠正酸碱平衡失调 休克时由于微循环障碍组织缺氧，产生大量酸性物质。休克早期在积极扩容改善微循环障碍情况下，一般酸中毒较易纠正。但重度休克发生严重酸中毒时，应立即输入 5% 碳酸氢钠，用药后 30 ~ 60 分钟应复查动脉血气，具体剂量应视酸中毒程度和血气分析结果来确定。

5. 应用血管活性药物 血管活性药物主要包括两大类，即缩血管药和扩血管药，通常采用联合用药法。

（1）缩血管药物 主要用于治疗神经源性休克和过敏性休克。早期轻型休克或高排低阻型休克，在综合的基础上可使用。以短期维持重要脏器灌注为目的。也可作为休克治疗的早期应急措施，不宜长久使用，用量也应尽量减小。常用的药物有间羟胺 8 ~ 15μg/(kg · min)、多巴胺5 ~ 15μg/(kg · min)、多巴酚丁胺 5 ~ 10μg/(kg · min)、去甲肾上腺素 0.5 ~ 1.0μg/(kg · min)。此类药物使用时应从最小剂量和最低浓度开始，逐渐调节至有效剂量。

（2）扩血管药物 主要扩张毛细血管前括约肌，以利于组织灌流，适用于扩容后 CVP 明显升高而临床征象无好转者。常用的药物有异丙基肾上腺素、酚妥拉明（苄胺唑啉）、苯苄胺、妥拉苏林、阿托品、山莨菪碱、东莨菪碱、硝普钠、硝酸甘油、氯丙嗪等。在使用扩血管药时，前提是必须充分扩容，否则将导致明显血压下降，用量和使用浓度也应从最小开始。

6. 改善心功能 心功能障碍既可以是休克的原因，也可以是休克的结果，尤其易出现在休克的中晚期或既往有心脏病者，此时应适当使用强心药。多巴胺、多巴酚丁胺兼有缩血管和强心作用，必要时可予西地兰 0.2 ~ 0.4mg，缓慢静注，以增强心肌收缩力，减慢心率，但需注意勿引起心律失常等中毒反应。

7. 预防 DIC 在重度休克患者，尤其是有 DIC 倾向时，适当使用肝素 0.5～1mg/（kg·次），每 6～12 小时一次，既可以防止 DIC 的发展，还能防止红细胞聚集，改善微循环。必要时，使用抗纤维蛋白溶解药、抗血小板黏附聚集药等。

8. 其他治疗

（1）应用抗菌药物 感染性休克必须应用抗菌药物控制感染；低血容量性休克，患者机体抵抗力降低，加之留置各种导管，使感染的危险性增加，也应使用抗菌药预防感染。

（2）应用糖皮质激素 适用于严重休克，特别是感染性休克。其主要作用如下。①抑制炎性因子的产生，减轻全身炎症反应综合征，使微循环血流动力学恢复正常，改善休克状态；②稳定溶酶体膜，减少心肌抑制因子的形成；③扩张痉挛收缩的血管、增强心肌收缩力；④提高机体对细菌内毒素的耐受力。

（二）不同类型休克的治疗

在实施休克急救的基础上，不同类型的休克有其治疗侧重点不同。

1. 低血容量性休克 治疗的目的是迅速恢复有效循环血量。首先要保证气道通畅，立即给予氧疗。对有严重休克和循环衰竭的患者，还应该进行气管插管，给予机械通气。其次终止血液、体液丢失，这是控制低血容量性休克发生和发展的重要措施。对于出血部位明确的休克患者，在实施压迫止血的基础上，及早进行手术止血。无法确定出血部位的休克患者，应进一步评估以便及早处理。三是迅速建立两条输液通道，立即实施液体复苏。液体复苏治疗时可以选择晶体溶液（如生理盐水和等张平衡盐溶液）和胶体溶液（如人工胶体液、血制品）。5%葡萄糖溶液很快分布到细胞内间隙，因此不推荐用于液体复苏治疗。对出血未控制的失血性休克患者，早期采用控制性液体复苏，使其收缩压维持在 80～90mmHg，以保证重要脏器的基本灌注，并尽快止血；出血控制后再积极进行容量复苏。对合并颅脑损伤的多发伤患者、老年患者及高血压患者应避免控制性液体复苏。

2. 心源性休克 治疗的目的在于迅速恢复心肌灌注，改善心肌缺血，减少心脏负荷。针对性的治疗有止痛、镇静。急性心肌梗死所致休克者立即舌下含服硝酸甘油，也可用吗啡 3～5mg 或哌替啶 50mg，静注或皮下注射，同时给予地西泮、苯巴比妥（鲁米那）；去除病因，急性心肌梗死可采用溶栓、冠脉置支架、活血化瘀等治疗；心包压塞者及时行心包穿刺放液或切开引流，心脏肿瘤者宜尽早切除。

3. 神经源性休克 在纠正休克的基础上，查清病因，立即去除神经刺激因素。停止诱发休克的各种诊疗措施，如停止胸腔、腹腔或心包穿刺，停止静脉注射麻醉药；剧烈疼痛引起休克者，予以镇痛药物如吗啡 5～10mg 静脉注射或肌注或哌替啶 50～100mg 肌注，情绪紧张者给予镇静药物如地西泮 10mg 肌注。

4. 感染性休克 控制感染是救治感染性休克首要环节。在无明确病原菌前，一般应以控制革兰阴性杆菌为主，兼顾革兰阳性球菌和厌氧菌，宜选用杀菌剂，避用抑菌剂。给药方式以静滴或静注为主，一般不采用肌注或口服。休克时肝肾等器官常受损，故在选择抗生素的种类、剂量和给药方法上，应予注意。

5. 过敏性休克 患者一旦出现过敏性休克表现，应立即停止接触或移除可疑的过敏原或致病药物。立即皮下注射 0.1%肾上腺素 0.5～1ml，小儿酌减，若症状无缓解，可每隔 30 分钟重复使用。必要时可将 0.1%肾上腺素 0.5～1ml 稀释至 5～10ml，静注。给予抗过敏药物，如苯海拉明 50～100mg，异丙嗪 12.5～25mg，肌注或静注。

二、休克的护理

(一) 护理评估

1. 健康史 了解引起休克的各种原因：有无大量失血、失液，严重烧伤、损伤或感染、过敏物质接触史等。

2. 身体状况 通过对症状体征、辅助检查、重要脏器功能的评估了解休克的严重程度。

(1) 全身状况 ①神志、表情有无改变，如休克早期，患者表现烦躁、激动，若渐转为表情冷漠、模糊，甚至昏迷，提示缺氧加重。②皮肤温度与色泽：皮肤、口唇黏膜有无苍白、发绀，四肢皮肤是否湿冷。③体温变化：休克时通常体温偏低，感染性休克时可高于正常。④脉搏细弱而快速，是休克早期的表现，严重休克时脉搏扪不到。⑤呼吸的频率、节律、深浅度是否正常，呼吸异常的程度视休克的严重程度和酸碱平衡紊乱的不同而异。⑥血压是否逐渐低于正常，且脉压变小。⑦颈静脉及外周静脉萎陷，提示血容量不足。⑧尿量测定，留置导尿管连续观察排尿变化，若每小时不到20～30ml，提示肾血流不足，肾功能趋于衰竭。

> **考点提示**
> 休克患者的护理。

(2) 局部状况 有无局部组织器官严重感染或损伤、出血。如观察腹部损伤者有无腹膜刺激征和移动性浊音。

(3) 辅助检查 了解实验室检查和血流动力学监测结果。

3. 心理和社会支持状况 观察、了解患者及家属的情绪变化，心理接受能力以及对病情治疗和预后的了解程度，及时沟通、协调，减少不良情绪反应。

(二) 护理诊断

1. 体液不足 与大量失血、失液、体液分布异常有关。

2. 心排血量减少 与体液不足、回心血量减少或心功能不全有关。

3. 组织灌注量改变 与有效循环血量减少有关。

4. 气体交换受损 与肺组织灌流量不足、肺水肿有关。

5. 体温异常 与感染、组织灌注不足有关。

6. 有感染的危险 与侵入性监测、留置导尿管、免疫功能降低、组织损伤、营养不良有关。

7. 有受伤的危险 与烦躁不安、神志不清、疲乏无力等有关。

(三) 护理目标

(1) 患者生命体征平稳，体液平衡，面色红润，肢体温暖。

(2) 患者心排血量恢复正常。

(3) 组织血液灌注量得到改善。

(4) 呼吸通畅、平稳，气体交换正常。

(5) 体温恢复正常。

(6) 患者未发生感染，或感染被及时控制。

(7) 患者未发生意外损伤。

(四) 护理措施

1. 妥善安置患者 病情允许时，应尽快转运、安置休克患者于有监护设备的病房，如ICU。给予特级护理。保持病室安静、整洁，通风良好，控制室内温度在22～24℃，湿度50%～60%。调整患者呈中凹卧位（休克卧位），即头部和胸部抬高10°～20°，下肢抬高

20°~30°；严重休克患者发生昏迷时，应将患者头偏向一侧。休克卧位可增加回心血量，防止脑水肿，且有利于呼吸的通畅。对患者及家属说明体位安置的重要性，减少不必要的搬动。

2. 迅速补充血容量，恢复有效循环血量

（1）建立静脉通路　迅速建立两条以上静脉通路，必要时建立中心静脉插管，可同时检测中心静脉压。

（2）合理补液　补液的一般原则为先快后慢，先晶后胶，见尿补钾。有条件者可进行中心静脉压监测。外周血压和中心静脉压低时，应快速补液；其高于正常时，应减慢补液速度，限制补液量，预防肺水肿和心力衰竭。

（3）记录出入量　输液时，尤其在抢救过程中，应准确记录输入液体量、时间、速度，并详细记录24小时出入总量，以作为后续治疗的依据。

知识拓展

患者补充血容量时，除通过中心静脉压监测补液效果外，还可通过补液试验来判断。补液试验是取等渗盐水250ml，于5~10分钟内静脉输入。输入后，如果血压升高，中心静脉压不变，提示血容量不足，需继续补液；如血压不变而中心静脉压升高3~5cmH_2O，则提示心功能不全，需控制补液。

3. 改善组织灌注

（1）休克体位　休克未纠正前，应保持该卧位。

（2）正确使用抗休克裤（图6-1）　非心源性休克患者，可使用抗休克裤。使用方法：将抗休克裤展开（必要时抗休克裤平铺在担架上），从侧方垫入患者的身下；腹囊上缘裹围位于肋缘和剑突下，下肢囊分别裹围好下肢；依次向下肢囊、腹囊充气，直至气体从放气阀释出（囊内气压约40mmHg）且患者生命体征稳定，停止充气。

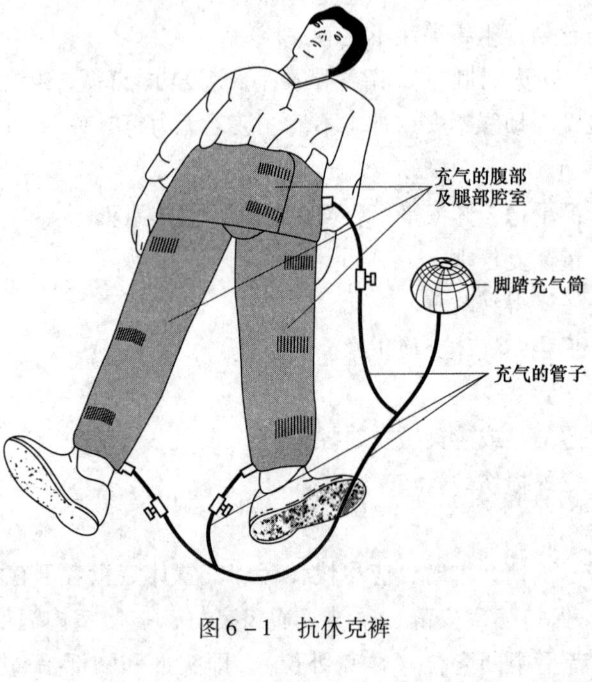

图6-1　抗休克裤

知识拓展

抗休克裤是一种对腿部和腹部环绕施压的急救设备。它通过对腹部和下肢的施压，将这两部位血液输送到头胸部，使得体内有限的血液实现最优分配，以确保心、脑等生命重要器官的血液供应。仅需1~2分钟，抗休克裤即可实现自身血液再分配，自身输血量可达750~1000ml，从而升高血压起到抗休克的作用。目前抗休克裤常用于伤病员转运途中或急诊室。

1. 结构 抗休克裤有腹囊和下肢囊两部分，上设有充气阀门及气压表，用于充气、减压或监测囊内压。并配有脚踏式充气泵，用于气囊充气。

2. 作用 抗休克、止血、骨折固定。

（3）应用血管活性药物的护理 给药过程中应严密监测血压、心排出量、心电图及尿量变化，并依此指导给药。①给药浓度和速度取决于病情和需补液量。给药前应进行稀释调整，通常使用微量泵从低浓度开始，慢速输注。②选择粗大静脉进行穿刺输液，缩血管药最好通过中心静脉输入。一旦发现注射部位红肿、疼痛，应立即更换输液部位，用50%硫酸镁湿热敷，避免皮下组织坏死。药物外渗面积较大时，还可配合局部封闭、理疗。③血管活性药物不与其他药物同一通道输注。④停止给药：给药过程中血压发生异常变化时，应减慢或停止给药；使用药物后，血压平稳，可逐渐减低给药浓度、剂量，减慢滴速后停药，不可突然停药引起不良反应。

（4）增强心肌功能 心功能不全者，遵医嘱给予增强心肌功能的药物，并注意观察心率变化及药物的副作用。

4. 改善缺氧

（1）保持呼吸道通畅 鼓励或协助患者排出呼吸道分泌物，必要时吸痰。

（2）吸氧 休克时患者全身组织缺氧，应常规吸氧提高动脉血中氧含量，一般给予6~8L/min的氧流量，情况好转后可间歇进行。对心功能不全、肺水肿的患者用20%~30%乙醇湿化给氧，可改善通气。

（3）血压平稳可给予半卧位以利呼吸，指导患者做深呼吸以增加肺泡通气量。使用呼吸机辅助呼吸时应做好相应的护理。

5. 维持正常体温 根据不同的情况实施保温或降温措施。休克患者常由于组织灌注不良，可有体表温度偏低、畏寒现象，要给予适当的保温措施改善微循环，增加组织灌流量。如调整室温在20~22℃，或给患者加盖被褥，输血前将库存血复温后再输入等。避免任何形式（热水袋、电热毯）的体表加温，以免扩张局部血管，增加局部氧耗，加重组织缺血、缺氧。对感染性休克患者的高热，应采取积极的降温措施，如物理降温。

6. 严密观察病情 密切观察患者生命体征变化，每隔15~30分钟测量、记录一次生命体征；观察患者意识表情、皮肤黏膜色泽、肢端温度、瞳孔及尿量的变化；准确记录输液量、急救措施、各种治疗、药物名称和剂量，并随时观察有无疗效。若患者从烦躁转为平静，唇色转红，肢端温暖，每小时尿量大于30ml，说明休克好转。

7. 预防感染

（1）严格遵守无菌技术操作原则。

（2）遵医嘱应用有效抗生素，观察疗效及不良反应。

（3）协助患者咳嗽、排痰，必要时雾化吸入、吸痰，预防肺部感染。

（4）保持床单位清洁、平整、干燥。至少每2小时为患者翻身一次，注意观察、按摩受压部位，预防压疮。

（5）有创面或伤口的患者，应注意观察，及时给予清理、更换无菌敷料，保持其清洁干燥。

8. 预防意外损伤 对于烦躁不安或神智不清的患者，应加床旁护栏以防坠床，必要时使用约束带。

（五）护理评价

（1）患者血容量是否补足，生命体征是否平稳，尿量、周围循环、皮肤是否恢复正常。

（2）患者各器官功能是否恢复正常。

（3）患者酸碱平衡是否得到纠正。

（4）患者呼吸道通畅，气体交换正常。

（5）患者免疫力增强，无感染表现。

（6）患者未发生意外损伤。

（六）健康教育

（1）积极治疗原发疾病，如胆道感染、胃溃疡、严重心脏疾病等。

（2）减少接触易引起过敏的物质，使用易过敏药物前做过敏试验。

（3）加强自身防护，以减少意外损伤的发生。

（4）对引起休克的病因做好相应的健康指导，如烧伤患者强调功能锻炼、心理指导。严重胆源性感染患者强调门诊随访、饮食指导及劳逸结合。

思考题

1. 简述导致休克的原因。
2. 患者休克时的主要表现有哪些？
3. 休克患者常见的护理诊断有哪些？如何进行护理？

（朱　丽）

扫码“练一练”

第七章

创　伤

学习目标

1. **掌握**　多发伤、复合伤的伤情评估及急救护理措施；重要脏器损伤的护理评估及急救护理措施。
2. **熟悉**　熟悉创伤的概念、分类、病理生理、常见的创伤评分系统。
3. **了解**　多发伤、复合伤的概念、病因及诱因、发病机制；重要脏器损伤的病因及分类、发病机制。

现全球每年因创伤致死者数百万人，受伤数千万人以上，故有人将创伤称之为“现代文明的孪生兄弟”。在美国，创伤是第 4 位死因，而 20 世纪初仅为第 7 位死因；在中国，创伤已成为第 5 位死因，占总死亡人数的 6.17%，是 35 岁以下居民的第 1 位死因。由此可见，创伤已造成严重的社会危害，成为主要致死性疾病之一，提高院前急救水平和规范院内救治流程是降低创伤死亡率的关键，积极开展创伤救治与预防是急救医学，急危重症护理的重要任务。

第一节　概　述

扫码“学一学”

创伤（trauma）的含义有广义和狭义之分。广义的创伤是指机体遭受外界某些物理性（如机械性、高热、电击等）、化学性（如强酸、强碱及糜烂性毒剂等）、生物性（如虫、蛇、狂犬的咬蛰等）致伤因素作用后所引起的机体结构完整性的破坏和（或）功能障碍，又称为损伤（injury）。狭义的创伤是指机械性致伤因素作用于人体所造成的机体结构完整性破坏和（或）功能障碍。创伤护理是指在创伤急救中全面配合医生对院前、院内和创伤中心的伤员进行护理评估、计划、提出护理问题、实施干预措施和评价。

一、创伤分类

创伤分类的目的是为了对此类疾病的病情做出快速、准确的判断，以使伤员得到及时有效的急救和治疗。

（一）根据致伤原因分类

可分为挫伤、刺伤、擦伤、冷武（兵）器伤、火器伤、烧（烫）伤、冻伤、挤压伤、化学伤、放射性损伤及多种因素所致的复合伤等。

（二）根据损伤类型分类

按损伤后皮肤或黏膜是否有伤口分为开放性损伤和闭合性损伤。

> **考点提示**
>
> 常见的开放性损伤和闭合性损伤。

（1）开放性创伤　指皮肤或黏膜表面有伤口，且伤口与外界相通，常见如擦伤、切伤、砍伤、刺伤、撕裂伤、贯通伤、盲管伤、火器伤、开放性骨折等。

（2）闭合性创伤　指皮肤或黏膜表面完整，常见如挫伤、挤压伤、扭伤、震荡伤、关节脱位或半脱位、闭合性骨折、闭合性内脏伤等。

（三）按损伤部位分类

分为颅脑伤、颌面颈部伤、胸部伤、腹部伤、骨盆部（阴臀部）伤、脊柱脊髓伤、上肢伤、下肢伤、多发伤等。

（四）按受伤组织与器官的多少分类

根据受伤组织与器官的多少分为单发伤、多发伤。

（五）按伤后伤情的轻重及是否需要紧急救治分类

1. 轻伤　是指伤员无生命危险，现场无需特殊处理，或只需小手术处理者。如扭伤、轻微的撕裂伤、闭合性四肢骨折、局部软组织伤、局限性烧伤等。

2. 重伤　是指伤员暂时无生命危险，生命体征基本稳定者。应严密观察，力争在伤后12小时内处理。如胸外伤未发生呼吸衰竭、胸腹贯通伤而无大出血、深部或广泛软组织损伤未发生休克、颌面颈部伤未发生窒息等。

3. 危重伤　是指伤员有生命危险，需行紧急救命手术或治疗，以及治愈后有严重残疾者。分类核查表（triage checklist）列出的危及生命的条件包括：①收缩压<90mmHg、脉搏>120次/分和呼吸次数>30次/分或<12次/分；②头、颈、胸、腹或腹股沟部穿透伤；③意识丧失或意识不清；④腕或踝以上创伤性断肢；⑤连枷胸；⑥两处或两处以上长骨骨折；⑦3m以上高空坠落伤。符合以上一项者即为危重伤。

二、创伤的病理生理

创伤发生后，在致伤因素的作用下，机体迅速产生各种局部和全身性防御反应，以维持机体自身内环境的稳定。

（一）局部反应

创伤后的局部反应主要表现为局部炎症反应，其本质与核心是生长因子的调控及其结果。在致伤因素的刺激下，伤后数小时内就会出现炎症反应，即局部红、肿、热、痛。其病理变化与一般急性炎症基本相同。创伤性炎症反应是非特异性的防御反应，有利于清除坏死组织、杀灭细菌及组织修复。但是，过度的炎症反应可因大量血浆渗出而使血容量减少，局部组织内压过高，血液循环受阻，造成更多的组织坏死，导致更严重的损害。

（二）全身反应

创伤后，失血、疼痛和精神紧张等因素可引起机体一系列神经内分泌系统变化，由此产生各种功能和代谢改变。

1. 神经内分泌系统变化　创伤后机体通过分泌大量儿茶酚胺、抗利尿激素、醛固酮激素等，一方面强心、缩血管，另一方面减少尿量恢复血容量，从而维持血压以保证重要脏器血液灌注，但代偿是有限的。

2. 代谢变化 大量分解激素分泌致机体能量消耗增加；糖异生增加，糖原分解加快，胰岛素分泌抑制及胰岛素抵抗，导致高血糖症；脂肪分解加速成为创伤患者的主要能量来源之一；此外，蛋白质分解显著增强，合成代谢受抑制，即使摄入大量蛋白质，仍会发生负氮平衡，约10天左右进入蛋白质合成期。通过上述代谢变化提高机体应急能力，满足创伤组织修复。同时，血球蛋白、纤维蛋白并不降低，相反有所升高，有利于抗感染与凝血。

3. 免疫功能改变 严重创伤可引起机体免疫功能紊乱，导致感染脓毒症或全身炎症反应综合征（SIRS）。最后诱发患者出现多器官功能障碍综合征（MODS）而死亡。

三、创伤评分系统

考点提示

简述创伤评分的分类。

创伤评分是将生理指标、解剖指数和诊断名称等作为参数予以量化和权重处理，用计算机计算出分值以显示患者全面伤情的严重程度的方法。其目的是估计损伤的严重程度，指导合理的治疗，评价治疗效果。目前已建立的创伤评分系统按使用场合，可分为院前评分、院内评分和ICU评分。

（一）院前评分

院前评分是指在到达医院之前，医务人员根据所得数据（包括损伤部位、损伤类型、循环状态、呼吸状态和中枢神经状态，并结合解剖和生理因素）对伤情迅速做出判断，决定该伤员是否送创伤中心、大医院治疗或送一般医疗单位处理。院前评分对院前重症伤员的抢救成功率有着重要意义。

修正的创伤记分法（RTS）于1989年提出，是采用了经权重处理的格拉斯哥昏迷评分（GCS）分值、呼吸频率和收缩压三项指标作为评分参数，每项记0～4分。RTS值为三项相加，评分愈低伤情愈重（表7－1）。RTS总分为0～12分。总分 >11 分为轻伤，总分 <11 分为重伤，总分 <12 分应送到创伤中心。RTS提高了对伤势的正确判断率，是目前较常采用又简便的创伤严重度评分。

表7－1 修正的创伤计分（RTS）

分值	4	3	2	1	0
意识状态GCS（E）	13～15	9～12	6～8	4～5	3
呼吸次数（次/分）（A）	10～29	>29	6～9	1～5	0
循环收缩压（mmHg）（C）	>89	76～89	50～75	14～9	0

注：RTS＝E＋A＋C。

（二）院内评分

院内评分是指患者到达医院后，依据损伤类型及其严重程度对伤情进行定量评估的方法。它主要用于预测预后及比较各级医疗单位救治水平。

简明创伤分级法（abbreviated injury scale，AIS）于1971年发表，是以解剖学为基础对组织、器官损伤严重度进行量化的评分法，其后20年中历经6次修订，现在最新版本为AIS08。该法按人体分区进行诊断编码，按损伤程度进行伤情分级。在AIS编码手册中，每一个伤员的伤情都可用一个7位数字表示，记为“××××××.×”小数形式。小数点前的6位数为损伤的诊断编码，小数点后的1位数为伤情评分（有效值1~6分）。左起第1位数字表示身体区域，用1~9分别代表头部、面部、颈部、胸部、腹部（包括盆腔脏器）、脊柱、上肢、下肢（包括骨盆和臀部）和未特别指明的部位。左起第2位数字代表解剖类型，用1~6分别代表全区域、血管、神经、器官（包括肌肉/韧带）、骨骼及头、意识丧失（loss of consciousness，LOC）。左起第3、4位数字代表具体受伤器官代码，该区各个器官按照英文名词的第一个字母排序，序号为02~99。左起第5、6位数字表示具体的损伤类型、性质或程度（按轻重顺序），从02开始，用两位数字顺序编排以表示具体的损伤，同一器官或部位，数字越大代表伤势越重。左起第7位（即小数点后面一位）表示伤情严重性的代码，共分为六级，即AIS1为轻度伤；AIS2为中度伤；AIS3为较严重伤；AIS4为严重伤；AIS5为危重伤；AIS6为极重伤。器官/部位不明确或资料不详的损伤编码用AIS9。研究发现，AIS评分值与各系统损伤严重度记分之间呈非线性关系，不能由后者简单相加或平均求得，故对多发伤很难进行评定与比较，仅适用于单个损伤的评定。该编码应用难度较大，实际编码应用评分工具。在此基础上有人提出了损伤严重度评分（injury severity score，ISS）等。

（三）ICU评分

急性生理学及既往健康评分（acute physiology and chronic health evaluation，APACHE）是一种评价危重创伤患者，尤其是ICU患者病情严重程度及预测预后较为科学、客观、可信的评分系统。该系统由Knaus等建立，目前有APACHEⅠ~Ⅳ四个版本，最常使用的是APACHEⅡ。

APACHEⅡ评分是由反映急性疾病严重程度的急性生理评分（acute physiology score，APS）、年龄评分（B）及患病前的慢性健康评分（CPS）三部分组成（表7-2、表7-3）。三部分得分之和即为APACHEⅡ总分。APS分（A）为入ICU后第1个24小时内最差的12项生理参数评分，每项为0~4分，总分为0~60分；年龄分0~6分；CPS分2~5分。APACHEⅡ总分为0~71分，分值越高，伤情越重，但实际上55分以上者基本没有。当APACHEⅡ≥20分时，院内预测死亡率≥50%，所以20分为重症点。

表7-2　APACHEⅡ　APS部分评分（A）

生理参数	分值								
	+4	+3	+2	+1	0	+1	+2	+3	+4
肛温（℃）	≥41	39~40.9		38.5~38.9	36~38.4	34~35.9	32~33.9	30~31.9	≤29.9
平均动脉压（mmHg）	≥60	130~159	110~129		70~109		50~69		≤49
心率（次/分）	≥180	140~179	110~139		70~109		55~69	40~54	≤39
呼吸（次/分）	≥50	35~49		25~34	12~24	10~11	6~9		≤5
$AaDO_2$（mmHg）	≥500	350~499	200~349		<200				
PaO_2（mmHg）					>70	61~70		55~69	<55

续表

生理参数	分值								
	+4	+3	+2	+1	0	+1	+2	+3	+4
Na^+ (mmol/L)	≥180	160～179	155～159	150～154	130～149		120～129	111～119	<110
K^+ (mmol/L)	≥7	6～6.9		5.5～5.9	3.5～5.4	3～3.4	2.5～2.9		<2.5
肌酐 (μmol/L) *	≥309	169～308	133～168		53～132		<53		
血细胞比容	≥0.60		0.50～0.599	0.46～0.499	0.30～0.459		0.20～0.299		<0.20
WBC (10^9/L)	≥40		20～39.9	15～19.9	3～14.9		1～2.9		<1
GCS 评分=15－实际 GCS 得分									

注：*，若伴有肾衰竭，肌酐加倍计分。

表 7－3 APACHEⅡ 年龄评分（B）及慢性疾病评分（C）

年龄（岁）	分值	慢性疾病	分值
≤44	0		
45～54	2	择期手术	2
55～64	3		
65～74	5	非手术或急诊手术后	5
≥75	6		

知识拓展

创伤急救时间窗

创伤急救“时间窗”观念逐渐引起人们重视，认为创伤后死亡有3个高峰时间。第1高峰是指伤后几秒钟到几分钟，约占死亡人数的50%，称为即刻死亡或现场死亡，死因多为严重的脑或脑干损伤、大出血等；第2高峰是指在伤后几分钟到几小时内，约占死亡人数的30%，称为早期死亡，死因主要为颅内血肿、血气胸、肝脾破裂等；第3高峰是指创伤24小时后到数周内（通常在1～4周内），约占死亡人数的10%～20%，死因主要为感染和多器官功能衰竭。严重创伤患者的死亡在第1和第2高峰所占比例较大，患者生存与死亡的时间宽度很窄，稍有延误即失去抢救时机。因此，London等提出创伤后的第1小时为挽救生命、减少伤残的“黄金时间”。目前有人提出新“黄金时间”，是指患者从院外转运至急诊科的时间，更恰当的是指在手术室或ICU的创伤患者出现生理极限之前的一段时间，其最终目的是缩短创伤至手术或被送到ICU时间，实现“早期确定性救治”。

第二节 多发伤、复合伤

扫码“学一学”

案 例

患者，女，32岁。被汽车撞伤后胸闷、气急、进行性呼吸困难，左侧肺部叩诊鼓音，听诊呼吸音消失；左季肋区疼痛，腹部叩诊移动性浊音阳性；左前臂伤口出血不止；右侧小腿中部畸形，异常活动。

问题：

1. 初步医疗诊断有哪些？诊断的依据是什么？

2. 如何进行现场急救？

3. 该患者经现场急救后被送到医院急诊室，你是接诊护士，应立即采取的护理措施是什么？

一、多发伤

多发伤是多发性创伤（multiple trauma）的简称，是指在同一致伤因素作用下，人体同时或相继有两个以上的解剖部位或器官受到创伤，且其中至少有一处是可以危及生命的严重创伤，或并发创伤性休克者。

（一）病因及诱因

由同种致伤因素引起。

（二）发病机制

同一致伤因素致多发伤伤情重、变化快，死亡率高；休克发生率高；低氧血症发生率高；容易漏诊和误诊；并发症发生率高；伤情复杂，治疗困难，造成患者死亡。

扫码“看一看”

【护理评估】

（一）健康史

应及时对清醒伤员或目击者追问主诉、受伤史、既往史、过敏史、服药史、最后饮食情况、事故经过及伤后处理等情况，注意与发病或创伤有关的各种细节。

（二）身心状况及伤情评估

1. 对危及生命的伤情进行评估 判断有无致命性损伤并及时实施干预。一般要求在2分钟内快速有序地完成。评估内容可用ABCDE口诀协助记忆。

（1）A（airway）气道 在保护颈椎的同时检查有无气道不畅或阻塞。

（2）B（breathing）呼吸 观察有无自主呼吸、呼吸速率，有无通气不良、呼吸困难及胸廓运动是否对称。特别注意有无张力性气胸、开放性气胸及连枷胸。

（3）C（circulation）循环 判断有无脉搏，脉搏速率及强弱，有无活动性出血及血压情况。

（4）D（disability）神志状况 判断有无意识，瞳孔大小与对光反射，有无偏瘫或截瘫等。

（5）E（exposure）暴露 小心安全地将伤员完全暴露以便无遗漏全面检查伤情，特别是主要伤情，但应注意保护伤员隐私和保暖。同时，切记所有衣物将可能作为司法证据，需妥善保存。

> **考点提示**
>
> 简述对危及生命的伤情进行评估的主要内容。

2. 全身伤情评估 在进行紧急处理后，生命体征稳定的情况下，及时进行全身伤情评估，以找出所有损伤并收集资料，作为复苏和救护的依据。可采用CRASHPLAN方案，即心脏（cardiac）、呼吸（respiration）、腹部（abdomen）、脊髓（spine）、头颈（head）、骨盆（pelvis）、四肢（limbs）、动脉（arteries）、神经（nerves），进行有顺序地检查，以减少漏诊、误诊。

3. 辅助检查 若病情允许，应进行全面的辅助检查，以提高对伤情诊断的准确性，确定救治优先次序。

（1）实验室检查 血常规和红细胞压积可判断失血或感染情况；尿常规可提示泌尿系

统损伤和糖尿病；血电解质、血气分析、肝肾功能检测可分析水、电解质和酸碱平衡紊乱及肾功能的情况；疑有胰腺损伤时应作血或尿淀粉酶测定等。

（2）影像学检查　X线拍摄平片可检查各部位的骨折、胸腹伤或异物存留。超声波检查可观察伤后体腔有无积液，观察肝、脾等脏器损伤。CT扫描可用于检测颅脑、肝、脾、胰等器官损伤和胸、腹腔积液。

（3）诊断性穿刺和导管试验　诊断性穿刺是一种简单、安全的辅助方法。可在急诊室内进行。如血气胸、腹腔积液、腹膜炎等，阳性时能迅速确认，但阴性时也不能排除。放置导尿管或灌洗可诊断尿路或膀胱的损伤。

（4）内镜检查　直接观察气管、食管、直肠、膀胱等空腔器官的损伤。

需要注意的是伤情会随着时间和治疗等因素而发生变化，此时应重复进行上述评估，找出原因并进行干预，同时做好记录。

4. 确立多发伤诊断　凡因同一伤而致下列伤情两条以上者可确定为多发伤。①颅脑损伤：颅骨骨折、颅内血肿、脑挫伤、颌面部骨折。②颈部损伤：颈部外伤伴大血管损伤、血肿、颈椎损伤。③胸部损伤：多发性肋骨骨折、血气胸、肺挫伤、纵隔损伤。④腹部损伤：腹内出血、内脏损伤、腹膜后大血肿。⑤泌尿生殖系统损伤：肾、膀胱破裂，尿道断裂，阴道、子宫破裂。⑥骨盆骨折伴有休克。⑦脊椎骨折伴有神经损伤。⑧上肢肩胛骨、长骨干骨折。⑨下肢长骨干骨折。⑩四肢广泛撕脱伤。

5. 心理社会状况　多发伤患者伤情复杂、严重，往往给其及家庭造成沉重打击。应注意评估患者及其家属对疾病的认识以及家庭的经济承受能力。

【护理问题】

1. 急性疼痛　与组织损伤有关。

2. 清理呼吸道无效　与脑损伤后意识障碍、胸部损伤、疼痛等有关。

3. 组织灌注不足　与外伤出血、体液丢失等有关。

4. 有感染的危险　与开放性损伤有关。

5. 潜在并发症　呼吸心跳骤停、休克、MODS等。

【护理目标】

（1）患者疼痛得到缓解或控制，自述疼痛减轻。

（2）患者呼吸道保持通畅，呼吸平稳未发生误吸。

（3）患者组织灌流改善；各器官系统的功能得到维持。

（4）患者未发生感染或感染被有效控制。

（5）患者未发生并发症或者并发症被及时发现和处理。

【护理措施】

1. 一般护理　视病情取合适体位；病情不稳者，严禁随意搬动患者；根据病情适当给予镇静和镇痛药物；加强饮食护理。

2. 治疗配合　多发伤病情一般都比较危重，抢救应遵循“先救命，后治伤”的原则，必须迅速、准确、有效，才能提高伤员的生存率，减少伤残率，降低死亡率。包括现场急救、转送、急诊室的救治。

考点提示

在现场，必须优先抢救伤员的情况。

（1）现场救护　原则是先抢救生命，后保护功能；先重后轻，先急后缓。做到抢救争分夺秒。有心搏呼吸骤停、窒息、大出血、张力性气胸和休克等必须优先抢救。①立即脱离危险环境，放置合理体位。如将伤员从倒塌的建筑物或火场中抢救出来，转移到通风、安全、保暖、防雨的地方进行急救。搬运伤员时动作必须轻、稳，切记将伤肢从重物下硬拉出来，防止再度损伤或继发性损伤。对疑有脊椎损伤者应立即予以制动，避免造成瘫痪。在不影响急救的前提下，急救人员应协助伤员取安全舒适体位。②现场心肺复苏（CPR）。严重创伤会引起心跳呼吸骤停，应尽快进行现场处理或现场心肺复苏术。③解除呼吸道梗阻。呼吸道梗阻或窒息是伤员死亡的主要原因，应根据情况立即采取清理呼吸道异物及分泌物、托下颌等方法来确保呼吸道通畅。④处理活动性出血。应迅速采取直接加压等有效的局部止血措施。⑤处理创伤性血气胸。在紧急处理过程中应同时行抗休克等综合治疗。⑥抗休克。现场防治休克的主要措施是迅速有效的临时止血，输液扩容，必要时使用抗休克裤，并给予保暖、吸氧等。⑦保存好离断肢体。伤员离断的肢体可采用干燥冷藏法保存（图7－1），即将离断肢体用无菌或清洁敷料包裹，置入塑料袋中密封，再放于加盖的容器内，外周放入冰块低温（0～4℃）保存。切忌将离断肢体浸泡在任何液体中。离断肢体应随同伤员一起送往医院，以备再植手术。⑧伤口处理。创面与伤口主要给予包扎，以达到保护伤口、减少污染和止血、固定的作用。操作中应注意：伤口内异物或血凝块不要随意去除以免发生再次大出血；创面中有外露的骨折断端、肌肉、内脏，严禁随意将其回纳入伤口以免加重损伤或将污染带入伤口；有骨折或严重软组织损伤的伤员要进行临时固定；脑组织脱出时，应先在伤口周围加垫圈保护脑组织，不可加压包扎。⑨现场观察。了解伤因、暴力情况、受伤的详细时间、受伤时体位、神志、出血量及已经采取的救治措施等。

> **考点提示**
>
> 离医院较远时，离断肢体的现场保存方法？

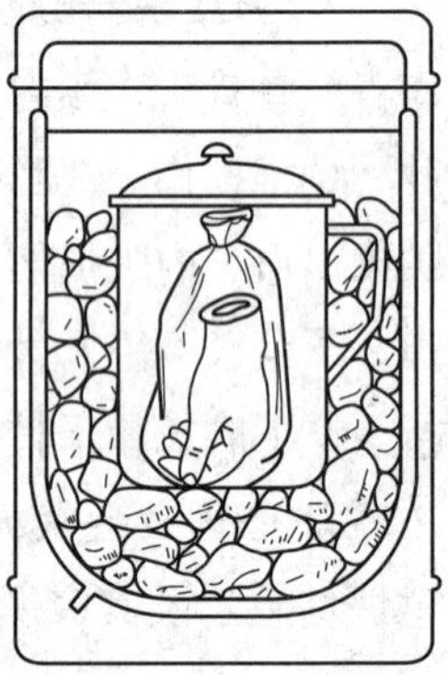

图7－1　断手的保存法

（2）迅速转运和途中监护　对伤员初步救护后，必须迅速转送到医院作进一步检查和确定性治疗。

（3）院内救治　伤员到达急诊科后，应尽快对伤情进行进一步判断，并迅速采取针对性措施进行救治。①继续呼吸支持。保持呼吸道通畅，视病情给予气管插管、机械通气、足够有效的氧气等。②继续循环支持。主要是抗休克，建立并维持静脉通路通畅。补充有效循环血容量，按医嘱给予输液，必要时输血。③控制出血。根据情况可在原包扎的伤口外面再用厚敷料加压包扎，并抬高出血肢体。对较大活动性出血应迅速清创止血，对内脏大出血应立即进行手术处理。④对症支持治疗。对剧烈疼痛者可在不影响病情观察的情况下按医嘱给予镇静止痛药物；防治感染，遵医嘱使用有效抗生素，开放性创伤常规加用破伤风抗毒素；维持水、电解质和酸碱平衡；营养支持。⑤专科处理。对颅脑损伤、泌尿系统损伤、四肢骨折等情况，给予急诊处理后，送专科或监护病房救治。

3. 病情观察　严密观察病情变化，及时发现并发症并报告医生协助处理。

4. 心理护理　加强心理护理，缓解患者及家属对疾病的恐惧和焦虑。

5. 健康教育

（1）加强安全教育，避免和减少创伤的发生。

（2）宣传和培训自救、互救知识。

（3）发生创伤及时转送医院，尽早获得确定性治疗。

二、复合伤

考点提示

原子弹爆炸产生的创伤是复合伤吗？

复合伤是指两种以上的致伤因素同时或相继作用于人体所造成的损伤，通常分为放射性复合伤和非放射性复合伤两大类。常见类型：放射复合伤、烧伤复合伤、化学复合伤。放射复合伤是指人体遭受放射损伤的同时或相继又受到一种或几种非放射性损伤（如烧伤、冲击伤等）。烧伤复合伤是指患者在遭受热能（如热辐射、热蒸汽、火焰等）损伤的同时或相继遭受到其他创伤所致的复合损伤，较常见的是烧伤合并冲击伤。化学复合伤是指机体遭受暴力作用的同时，又合并化学毒剂中毒或伤口直接染毒者。多见于战时使用军用毒剂，平时也可见于民用化学致伤因素，非战时最常见的是农药、强酸强碱、工业有害气体与溶剂。

（一）病因及诱因

由不同种致伤因素引起。

（二）发病机制

复合伤常以一伤为主，主要致伤因素在疾病的发生、发展中起主导作用；伤情易被掩盖和多有复合效应，使整个伤情变得更为复杂。

【护理评估】

（一）健康史

应详细了解受伤史，包括伤前、伤时、伤后处理情况。如伤前有无饮酒、有无疾病史；受辐射剂量、烧伤及其他损伤等情况。

（二）身体状况

1. 伤情评估

（1）放射复合伤伤情评估　以放射损伤为主，主要有放烧冲复合伤、放冲复合伤和放烧复合伤。

1）伤情轻重、存活时间、死亡率主要取决于辐射剂量。

2）病程经过具有放射病特征。一般说来，病程包括初期（休克期）、假愈期（假缓期）、极期和恢复期四个阶段；伤员常有造血功能障碍、感染、出血等特殊病变和临床症状。

3）放射损伤与烧伤、冲击伤具有复合效应。

4）伤口愈合延迟。

（2）烧伤复合伤伤情评估

1）烧伤复合伤常以烧伤为主，按伤情可分为轻度复合伤、中度复合伤、重度复合伤、极重度复合伤。

2）伤情特点：①整体损伤加重。两伤合并后，出现相互加重效应。②重要脏器损伤。如有心肌损害、肺出血、肝功能障碍等表现。

（3）化学复合伤伤情评估　伤情特点：伤口染毒后，毒物吸收加快，中毒症状明显加重，常有复合效应。化学毒剂可经呼吸道、消化道、皮肤或黏膜等途径进入人体，引起中毒甚至死亡。毒剂种类不同，临床表现各异。常见的毒剂有神经性毒剂、糜烂性毒剂、全身中毒性毒剂、窒息性毒剂、失能性毒剂、刺激剂等。

2. 辅助检查 病情允许尽快完善相关检查，如实验室检查等。

3. 心理社会状况 复合伤伤情复杂、严重，往往给患者及其家庭造成沉重打击。应注意评估患者及其家属对疾病的认识以及家庭的经济承受能力。

【护理问题】

1. 组织灌注不足 与外伤出血、体液丢失、伤口沾染糜烂性毒剂等有关。

2. 气体交换受损 与呼吸道烧伤、吸入窒息性毒剂、神经性毒剂等有关。

3. 有感染的危险 与开放性损伤、烧伤致皮肤完整性受损有关。

4. 焦虑和恐惧 与放射性损伤等有关。

5. 潜在并发症 窒息、休克、MODS、造血功能异常等。

【护理目标】

（1）患者组织灌流改善；各器官系统的功能得到维持。

（2）患者呼吸道保持通畅，呼吸平稳。

（3）患者未发生感染或感染被有效控制。

（4）患者焦虑和恐惧缓解或减轻。

（5）患者未发生并发症或者并发症被及时发现和处理。

【护理措施】

1. 一般护理 视病情取合适体位；病情不稳者，严禁随意搬动患者；疼痛明显者，遵医嘱合理使用镇静和镇痛药；加强换药和饮食护理；给予休养环境。

2. 治疗配合

考点提示

简述烧伤复合伤的急救处理。

（1）现场救护 ①保持环境的安全并迅速脱离险境。②维持呼吸循环稳定。保持呼吸道通畅；抗休克。③放射复合伤者应早期抗辐射处理。对病情稳定的伤员尽早脱掉衣物和废弃所带来的物品并进行洗消，污物和洗消的污水用深坑掩埋，防止扩散。胃肠道沾染者可催吐、洗胃、导泻等，尽快服用碘化钾 100mg，必要时可采用加速排出措施。烧伤复合伤者烧伤创面应予以冷疗、包扎处理。化学复合伤者应尽快清除毒剂，若皮肤染毒，可用装备的皮肤消毒剂（或粉）消毒局部。消毒时，应先用纱布、手帕等蘸去可见液滴，避免来回擦拭扩大染毒范围，然后用消毒剂消毒。消毒剂对局部皮肤有一定刺激，消毒 10 分钟后应用清水冲洗局部。无消毒剂时，肥皂水、碱水、清水等都可以应急消毒使用。大面积皮肤染毒局部处理不彻底时，应进行全身清洗消毒。伤口染毒者应立即除去伤口内毒物，四肢伤口上方扎止血带，以减少毒剂吸收。用消毒液加数倍水或大量清水反复冲洗伤口，简单包扎，半小时后松开止血带。眼染毒应立即用 2% 碳酸氢钠液、0. 5% 氯氨水溶液或清水彻底冲洗。经口中毒者应立即用手指刺喉（或舌根）反复催吐，最好用 2% 碳酸氢钠、0. 02% ~0. 05% 高锰酸钾或 0. 3% ~0. 5% 氯氨水溶液，每次 500ml 反复洗胃 10 余次，水温及压力要适当，动作要轻，以免加重胃黏膜损伤。洗胃后取药用活性炭粉 15 ~ 20g 混于一杯水中吞服。洗出的胃液及呕吐物及时予以消毒处理。

（2）迅速转运。

（3）院内救治。

1）放射复合伤者　①防治感染。早期、适量、交替使用抗生素；加强创面护理；严重感染时可输注新鲜全血；防治厌氧菌感染。②防治出血。促进造血，有条件时尽早进行骨髓移植。③创面处理。手术应在早期进行（如伤后24～48小时），争取创面、伤口在极期前愈合，极期内一般禁止手术。

2）烧伤复合伤者　继续保持呼吸道通畅，补液、抗休克；合理使用抗生素和预防注射破伤风抗毒素；配合手术处理创面。

3）化学复合伤者　①及时实施抗毒疗法。确诊后立即对症实施抗毒疗法。神经性毒剂可使用抗毒剂阿托品、氯解磷定等；糜烂性毒剂可使用硫代硫酸钠、二巯丙醇、二巯丙磺钠等；全身性毒剂可使用亚硝酸异戊醋、硫代硫酸钠等；窒息性毒剂可使用乌洛托品、氧气雾化吸入氨茶碱、地塞米松、普鲁卡因等合剂；刺激性毒剂可使用抗烟剂（氯仿、酒精、氨水等合成）吸入、滴眼、外涂二巯基类；失能性毒剂可使用毒扁豆碱、解毕灵等。②保护重要器官功能，尤其肺功能和心肌功能。③防治并发症：中毒性休克伴肺水肿者，禁输血和等渗盐水。疑发生肺水肿者时，应掌握好输液的速度和量。

3. 病情观察　严密观察病情变化，及时发现并发症并报告医生协助处理。

4. 心理护理　加强心理护理，缓解患者及家属对疾病的焦虑和恐惧。

5. 健康教育

（1）加强安全防护教育，避免和减少各种复合伤的发生。

（2）宣传和培训自救、互救知识。

知识拓展

常见化学毒剂所致损伤的特点

（1）神经性毒剂，如塔崩、沙林、梭曼、VX等，主要损害神经系统。其作用机制和临床表现与有机磷农药基本相同。但毒性更大。伤口染毒时无特殊感觉，染毒局部可出现明显肌颤。如不及时处理可很快自创面吸收，几分钟内出现中毒症状而死亡。

（2）糜烂性毒剂，如芥子气和路易剂，主要损害皮肤、眼和呼吸道。染毒当时伤口处立即发生局部剧痛，10～20分钟后伤口严重充血、出血和水肿。全身吸收中毒症状迅速而强烈，常出现严重的中枢神经系统症状、肺水肿和循环衰竭。毒剂有大蒜和天竺葵气味。

（3）全身中毒性毒剂，如氢氰酸和氯化氰，主要损害呼吸系统。毒剂的氰根抑制组织呼吸。中毒后呈现呼吸困难，严重者呼吸衰竭，呼气带有苦杏仁味。

（4）窒息性毒剂，如光气，主要损害呼吸系统。染毒后，呈现咳嗽、胸闷、流泪，继而发生中毒性肺水肿。毒剂有干稻草或生苹果味。

（5）失能性毒剂，如毕兹（BZ），主要损害中枢神经系统。中毒时呈眩晕、头痛、嗜睡、幻觉、狂躁、昏迷等，同时有口干、瞳孔散大、皮肤潮红、心率加快、体温上升等阿托品类作用。

（6）刺激剂，如苯氯乙酮、亚当剂等，主要刺激眼和呼吸道。染毒时表现流泪、喷嚏、胸闷、胸痛、牙痛、头痛、皮肤损害等，严重者可发生肺水肿、烦躁、肌无力等。西埃斯有辣椒味，苯氯乙酮有荷花香味，亚当剂无特殊气味。

扫码"学一学"

第三节　重要脏器的损伤

一、颅脑损伤

案例

患者，男，61岁。2015年2月在家中不慎跌倒致头部外伤，当时有头痛伴恶心、呕吐，CT示"左颞颅内血肿"，急诊收治住院。入院后烦躁不安、频繁呕吐、血压升高、脉搏呼吸缓慢、双侧瞳孔不等大，左侧瞳孔散大，对光反应消失；右侧瞳孔直径3mm，对光反应迟钝、左侧肢体肌力下降，GCS评分下降到8分。

问题：

1. 初步医疗诊断？诊断的依据是什么？

2. 如何进行急救处理？

颅脑损伤无论在战时还是在平时都很常见，其发生率在全身各部位损伤中占第2位，仅次于四肢损伤，但病死率和致残率均居首位。

（一）病因及分类

平时主要因交通事故、坠落、跌倒等所致，战时则多因火器伤造成。

1. 按损伤部位分类　可分为头皮损伤、颅骨骨折、脑损伤。

2. 按伤情分类　国内目前最常用，是根据Glasgow昏迷评价（Glasgow Coma Scale，GCS）所做的伤情分类法。

（1）轻型颅脑损伤　指伤后原发性昏迷时间在半小时内，常有"近事遗忘"表现，GCS计分为13～15分。

（2）中型颅脑损伤　伤后原发性昏迷时间在12小时以内，醒后可出现颈项强直或脑膜刺激征，GCS计分为9～12分。

（3）重型颅脑损伤　伤后昏迷时间通常超过12小时，神经系统和生命体征都有明显改变，GCS计分为5～8分。

（4）特重型颅脑损伤　伤后呈持续性深昏迷，已有晚期脑疝，包括双侧瞳孔散大、生命体征严重紊乱或呼吸已停止，GCS计分为3～4分。

（二）发病机制

暴力大小、方向、性质等决定了颅脑损伤情况。

【护理评估】

（一）健康史

应详细了解受伤史，包括伤前情况、伤时情况以及伤后处理情况。如伤前有无饮酒；伤后是否即刻昏迷，有无逆行性遗忘，有无瞳孔及生命体征的变化等；伤后现场急救的措施等。

（二）身心状况

1. 症状

（1）意识状态　它是反映颅脑损伤病情最客观的指标之一，其程度和持续时间代表脑损伤的严重程度。意识障碍由轻到重的表现为：嗜睡、朦胧、浅昏迷、昏迷、深昏迷。目前国际上多采用 Glasgow 昏迷评分法。

（2）头痛、呕吐 颅脑创伤头痛多因蛛网膜下腔出血、颅内血肿、颅内压异常等引起。

2. 体征

> **考点提示**
>
> 发生小脑幕切迹疝时瞳孔改变的特点。

（1）眼球变化 瞳孔变化是判断脑损伤后颅内压增高和脑疝形成的简单而可靠的指标之一。伤后一侧瞳孔进行性散大、对侧肢体瘫痪、意识障碍，提示脑受压或脑疝；双侧瞳孔散大、对光反应消失、眼球固定伴深昏迷或去皮质强直，多为原发性脑干损伤或临终表现。

（2）肢体运动、感觉情况 伤后一侧肢体少动或不动，对疼痛刺激反应迟钝或无反应，有锥体束征，并呈进行性加重，应考虑为血肿引起脑疝或血肿压迫运动中枢，出现大脑强直为脑疝晚期。

（3）生命体征变化 伤后体温不升或中枢性高热常提示损伤累及间脑或脑干。伤后血压上升、脉搏缓慢有力、呼吸深慢，提示颅内压升高，应特别警惕颅内血肿或脑疝发生。枕骨大孔疝者可突然发生呼吸心跳骤停。

3. 辅助检查

（1）X 线检查 对颅骨骨折，尤其是颅盖骨骨折有较大意义。

（2）CT 及 MRI CT 检查是颅脑损伤患者的首选检查项目，可以及时诊断颅内血肿，了解损伤的病理及范围，同时，还可以动态地观察病变的发展与转归，对于一些特征性脑损害、迟发性病变及预后的判定亦有重要意义。MRI 检查有助于明确诊断。

4. 心理社会状况 患者的心理状态取决于损伤的程度。严重损伤患者多需要住院和手术处理，因此形成的压力会影响患者和家属的心理状态。

【护理问题】

1. 急性疼痛 与颅脑损伤、颅内压增高等有关。

2. 清理呼吸道无效 与脑损伤后意识障碍有关。

3. 组织灌注不足 与颅内压增高、外伤出血等有关。

4. 有感染的危险 与颅脑开放性损伤有关。

5. 潜在并发症 颅内压增高、脑疝。

【护理目标】

> **考点提示**
>
> 简述颅内压增高的急救处理。

（1）患者疼痛得到缓解或控制，自述疼痛减轻。

（2）患者呼吸道保持通畅，呼吸平稳未发生误吸。

（3）患者组织灌流改善；各器官系统的功能得到维持。

（4）患者未发生感染或感染被有效控制。

（5）患者未发生并发症或者并发症被及时发现和处理。

【护理措施】

1. 一般护理 醒者取头高脚低斜坡卧位，以利于颅内静脉回流。昏迷或吞咽功能障碍者取侧卧位或侧俯卧位，防止呕吐物、分泌物误吸。根据病情适当予以镇静和镇痛。加强营养支持。

2. 治疗配合

（1）现场急救　颅脑损伤患者的抢救是否有效，取决于急救是否及时与正确。①维持呼吸道通畅并吸氧，维持循环稳定，积极止血抗休克。②妥善保护伤口或膨出的脑组织。③优先处理危及生命的合并伤。

（2）迅速转运。

（3）院内救治　①配合手术处理颅内血肿。需紧急开颅清除血肿者，应争取30分钟内作好剃头、配血、导尿等术前准备。②非手术治疗。绝大部分轻型、中型和重型中的大部分患者无需手术治疗，主要是降颅压与支持治疗。

3. 病情观察　密切观察生命体征，对伤后疑有颅内血肿的伤员以及重型颅脑伤术后早期的伤员，应加强生命体征、意识、瞳孔及眼部体征的观察，并做好记录。血压升高、脉搏缓慢而洪大、呼吸深而慢的所谓"两慢一高征"常见于急性颅内压升高；脉搏细速，血压下降者应考虑合并休克；加强脑室引流液观察及颅内压监护，必要时送ICU（对Glasgow昏迷评分法在8分以下的昏迷患者，均应进行监护，有条件的最好送入ICU病房）。

4. 心理护理　与患者及家属加强沟通交流，同情安慰患者，稳定其情绪。

5. 健康教育

（1）宣传安全防护措施　尽一切可能避免或减少颅脑外伤的发生。

（2）现场救护知识宣教。

二、胸部损伤

案例

患者，男性，45岁。被汽车撞伤约20分钟，诉右侧胸痛、胸闷、呼吸困难。检查：体温36.8℃，脉搏104次/分，呼吸24次/分，血压100/80mmHg；神志清，面色紫绀，呼吸急促，烦躁不安，右侧胸壁软组织损伤，有一3cm×2cm大小裂口，见肋骨断端，伴出血不止，随呼吸伤口处可发出"嘶嘶"声，根据此病情回答下列问题。

问题：

1. 初步医疗诊断？诊断的依据是什么？
2. 如何进行急救处理？

胸部损伤发生率仅次于四肢和颅脑损伤。因胸部损伤而死亡人数占创伤死亡的25%，其中60%以上在运送途中死亡。迅速正确救护是提高胸部损伤抢救成功率的关键。

（一）病因及分类

多由减速性、挤压性、撞击性、冲击性、火器或锐器暴力所致。

（1）根据损伤是否造成胸膜腔与外界沟通　可分为开放性损伤和闭合性损伤。

（2）根据暴力性质不同　可分为钝性伤和穿透伤。

（3）依据危及生命的严重程度　可分为快速致命性胸伤和潜在致命性胸伤。

> **考点提示**
>
> 说出属于快速致命性的胸部损伤。

快速致命性胸伤包括心脏压塞、进行性或大量血胸、张力性气胸、开放性气胸和连枷胸；潜在致命性胸伤，包括食管破裂、膈肌破裂、肺挫伤、心脏钝挫伤。

（二）发病机制

严重胸部损伤导致气胸、血胸，胸膜腔内压改变，造成患者呼吸循环改变。伴发心脏大血管损伤时常致循环衰竭。

【护理评估】

（一）健康史

详细了解受伤史，注意受伤方式和受力点，如摔滚伤、撞击伤、挤压伤等。不同受伤方式所致受伤部位、受伤性质、受伤程度是不同的。

（二）身体状况

1. 症状

（1）胸痛　是胸部损伤的主要症状，多位于受伤部位且呼吸时加重。

（2）呼吸困难　胸部创伤患者因胸部疼痛使胸廓活动受限、大量气胸或血胸压迫造成肺萎陷、胸壁软化引起反常呼吸运动等均可引起不同程度的呼吸困难，严重时可表现为呼吸急促、端坐呼吸、烦躁不安等。

（3）咯血　肺或支气管损伤时可引起痰中带血或咯血。肺爆震伤患者多为血性泡沫痰。

（4）休克　可因大出血、胸膜肺休克以及心脏本身挫伤或心包填塞引起。

2. 体征

（1）伤处触痛、压痛；伤侧呼吸运动减弱或消失。

（2）多根多处肋骨骨折时，可出现胸壁软化，称为“外伤性浮动胸壁”或“连枷胸”；开放性气胸时会出现纵隔摆动。

（3）张力性气胸时可见明显皮下气肿，叩诊呈鼓音，听诊呼吸音消失。

3. 辅助检查

（1）影像学检查　常规胸部X线检查是胸部损伤诊断中常用的方法，可以明确有无骨折及其部位和性质；判断有无气胸、血胸及其严重程度。

（2）穿刺检查　在紧急情况下，对怀疑有血气胸、血心包的患者，应先做诊断性穿刺（包括胸腔穿刺和心包穿刺）。

（3）心肌酶学检查　对怀疑有心肌损伤的患者应进行心电图和心肌酶谱的检查。有手术指征的患者应及早行开胸探查。

（4）其他　对危重患者应做血气分析、心电监护及中心静脉压测定，并记录尿量。

4. 心理社会状况　评估患者及家属对突发各种胸部损伤状况的心理承受能力、对预后的担心程度及家庭经济承受能力。

【护理问题】

1. 气体交换受损　与胸部损伤、疼痛、胸廓活动受限或肺组织受压萎陷有关。

2. 组织灌注不足　与失血引起的血容量不足有关。

3. 急性疼痛　与组织损伤有关。

4. 潜在并发症　胸腔或肺部感染。

【护理目标】

（1）患者能维持正常的呼吸功能，呼吸平稳。

（2）患者体液维持平衡，表现为生命体征平稳，尿量正常。

（3）患者疼痛得到缓解或控制，自述疼痛减轻。

（4）患者病情变化能够被及时发现和处理，未发生胸腔或肺部感染。

【护理措施】

1. 一般护理 患者一般取半卧位，有利于呼吸、咳嗽和引流，若合并休克应取中凹卧位。患者明显胸痛时，可采用药物镇痛、肋间神经阻滞或镇痛泵持续注入镇痛剂的方法。加强饮食护理。

2. 治疗配合

（1）现场急救 以抢救生命为首要原则。维持呼吸、循环稳定。有效处理快速致命性胸伤，控制外出血、补充血容量，镇痛、固定长骨骨折、保护脊柱（尤其是颈椎）。

（2）迅速转运。

（3）院内救治 必要时紧急手术处理，如遇活动性血胸、心脏大血管损伤者。

考点提示

开放性气胸、张力性气胸、血胸患者的急救措施。

3. 病情观察 注意神志、瞳孔、胸腹部情况和肢体运动，疑有复合伤时立即报告医生并协助处理；必要时监测血流动力学，测定中心静脉压（CVP），注意有无心音遥远、颈静脉怒张等心包填塞征象，一旦出现立即报告医生并配合积极抢救；注意观察尿量、皮肤色泽、温度及末梢循环情况；行胸腔闭式引流者若引流血量≥200ml/h，并持续2～3小时以上，提示胸内有活动性出血，应及时报告医生积极处理。

4. 心理护理 关心患者，加强与其沟通。向患者及家属解释胸部损伤后的病情特点及各种必要的治疗、检查措施等。

5. 健康教育

（1）加强安全防护知识宣传，避免和尽可能减少腹部损伤的发生。

（2）加强急救、互救知识普及。

（3）一旦发生胸部损伤，及时就诊，避免延误救治时间。

（4）指导患者有效咳嗽、咳痰及腹式呼吸。

三、腹部损伤

案例

患者，男，15岁。12天前上树玩耍，失手由3米高树上坠下。臀部及左季肋部着地，除受伤部位疼痛外，可以行走。1小时前大便时突感心慌、出虚汗。速来院。查体：P 120次/分，BP 80/60mmHg，神清、面色苍白，心肺未见异常，全腹压痛，左上腹为著，伴有轻度肌紧张、反跳痛。移动性浊音（+）。肠鸣音8次/分。

问题：

1. 初步医疗诊断？诊断的依据是什么？

2. 如何进行急救处理？

腹部损伤占非战时各种损伤的0.4%～1.8%，战时可高达50%左右。单纯腹壁损伤一般较轻，伴有腹内脏器伤大多数为严重创伤。其病情的严重程度取决于所涉及的腹腔内脏和是否有多发性损伤。

（一）病因及分类

腹部损伤按是否穿透腹壁、腹腔是否与外界相通可分为开放性和闭合性两大类，开放性损伤有腹膜破损者为穿透伤（多伴内脏损伤），无腹膜破损者为非穿透伤（偶伴内脏损伤）。其中投射物有入口、出口者为贯通伤，有入口无出口者为盲管伤。

1. 开放性损伤 多由刀、弹片等锐器损伤而引起。腹部穿透性损伤的伤口内可有血液或胃肠道内容物外溢，或有某一内脏脱出。

2. 闭合性损伤 常由撞击、挤压、坠落、钝性暴力打击等因素引起。可因致伤因素的强度、速度、硬度等造成腹壁及腹腔内脏损伤。

考点提示

腹内脏器损伤主要类型及主要表现。

（二）发病机制

暴力的大小、性质等决定了腹部损伤的情况。其严重度取决于是否伴有腹内脏器损伤。腹内实质性脏器比空腔脏器更容易损伤，饱食后比空腹更容易伴发内脏损伤。

【护理评估】

（一）健康史

详细了解受伤史，包括受伤前、伤时、伤后的各种情况。尤其注意伤前有无饮食、受暴力性质、强度、速度、着力部位以及力的作用方向、作用方式等。

（二）身体状况

1. 症状及体征

（1）腹痛 空腔脏器破裂时以腹痛、压痛、反跳痛、肌紧张等明显的腹膜炎为主要临床表现。伤员所述最先疼痛和疼痛最重的部位，往往是损伤脏器所在部位。

（2）恶心、呕吐 腹壁伤无此症状。腹内脏器损伤刺激腹膜均可引起反射性的恶心、呕吐。伤后呕血应考虑胃、十二指肠损伤。

（3）腹胀 创伤后短期内进行性加重的腹胀，提示腹腔内有出血或积气。血腹提示有实质性脏器或血管破裂伤；气腹则提示有胃肠破裂。膀胱破裂可产生尿性腹水。腹膜炎可导致肠麻痹及水、电解质平衡紊乱出现低血钾，两者均可出现持续性腹胀，且肠鸣音减弱或消失。

（4）内出血 实质性脏器破裂以内出血为最主要表现。血液对腹膜刺激较轻，腹膜炎表现不明显。但脉率加速、脉搏细弱、面色苍白、血压不稳、口渴等血容量不足征象较为明显，严重者出现腹胀、移动性浊音，甚至发生出血性休克。胰腺挫裂伤累及胰管者，胰液入后腹膜间隙及腹膜腔，可出现类似急性胰腺炎的一系列病理生理变化，临床表现为剧烈腹痛，并向腰背部放射。

考点提示

判断腹部损伤严重程度的条件。

2. 辅助检查

（1）实验室检查 定时测定血常规，对比观察红细胞、血红蛋白和血细胞比容是否下降，白细胞和中性粒细胞比例是否上升。

（2）诊断性腹腔穿刺术和腹腔灌洗术　诊断阳性率可达90%以上，对判断腹腔脏器有无损伤和哪一类脏器损伤有很大帮助。

（3）其他辅助检查　B超检查主要用于诊断实质性脏器的损伤，可提示脏器损伤的部位和程度；X线检查主要用于诊断空腔脏器损伤。视伤情选择CT、腹腔镜等检查。

3. 心理社会状况　评估患者及家属对突发各种腹部损伤状况的心理承受能力、对预后的担心程度及经济承受能力等。

【护理问题】

1. 体液不足　与损伤致腹腔内出血，严重腹膜炎、呕吐、禁食有关。

2. 急性疼痛　与腹部损伤有关。

3. 潜在并发症　损伤器官再出血、脓肿、失血性休克、感染性休克。

【护理目标】

（1）患者体液维持平衡，生命体征平稳，尿量维持正常。

（2）患者疼痛得到缓解，自述疼痛减轻。

（3）患者未发生并发症或者病情变化时及时发现和处理。

【护理措施】

1. 一般护理　病情不稳者禁止随意搬动。无休克者宜采用半卧位。保持输液通畅。病因明确者或术后明显疼痛者适当使用止痛药，也可采用镇痛泵止痛。术后继续抗感染，胃肠减压护理。加强营养支持。

2. 治疗配合

（1）现场急救　首先处理危及生命的损伤。如首先处理心肺复苏、解除窒息，其次控制明显的外出血、处理开放性或张力性气胸，控制休克和进展迅速的颅脑损伤。无上述情况者，应立即处理腹部损伤，如有肠管外溢者应禁止当场回纳，应予特殊包扎（详见第十一章）后转运。

（2）迅速转运。

（3）院内救治　①再次迅速进行全身检查，尽早判断有无腹腔内脏器损伤和其他部位多发伤。②维持呼吸循环功能，必要时给予吸氧或气管内插管。③及早建立静脉通路抗休克。④放置尿管，并记录尿量。⑤放置胃肠减压管，抽净胃内容物，观察有无出血，并持续胃肠减压。⑥抗感染。开放性创伤和大肠伤除大量应用抗生素外，还应注射破伤风抗毒素1500IU。⑦每15分钟测量血压、脉搏、呼吸，并进行比较分析。每30分钟检查一次腹部体征，并查血常规、血细胞比容，进行对比，必要时行诊断性腹腔穿刺或反复腹腔灌洗。⑧明确诊断以前禁止使用止痛剂，并禁食禁水。⑨尽快完善术前准备，如备血、备皮、放置胃管及尿管，对危重伤员最好置入中心静脉压导管、Swan－Ganz管，以进行血流动力学监测。

经以上方法未能排除腹内脏器损伤或在观察期间考虑有内脏损伤时应及时手术处理。

3. 病情观察　严密观察病情变化。注意术后有无出血、肠瘘、胆瘘等情况。加强引流管护理。

4. 心理护理　关心患者，加强与其沟通。向患者及家属解释腹部损伤后的病情变化及各种必要的治疗、检查措施等。鼓励患者说出内心真实感受，以便正确疏导。

5. 健康教育

（1）加强社区安全防护知识宣传，避免和尽可能减少腹部损伤的发生。

（2）加强急救、互救知识普及。

（3）一旦发生腹部损伤，无论轻重，及时就诊，避免延误救治时间。

四、脊柱损伤

案 例

患者，男，35岁。在上班途中因赶时间横穿马路不慎被汽车从背后撞到倒地。目击者初步检查患者，发现其神志清楚、表情痛苦，不能起身。

问题：

1. 你作为护理人员应该如何进一步检查？

2. 怀疑脊柱损伤应该如何现场急救？

随着社会经济水平的提高及现代化建设步伐的加快，各种工伤事故、车祸、灾害的不断增加，创伤日渐增多，其中脊柱损伤患者也逐年递增。能否采取及时、正确的抢救护理措施，是降低其致残率、死亡率的关键。

（一）病因及分类

常由直接或间接暴力引起。

1. 依据损伤机制分类 分为压缩骨折、屈曲－分离骨折、旋转骨折、伸展－分离骨折等。

2. 依据骨折的稳定性，Denis将脊柱稳定性分为四类。

（1）稳定性骨折 轻度和中度的压缩骨折，脊柱后柱完整。

（2）不稳定性骨折 ①脊柱三柱中二柱骨折，如屈曲分离损伤累及后柱和中柱；②爆裂骨折；③骨折－脱位累及脊柱三柱的骨折脱位，常伴有神经损伤症状。

（二）发病机制

各种暴力引起脊柱骨折或（和）脱位，引起畸形和疼痛，严重者并发脊髓损伤，导致截瘫，甚至造成呼吸循环功能紊乱。

【护理评估】

（一）健康史

患者有明显的外伤史，如车祸、高处坠落、躯干部挤压伤等。应详细询问病史、受伤方式、受伤时姿势，特别注意评估伤后有无感觉及运动障碍。

（二）身体状况

1. 症状及体征

（1）检查时脊柱可有畸形，脊柱棘突骨折可见皮下淤血。伤处有局部疼痛及压痛。

（2）颈、胸椎骨折常可并发脊髓损伤，腰椎骨折可并发脊髓圆锥和马尾神经损伤。这些损伤可致患者表现为四肢瘫、截瘫和大小便功能障碍等。出现完全或不完全性感觉、运动和括约肌功能障碍。

2. 辅助检查

（1）X线检查　凡疑有脊柱损伤者均应摄X线片检查以了解损伤部位、损伤类型、严重程度。

（2）CT和MRI检查　CT检查可从轴状位了解椎体、椎弓和关节突损伤情况以及椎管容积之改变。MRI检查对于有脊髓和神经损伤者为重要检查手段，可了解椎骨、椎间盘对脊髓的压迫，脊髓损伤后的血肿、液化和变性等。

3. 心理社会状况　评估患者及家属对脊柱损伤的心理承受能力及家庭经济承受能力。

【护理问题】

1. 潜在并发症　脊髓损伤。

2. 低效型呼吸形态　与外伤及高位脊髓损伤有关。

3. 有皮肤完整性受损的危险　与活动障碍和长期卧床有关。

4. 有失用综合征的危险　与脊柱骨折长期卧床有关。

【护理目标】

（1）患者并发症未发生或被及时发现并处理。

（2）患者能维持正常的呼吸功能，呼吸平稳。

（3）患者皮肤保持完整，不发生压疮。

（4）患者不发生肢体挛缩等畸形，不发生受伤，能够配合功能锻炼。

【护理措施】

1. 一般护理　加强基础护理防止压疮，指导功能锻炼，加强饮食护理。

2. 治疗配合

（1）现场急救原则　凡怀疑或明确有脊柱损伤时，一律要求伤员不能随意改变体位，切不可盲目搬动患者，保持身体中轴稳定，以免发生继发性脊髓损伤。

> **考点提示**
>
> 脊柱损伤的现场急救。

（2）确定环境安全后，立即对患者现场评估。首先判断患者意识、瞳孔、测量生命体征、呼吸道堵塞情况。若清醒患者，询问其是否有颈、腰等部位的疼痛，以及肢体感觉、运动障碍等，凡怀疑有脊柱脊髓损伤者一律按脊椎骨折处理。

（3）保持呼吸道通畅并给氧　及时清除口鼻腔分泌物。颈椎骨折合并脊髓损伤的患者应严密观察其呼吸，备好氧气、吸引器及各种急救药品防止中枢性呼吸衰竭。若出现严重呼吸困难立即行气管插管或气管切开，必要时行呼吸机辅助通气。

（4）搬运　正确的方法是采用硬担架、木板或门板运送。先使伤员双下肢伸直，保持头颈躯干在同一条直线上，担架放在伤员一侧，要求3～4人用平托法或滚动法将伤员移到担架上。颈椎损伤者必须另有一人将伤员头颈部固定 。无论采用何种搬运方法，都应该注意保持伤员脊柱，尤其是颈部的稳定性，以免加重脊髓损伤（图7－2、图7－3）。

（5）迅速转运　对于颈椎损伤伤员注意保护颈椎。

（6）院内救治　单纯性压缩性胸腰椎骨折、稳定型颈椎骨折以非手术治疗为主；爆破型骨折采取手术治疗。

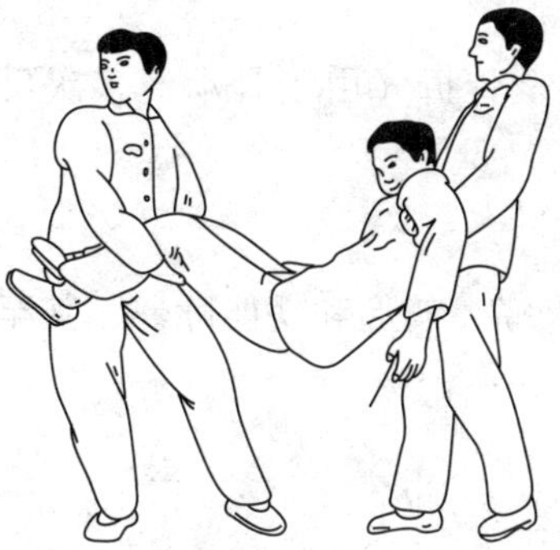

图7－2 脊柱骨折不正确搬运法

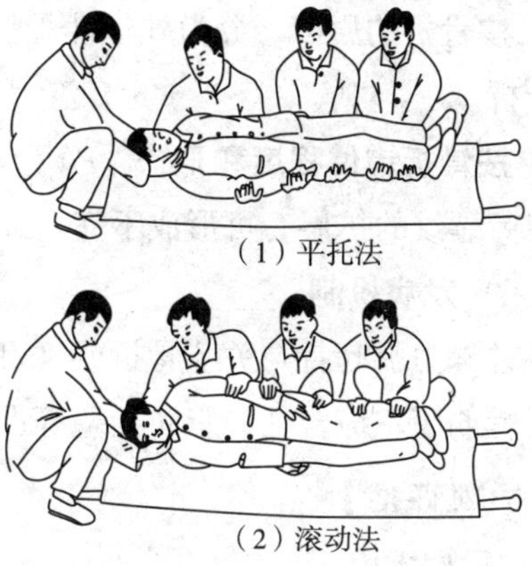

图7－3 脊柱骨折正确搬运法

3. 病情观察 特别注意观察和预防脊髓损伤。观察患者肢体感觉、运动、反射和括约肌功能是否随着病情发展而变化，及时发现脊髓损伤征象，报告医生并协助医生处理。尽量减少搬动患者，搬动时保持患者脊柱中立位，避免造成和加重脊髓损伤。

4. 心理护理 帮助患者掌握正确的应对技巧，提高其自我护理能力。

5. 健康教育

（1）加强安全防护知识宣传，尽可能避免和减少脊柱损伤的发生。

（2）加强脊柱损伤后的现场救护知识宣传与培训。

（3）指导患者生活自理及功能锻炼。

五、骨及骨关节损伤

案 例

患者，男性，62岁。5小时前在路上被汽车撞倒，自觉右大腿疼痛，畸形，创口出血，不能站立行走，渐出现意识间断性朦胧。初步检查右大腿中段畸形，向外侧成角，反常活动，大腿外侧可见长约12cm不规则创口，可见骨折断端及多个骨碎块，创口出血较多，创口周围无污物。右足背动脉搏动弱。胸腹部及其他部位体检，未见明显异常。

问题：

1. 该患者可能发生了什么，如何进行现场急救？
2. 现场急救之后应如何进一步处理？

骨与关节损伤位居全身损伤发生率之首。常造成骨及关节周围软组织的损伤。严重的多发性骨关节损伤伤情重、伤情复杂多变、并发症多、存在治疗矛盾、死亡率较高，特别是其永久伤残率高达创伤死亡人数的2倍左右，给家庭和社会造成极大负担。

（一）病因及分类

常有直接或间接暴力引起。

1. 按骨折端与外界是否相通 分为开放性骨折与闭合性骨折。

2. 按解剖部位 分为骨干（近、中或远1/3）、干骺端、经关节等。

3. 按骨折的形状与走向 分为线性（横向、斜形或螺旋）或粉碎；嵌插、压缩、青枝骨折或骨骺分离。

4. 按骨折的原因 分为外伤性骨折、病理性骨折（如骨质疏松症、肿瘤所致的骨折）、应力骨折。

5. 按骨折错位程度和形态 分为不完全骨折或完全骨折（由于骨承受多次反复载荷后，疲劳裂纹的扩展，可形成不完全或完全骨折）。

（二）发病机制

各种暴力引起骨与关节骨折或（和）脱位，引起疼痛、畸形和功能障碍，甚至并发大出血、骨筋膜室综合征、脂肪栓塞等严重并发症造成患者死亡。

【护理评估】

（一）健康史

详细了解和评估骨关节损伤情况。骨关节损伤除了与外来暴力密切相关以外，还与伤者自身条件有关。

（二）身体状况

1. 症状及体征

考点提示

骨与关节损伤时的特殊表现。

（1）一般表现 ①疼痛和压痛：骨关节损伤患者都有疼痛，有时疼痛和压痛是骨折的唯一表现。②局部瘀斑与肿胀是软组织损伤的主要表现。③功能障碍。

（2）特殊表现 ①骨折专有体征包括畸形（骨折部位出现成角、旋转和缩短）、反常活动（肢体非关节部位出现类似关节部位的活动）、骨擦音或骨擦感（骨折断端摩擦产生）。②关节损伤脱位时，其正常外形和骨性标志丧失或失去正常关系。表现为关节畸形、关节盂空虚、弹性固定等。

2. 辅助检查

（1）X 线检查 骨折首选检查项目，有助于骨折的诊断，指导骨折复位、手术定位，判断治疗效果。常规拍摄包括临近一个关节在内的正、侧位片，有时需要拍摄特定位置或健侧对比 X 线片。

（2）CT 和 MRI 有必要时可以行 CT 或 MRI 检查以发现结构复杂的骨折和其他损伤。

（3）骨扫描 有助于确定骨折的性质和并发症，如有无病理性骨折。

3. 社会心理状况 患者的心理状态取决于损伤的范围和程度，严重损伤的患者多需要住院和手术处理，因此形成的压力会影响到患者和家属的心理状态及相互关系。

【护理问题】

1. 潜在并发症 休克、脂肪栓塞综合征等。

2. 疼痛 与骨折部位神经损伤、软组织损伤、肌肉痉挛和水肿有关。

3. 焦虑与恐惧 与创伤引起的疼痛、出血及手术有关。

4. 有外周神经血管功能障碍的危险 与骨和软组织损伤、外固定不当有关。

【护理目标】

（1）患者并发症未发生或被及时发现并处理。

（2）患者主诉骨折部位疼痛减轻或消失，感觉舒适。

（3）患者肢端维持正常的组织灌注，皮肤温度和颜色正常，末梢动脉搏动有力。

（4）患者不发生肢体挛缩等畸形，不发生受伤，能够配合功能锻炼。

【护理措施】

1. 一般护理 协助患肢取功能位。缓解患者疼痛，根据疼痛原因，对症处理，护理操作应轻柔、准确。协助患者功能锻炼及加强饮食护理，多饮水。

2. 治疗配合

（1）现场急救 迅速使伤员脱离危险现场；紧急进行心肺复苏；及时处理威胁生命的合并伤；预防和抢救创伤性休克，止血包扎，及早进行大量快速输血、输液。妥善固定。

> **考点提示**
>
> 骨与关节损伤患者现场急救的原则。

（2）迅速转运 患者经初步处理后，应尽快地转运至就近的医院进行治疗。

（3）院内救治 骨折或脱位及时复位与固定。开放性骨、关节伤者及时清创处理。

3. 骨折固定及牵引的护理 加强骨折小夹板、石膏固定护理及骨折后皮牵引、骨牵引的护理，防止出现并发症，如骨筋膜室综合征、脂肪栓塞等。

4. 病情观察 观察患者意识和生命体征，患肢远端感觉、运动和末梢循环等情况。发现异常或骨折并发症及时报告医生协助处理。

5. 心理护理 护士应在减轻患者痛苦的基础上，耐心解释病情及各种处理措施的意义和必要性，以减轻其焦虑。随时留在患者身边，保持适度的关心。

6. 健康教育

（1）社区宣传 加强劳动保护、安全生产、户外活动安全、安全行车、交通法规等知识宣传，避免意外损伤的发生。

（2）现场救护知识普及 普及各种急救知识，在发生意外事故时，能进行简单的急救或自救。

（3）及时就诊 损伤后及时取得专业人员的救治，防止延误病情。

思考题

1. 何谓创伤？如何分类？常见的创伤评分系统有哪些？
2. 何谓多发伤、复合伤？其临床特点有哪些？如何对其进行伤情评估及急救护理？
3. 说出常见重要脏器损伤包括哪些？相应脏器损伤后的主要临床表现？
4. 说出常见重要脏器损伤后的护理评估及急救护理措施？

（王恒俊）

扫码“练一练”

第八章

脏器功能衰竭

学习目标

1. **掌握** 常见脏器功能衰竭的护理评估及护理措施。
2. **熟悉** 常见脏器功能衰竭的健康教育。
3. **了解** 常见脏器功能衰竭的病因和发病机制。

扫码“学一学”

第一节 急性心力衰竭

案例

患者，男，52岁。间断心悸、气短2天，2小时前与家人吵架后突发呼吸困难，咳大量粉红色泡沫痰，极度烦躁，大汗淋漓，皮肤湿冷，急送我院。查体：T 36.8℃，P 125次/分，R 20次/分，BP 85/40mmHg。一般状态欠佳，神志不清，全身紫绀，端坐位；巩膜无黄染，颈静脉怒张。双肺底可闻及大量湿性啰音。心界向两侧扩大，心率125次/分，律齐，心尖部闻及全收缩期Ⅳ级吹风样杂音和舒张期隆隆样杂音。腹平软，无压痛，肝肋下2cm，脾未触及，腹水（-）。双下肢有可凹性水肿。胸部X线满肺见大片阴影。既往患风湿性心脏病10年。

问题：

1. 该患者的护理问题有哪些？
2. 如何对本案例的患者实施急救？

急性心力衰竭（acute heart failure，AHF）是指急性心血管疾病引起的在短时间内心肌收缩力减弱，或心室负荷加重而导致心排血量减少，不能满足机体组织细胞代谢需要和急性淤血的临床综合征。临床上可分为左心、右心及全心衰竭。其中以急性左心衰竭最为常见，发病迅速，以急性肺水肿、心源性休克、心脏骤停为主要临床表现，须及时抢救。而右心衰竭多为慢性，较少单独出现，常继发于大面积肺栓塞或急性右室心肌梗死。本节主要讨论急性左心衰竭。

（一）病因及诱因

1. 病因

（1）急性心肌严重损害 如急性广泛性心肌梗死或心肌缺血等，当病情严重，病变广泛，大量心肌细胞发生水肿、变性和坏死，丧失正常的舒缩功能而导致急性心力衰竭。

（2）急性左室后负荷过重　多发生于急性高血压，严重的心脏瓣膜狭窄，心房黏液瘤或血栓堵塞瓣膜口等疾病，导致心脏流出道梗阻，后负荷骤然增高。

（3）急性左室前负荷过重　输血、输液过多过快，急性瓣膜穿孔、心内膜炎、瓣膜关闭不全或某些有分流的先心病发作时，都可以导致左心前负荷过重。

（4）心室充盈受限　如急性心脏压塞、限制性心肌病、缩窄性心包炎等都会使心室舒张功能障碍，影响心室充盈，使心排血量降低。

（5）严重心律失常　如房颤伴快速心室率、室上性或室性心动过速、室颤等，使心脏丧失有效的射血功能。

2. 诱发因素　常见的有感染（以呼吸道和心内膜感染最常见）、心律失常、输血或输液不当、过度体力活动、饱餐、疲劳、情绪激动、妊娠和分娩、电解质紊乱和酸碱失衡、贫血、外科大手术、药物应用不当，如过量使用洋地黄或利尿剂等均可诱发心力衰竭。

> **考点提示**
>
> 急性心力衰竭最常见的诱因。

（二）发病机制

由于以上病因或诱因的作用下，导致心脏排血量骤然减少，左室舒张末期压升高，肺毛细血管压力急性升高，超过血管内的胶体渗透压，使血管内液体渗透到肺间质和肺泡内，形成急性肺淤血或肺水肿。严重者甚至发生心搏骤停。

轻型急性左心衰竭表现为阵发性夜间呼吸困难，病人入睡后突然出现胸闷、气急，而被迫突然坐起，重者可出现哮鸣音，端坐休息后缓解，称为“心源性哮喘”，其发生与以下因素有关：平卧使肺血流量增加；腹腔脏器移动膈肌上抬，压迫心脏；夜间迷走神经兴奋性增加等。

【护理评估】

（一）健康史

询问病人或家属发病期是否有心脏病病史，近期有无呼吸道感染，劳累过度，情绪激动，妊娠与分娩，输液过快过多，心律失常，不当使用药物如洋地黄制剂、抑制心肌收缩力的药物或突然停用强心剂等。

（二）身体状况评估

1. 症状

（1）呼吸困难　为左心衰竭最早、最突出的表现。表现为突发性呼吸困难，端坐呼吸，频率增快，烦躁不安，大汗，口唇发绀；患者早期会出现劳力性呼吸困难或阵发性夜间呼吸困难，病人入睡后突然出现胸闷、气急，而被迫突然坐起，重者可出现哮鸣音，端坐休息后缓解，称为“心源性哮喘”。

（2）咳嗽、咳痰　由支气管黏膜和肺泡淤血所致。患者频繁咳嗽，咳大量粉红色泡沫样痰。

（3）心源性休克　因心排出量降低，有效循环血量减少，重要脏器组织灌注不足导致，出现皮肤湿冷、血压下降、脉压缩小、心率增快、少尿，以及烦躁不安、意识模糊等改变。

（4）心搏骤停　表现为意识丧失，呼吸停止，血压、脉搏测不到，心音消失，瞳孔散大等。

2. 体征 心率增快、肺动脉瓣区第二心音亢进，心尖部第一心音低钝，可闻及收缩期杂音和舒张期奔马律。双肺满布哮鸣音和湿啰音。

3. 辅助检查

（1）X 线检查 胸片可见心影扩大、肺动脉段突出，病情进展至肺泡水肿，两肺出现广泛分布的斑片状阴影，常融合成片，聚集于以肺门为中心的肺野中心部分，呈“蝴蝶状或翼状”改变，肺尖、肺底及肺野外围部分清晰。

（2）动脉血气分析 因急性肺水肿直接影响呼吸功能和气体弥散，而二氧化碳的弥散力是氧的 20 倍，故病情早期血气为低氧血症及代谢性酸中毒，二氧化碳分压因呼吸频率快、过度通气，反而降低；病情晚期，患者呼吸无力或神志改变时，二氧化碳分压可能升高。

（3）血流动力学 急性左心功能衰竭时，肺毛细血管楔压（PCWP）、左心室舒张末期压（LVEDP）升高，心排出量（CO）、心脏指数（CI）、射血分数（EF）降低。其中PCWP 和 LVEDP 是监测左心功能的敏感指标。

（4）心电图 可确定心脏的节律，帮助确定急性心力衰竭的病因并评价心脏的负荷情况。

（5）超声心动图 可以评价衰竭心室的收缩功能和舒张功能变化的程度及心脏结构性改变，协助病因诊断；评价治疗效果等。

4. 社会心理状况 急性心力衰竭患者因起病急、病情重，可出现烦躁、恐惧及濒死感；家属因患者的病情其心理也会产生沉重的负担。

【护理问题】

1. 气体交换受损 与肺淤血、肺水肿有关。

2. 恐惧 与病情突发、严重呼吸困难、窒息等有关。

3. 活动无耐力 与心排血量下降有关。

4. 潜在并发症 洋地黄中毒、休克。

【护理目标】

（1）患者呼吸困难减轻或消失。

（2）患者情绪放松，表情恢复平静。

（3）患者活动耐力逐渐增加。

（4）不发生或及时发现、处理并发症。

知识链接

心功能分级

Ⅰ级 有心脏血管疾病，但日常活动量不受限制，一般活动不引起疲乏、心悸、呼吸困难或心绞痛。

Ⅱ级 体力活动量轻度受限，休息时无自觉症状，但平常一般活动可引起上述症状。

Ⅲ级 体力活动量明显受限，小于平时一般活动即引起上述症状。

Ⅳ级 任何活动均有症状，休息状态下也出现心衰症状，体力活动后加重。

【护理措施】

1. 一般护理 安置患者于重症监护室，并协助病人取坐位或半坐位，两腿下垂，必要时轮流结扎四肢，以利于呼吸和减少回心血量；注意给患者提供合适支撑物，以减少患者体力消耗；消除病人不安、恐惧、烦躁等情绪，减轻心脏负荷；给予低热量、低钠、高蛋白、高维生素及清淡易消化的饮食；加强皮肤、口腔黏膜的护理；同时应加强防护，防止坠床等意外。

2. 治疗配合

（1）吸氧 给予高流量吸氧，6～8L/min。常用20%～30%的酒精湿化氧气，降低肺泡内泡沫的表面张力，使泡沫破裂，以改善肺泡通气；为防止氧中毒，高浓度吸氧时间不宜过长；若 $PaO_2 < 60mmHg$ 时，应给予机械通气辅助呼吸，常采用呼气末正压通气（PEEP）。

（2）用药护理 ①吗啡：患者在使用吗啡时，应严密监测血压和呼吸的变化，防止呼吸抑制、血压下降等。②利尿剂：应注意伴发的低血钾症和低血容量。观察尿量的变化，严格记录出入量。③血管扩张药：严格控制输液速度并监测血压以调整剂量。使用硝普钠时应现配现用，避光滴注，连续使用不得超过24小时。④强心药：稀释后静脉缓慢注入，进行心电监护，密切观察心率、脉搏和尿量等。

考点提示

急性心力衰竭的急救护理措施。

3. 病情观察 严密观察患者的生命征、咳嗽咳痰、呼吸困难的程度、下肢有无水肿等。

4. 心理护理 加强与患者的沟通，及时了解患者的心理变化。抢救时护理人员应保持镇静、操作熟练，使患者产生信任感和安全感，并积极配合治疗。

5. 健康教育

（1）向患者及家属介绍急性心力衰竭的病因或诱因、并发症及自我护理的方法，积极采取预防和治疗措施。

（2）嘱患者在静脉输液前主动告知心脏病史，以便护士在输液时控制输液的量和速度。

（3）对患者进行饮食指导，使患者理解低盐、清淡、高蛋白、高维生素饮食的重要性。

（4）教会患者根据心功能合理安排工作，保持情绪稳定，注意保暖，避免感染尤其是呼吸道感染。

（5）指导患者及家属警惕急性心衰的早期表现，如患者出现突发严重呼吸困难、端坐呼吸、咳嗽、咳大量白色或粉红色泡沫痰等，应及时采取措施或立即送医院抢救。

（6）嘱患者定期门诊随访，根据病情及时调整药物剂量，尽早发现病情变化，尽早进行处理。

【护理评价】

（1）患者的活动耐受力是否逐步提高，能进行日常的生活与工作。

（2）呼吸困难是否缓解，发绀有无减轻，肺部啰音和哮鸣音是否消失，血气分析是否恢复正常。

（3）恐惧是否消除，情绪是否稳定。

扫码“学一学”

第二节　急性呼吸衰竭

案　例

患者，男，33岁。因“肺炎”入院，3小时前突然烦躁不安，神志恍惚，呼吸困难加重。体格检查：T 38℃，P 124次/分，R 36次/分，BP 120/65mmHg。呼吸急促，口唇紫绀，两肺底有细湿啰音。血气分析：PaO_2 58mmHg，$PaCO_2$ 72mmHg。

问题：

1. 该患者的护理问题有哪些？
2. 如何对本案例的患者实施急救？

呼吸衰竭（respiratory failure，RF）是由于各种原因引起的肺通气和（或）换气功能严重损害，以致不能进行有效的气体交换，导致缺氧和（或）二氧化碳潴留，从而出现一系列生理功能和代谢紊乱的临床综合征。

静息条件下呼吸大气压空气时，动脉血氧分压（PaO_2）< 60mmHg，伴或不伴二氧化碳分压（$PaCO_2$）> 50mmHg即为呼吸衰竭。呼吸衰竭有多种分类方法：根据二氧化碳是否升高，分为Ⅰ型（低氧血症，二氧化碳分压正常）和Ⅱ型呼吸衰竭（低氧血症伴二氧化碳潴留）；根据病程，分为急性和慢性呼吸衰竭。急性呼吸衰竭（acute respiratory failure，ARF）简称急性呼衰，其起病急骤，发展迅速，患者可在短期内由于缺氧而死亡。本节主要讨论急性呼吸衰竭。

（一）病因

1. 导致气管阻塞的疾病　急性病毒、细菌性感染或喉头水肿、烧伤、急性支气管哮喘发作、肿瘤或异物吸入等使气道阻力增加。

2. 胸壁胸廓疾病　大量胸腔积液、气胸、广泛胸膜肥厚粘连、胸廓畸形、外伤、手术等影响胸廓、肺的弹性和扩张，从而降低换气的有效性。

3. 肺实质疾病　重症肺炎、重症肺结核、肺间质纤维化、肺叶切除、肺栓塞、急性呼吸窘迫综合征（ARDS）等使有效的气体交换面积减少，出现缺氧或二氧化碳潴留。

考点提示

Ⅰ型、Ⅱ型呼吸衰竭的诊断标准。

4. 神经传导系统以及呼吸肌疾病　影响中枢神经系统的疾病如脑肿瘤、急性脑炎、颅脑外伤、脑血管疾病等；影响周围神经传导系统及呼吸肌的疾病有脊髓灰质炎、重症肌无力、高位颈髓损伤、抗胆碱酯酶药物中毒等。

（二）发病机制

1. 肺泡通气不足　正常空气中，健康成人约需4L/min的肺泡通气量才能保证有效的氧和二氧化碳交换维持血氧和二氧化碳分压正常。上述病因致使呼吸停止或呼吸肌无力，肺泡通气不足，妨碍正常氧气和二氧化碳的交换，从而降低呼吸功能。肺泡通气功能障碍的产生主要有两种原因：即因肺泡扩张受限引起的称为限制性通气功能障碍；因气道阻力增高引起者称为阻塞性通气功能障碍。

2. 肺通气血流比例失调（V/Q）　正常肺泡通气量（V）为4L/min，肺血流量（Q）

为 5L/min（即 V/Q 为 0.8）。如果通气/血流比例 >0.8 通气过度而血流量不足，为“有气无血”无效腔样效应；如果通气血流比例 <0.8，即有血流灌注而无通气，称为“有血无气”经过肺泡的血流未经过气体交换就进入肺静脉，形成分流效应。两者均影响气体交换。

3. 弥散功能障碍　肺泡内的气体与毛细血管中血液之间进行气体交换是一个物理弥散过程，气体弥散的速度取决于肺泡毛细血管膜两侧的气体分压差、膜的面积与厚度、气体的弥散能力等因素，其中气体的弥散能力与其分子量、溶解度有关。当上述疾病导致肺泡毛细血管膜面积减少、厚度增加，继而影响气体的弥散。由于二氧化碳的弥散力是氧气的 20 倍，所以弥散功能障碍首先引起低氧血症，只有当弥散功能严重受损时，才会影响二氧化碳的弥散，引起二氧化碳滞留。

【护理评估】

（一）健康史

了解患者有无基础疾病如重症肺炎、重症肺结核、肺气肿、重症哮喘、胸廓畸形、重症肌无力等病史；有无呼吸道感染、外伤、手术等诱因；了解生活环境及是否吸烟。

（二）身体状况评估

1. 症状

（1）呼吸困难　早期表现为呼吸频率加快，鼻翼扇动、呼吸急促、点头或提肩呼吸、可出现三凹征。缺氧严重或中枢神经和心血管系统功能发生障碍时，呼吸变浅、变慢，甚至停止呼吸。

（2）发绀　为缺氧的典型表现，可见患者口唇黏膜、甲床部位发绀。发绀的表现取决于缺氧的程度、血红蛋白量、心功能等因素的影响。一般氧饱和度低于 85%，即可观察到发绀（图 8－1）。

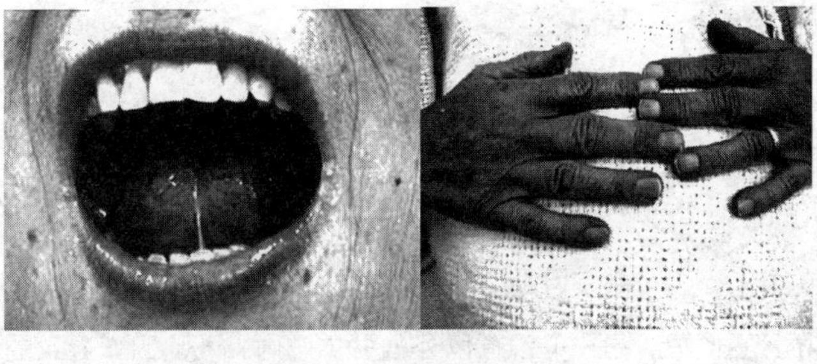

图 8－1　口唇及指甲发绀

（3）神经系统表现　严重缺氧可导致脑功能障碍，出现神志恍惚、烦躁、谵妄、抽搐、昏睡甚至死亡等症状；轻度二氧化碳潴留表现为兴奋症状，如失眠、烦躁、躁动等；严重二氧化碳潴留则出现中枢抑制，引起“肺性脑病”，出现神志淡漠、肌肉颤动、嗜睡甚至昏迷等症状。

（4）循环系统表现　轻度缺氧时，心率增快，血压升高；严重缺氧出现血压下降、心律失常、心室颤动甚至心跳骤停。此外，二氧化碳可使血管扩张，表现为皮肤温暖、潮湿多汗、脉搏洪大有力，严重二氧化碳潴留时血压下降。

> **考点提示**
>
> 呼吸困难是急性呼衰最早的临床表现；发绀是缺氧的典型表现。

（5）其他　缺氧和二氧化碳潴留对胃肠道、肝、肾功能均有影响，可引起消化道出血、转氨酶升高、蛋白尿、血尿素氮升高等，均为可逆性，可随呼吸衰竭的纠正而好转。

2. 辅助检查

（1）血气分析　是诊断呼吸衰竭的重要指标。因动脉血能反映肺泡气与肺循环密切配合的综合功能，故临床常取动脉血做血气分析。$PaO_2<60mmHg$ 时即可诊断为 Ⅰ 型呼衰，若同时伴有 $PaCO_2>50mmHg$，则为Ⅱ型呼衰。

（2）肺功能的监测　能判断通气功能障碍的性质及是否合并换气功能障碍，并通过通气和换气功能障碍的程度进行判断。而呼吸肌功能测试能够提示呼吸肌无力的原因和严重程度。

（3）胸部影像学检查　包括普通 X 线胸片、胸部 CT 和放射性核素肺通气/灌注扫描、肺血管造影。

3. 社会心理状况　由于受长期慢性基础疾病的折磨，加上病情突然加重，患者常出现恐惧、焦虑、绝望等心理。

【护理问题】

1. 气体交换受损　与气道不畅、有效肺组织减少有关。

2. 恐惧　与疾病危重、呼吸窘迫、失去自控能力等有关。

3. 清理呼吸道无效　与咳嗽无力、分泌物过多等有关。

4. 潜在并发症　感染、休克、消化道出血。

【护理目标】

（1）患者缺氧和二氧化碳潴留症状得到改善。

（2）患者紧张或焦虑感缓解。

（3）患者呼吸道保持畅通。

（4）无并发症的发生。

知识链接

急性呼吸窘迫综合征（ARDS）

是急性肺损伤的严重阶段，是由心源性以外的各种肺内外致病因素导致的急性、进行性呼吸衰竭。临床特点除原发病表现外，以呼吸急促、呼吸窘迫、顽固性低氧血症为特征。本病起病急骤，发展迅猛，如不及早诊治，死亡率高达 50% ~70% 。

ARDS 病因有肺内因素及肺外因素。肺内因素包括吸入胃内容物、毒气、烟尘及长时间吸入纯氧、各种严重肺炎、淹溺。肺外因素包括休克、败血症、严重的非胸部创伤及药物中毒等。治疗要点为积极治疗原发病，纠正低氧血症，机械通气以及调节体液平衡。一般需用面罩进行高浓度（>50%）给氧，应用鼻导管或面罩给氧很难达到效果，需及早应用机械通气，并需采用肺保护性通气。

【护理措施】

1. 一般护理　患者取半卧位或坐位，以利于呼吸和舒适体位；保持室内安静，温度适宜（室温 18 ~24℃，湿度 60% ~78%）备好各种抢救物品，如呼吸机、气管切开包、气管插管等；指导并协助患者进行呼吸和有效咳嗽、咳痰，及时清除呼吸道分泌物，保持呼吸道通畅；清醒的患者给予高热量、高蛋白、易消化饮食，昏迷者可采用胃肠外营养或静脉营养等营养支持。

2. 治疗配合

（1）氧疗护理 根据不同类型的呼衰、不同的病情决定氧浓度或氧流量，监测脉搏、氧饱和度、血气分析。记录吸氧方式（鼻导管、面罩等）、吸氧的时间及吸氧的浓度。对Ⅰ型呼衰患者采取高流量吸氧，但要严格控制吸氧时间，防止氧中毒；对Ⅱ型呼衰患者一般采用低流量吸氧，以免造成二氧化碳潴留。

（2）用药护理 对使用呼吸兴奋剂（如尼可刹米、洛贝林等）的患者必须保持呼吸道通畅，液体给药不宜过快。用药后，若出现恶心、呕吐、烦躁、面部抽搐等药物反应时，应及时与医生联系；对烦躁不安、夜间失眠的患者慎用镇静剂，以防引起呼吸抑制。对使用广谱抗生素的患者，须加强口腔护理，防止口腔真菌感染。

（3）机械通气患者的护理 上机前向患者及家属讲明呼吸机的功能及配合行为；记录上机时间、设置的参数，监测通气量，保持接口紧密，保证呼吸机正常运转并及时发现并防治机械通气的并发症；上机后加强人工气道的管理，如湿化、吸痰、换药、气囊充放气等，同时观察患者的反应，防止肺部感染和其他并发症。

3. 病情观察 ①观察缺氧及二氧化碳潴留的状况，如有无发绀、球结膜有无充血水肿、肺部有无啰音、观察神志和瞳孔的变化，警惕有无肺性脑病的表现；②监测体温、心率、脉搏、血压等生命体征，尤其是呼吸频率、节律和深度等；③其他如尿量、肾功能情况，有无腹胀、消化道出血、营养状况、电解质变化等。

4. 心理护理 经常巡视、了解和关心患者，特别是对建立人工气道和使用机械通气的病人。采用各项医疗护理措施前，向病人作简要说明，给患者安全感，取得患者信任和合作。指导患者应用放松技术、分散注意力。

5. 健康教育

（1）生活指导 劝告吸烟患者戒烟，避免吸入刺激性气体；改进膳食，增进营养，提高机体抵抗力。指导患者制定合理的活动与休息计划，劳逸结合，以维护心、肺功能状况。

（2）疾病知识指导 向患者及家属介绍疾病发生、发展与治疗、护理过程，与其共同制定长期防治计划。指导患者和家属学会合理家庭氧疗的方法以及注意事项。

（3）疾病预防指导 指导患者呼吸功能锻炼和耐寒锻炼，如缩唇呼吸、腹式呼吸及冷水洗脸等；教会患者有效咳嗽、咳痰、体位引流及拍背等方法。若病情变化，应及时就诊。

（4）用药指导 遵医嘱正确用药，了解药物的用法、用量和注意事项及不良反应等。

【护理评价】

（1）病人呼吸困难、发绀是否减轻。

（2）气道是否通畅，痰鸣音是否消失。

（3）焦虑、恐惧是否消除，情绪是否稳定。

（4）意识状态是否好转。

（5）PaO_2、$PaCO_2$等指标是否得到改善。

扫码“学一学”

第三节 急性肝衰竭

案 例

患者，女，47岁。因“反复发热，黄疸、腹痛4天”入院。住院后第4天突然出现烦躁不安，神志恍惚，黄疸加重，少尿、血压低。肝功能检查：ALT 494μmol/L，AST 640μmol/L，TB 278μmol/L，DB 48μmol/L。既往患慢性乙肝10年。

问题：

1. 该患者的护理问题有哪些？
2. 护理措施有哪些？

急性肝衰竭（acute liver failure，ALF）是由多种因素引起肝细胞大面积坏死或严重肝功能损害，出现以黄疸、腹水、肝性脑病和凝血功能障碍等为主要表现的一种临床综合征。包括暴发性肝衰竭（fulminant hepatic failure，FHF）和亚暴发性肝衰竭（subfulminant hepatic failure，SHF）。急性肝衰竭发病快，死亡率高（达60%～80%），近年来随着肝移植、人工肝等技术的发展，病死率有很大的下降。

（一）病因

1. 病毒性肝炎 是急性肝衰竭的常见原因。甲、乙、丙、丁、戊型肝炎病毒均可引起，在我国以乙型肝炎最为常见。

> **考点提示**
>
> 在我国引起急性肝衰竭的常见原因。

2. 肝疾病或外伤 肝癌合并肝硬化易并发急性肝衰竭，严重肝外伤、大范围肝切除、肝内胆管结石反复发作、妊娠急性脂肪肝等都可能发生急性肝衰竭。

3. 中毒 利福平、异烟肼、四环素、铅、酒精等均可引起严重的肝损害；误食毒菌也可引起急性肝衰竭。

（二）发病机制

急性肝衰竭的发病机制目前尚不清楚。不同原因引起急性肝衰竭的发病机制可能不同，甚至同一病因引起肝衰竭的不同阶段，其发病机制也有差异。可以是由于肝细胞的缺血缺氧（肝血管阻塞、休克）对肝细胞的毒性作用（如药物中毒）、免疫反应（如病毒性肝炎）以及有关的细胞因子和炎性介质（如肿瘤坏死因子、白介素、干扰素）等，造成肝细胞溶解破坏、肝坏死和肝功能障碍，引起一系列代谢紊乱。

【护理评估】

（一）健康史

了解患者有无肝炎后肝硬化、肝癌等病史。是否长期接触对肝脏有损害的毒物，有无严重的肝外伤、大范围的肝切除。

（二）身体状况评估

1. 症状及体征

（1）早期表现 起病急，进展快，缺乏特异性，表现为全身无力、恶心、呕吐和食欲减退等症状。

（2）黄疸　进行性加深，进展速度快。

（3）肝性脑病　部分学者认为是急性肝衰竭必备表现，可分为四期，早期为神经、精神改变，烦躁、谵妄、计算力与定向力障碍、抽搐、嗜睡，晚期出现昏迷，详细分期和表现见表8－1。

表8－1　肝性脑病临床分期

分期	主要症状	体征	脑电图
一期（前驱期）	轻度性格改变和行为失常	扑翼样震颤可引出	正常
二期（昏迷前期）	意识错乱、睡眠障碍、行为失常	扑翼样震颤。腱反射亢进，肌张力增高，锥体束征阳性	特征性异常
三期（昏睡期）	昏睡和精神错乱	扑翼样震颤。腱反射亢进，肌张力增高，锥体束征阳性	明显异常
四期（昏迷期）	浅昏迷、深昏迷	扑翼样震颤不能引出。浅昏迷时腱反射和肌张力增高，深昏迷时各种反射消失	明显异常

（4）凝血功能障碍　由于肝脏合成凝血因子和血小板减少，出血倾向明显，表现为皮肤、黏膜、内脏广泛出血，严重时可危及生命。

（5）脑水肿　大部分患者可出现脑水肿，与肝昏迷症状相似，表现为昏迷程度迅速加深、频繁抽搐、呼吸不规则、瞳孔异常变化、血压持续升高、视乳头水肿等。

（6）肝臭　呼气有特殊甜酸味（相似烂苹果味）。是由于含硫氨基酸在肠道经细菌分解生成硫醇增多，且不能被肝脏代谢而从呼吸道排出所致。

> **考点提示**
> 肝臭发生的原因。

（7）肝进行性缩小　提示肝脏有大面积坏死，并可出现肝臭、扑翼样震颤，为发生肝昏迷的先兆。

> **考点提示**
> 肝昏迷的先兆表现。

（8）肝肾综合征　急性肝衰竭引起的急性肾衰竭，患者出现少尿或无尿、氮质血症、酸中毒、高钾血症等表现，大多数为功能性。当急性肝衰竭经治疗改善后，肾衰竭会有好转。

2. 辅助检查

（1）肝炎病毒学检查　大部分患者可检测到肝炎病毒。

（2）肝功能　转氨酶升高和胆红素均迅速、明显升高，数日内胆红素升至171μmol/L或每日上升17μmol/L，当出现“酶胆分离”现象，即胆红素继续上升，转氨酶反而下降时，提示预后不良。同时可出现白球蛋白比例倒置，血氨升高等。

（3）血气分析　早期因通气过度呈呼吸性碱中毒，低钾可致代谢性碱中毒，肝肾综合征时出现代谢性酸中毒。

（4）血生化　①肾功能异常，如血尿素氮和肌酐升高。②电解质紊乱，如低钾、低钠、低钙、低镁等。③低血糖：空腹血糖 <2.22mmol/L。④血胆固醇降低：是因为肝细胞脂肪代谢障碍，不能正常合成胆固醇，当血胆固醇 <2 mmol/L 时预后不良。

（5）凝血功能检查　凝血酶原时间延长 >15 秒，血纤维蛋白原减少 <1.25g/L，血小板 $<50\times10^9$/L，血清胆碱酯酶活力 $<40\%$。

（6）脑电图　脑电图变化对本病诊断和预后均有一定意义。典型改变为节律变慢，有时可出现δ波。

3. 社会心理状况 急性肝衰竭起病急，病情重，患者可出现恐惧、抑郁、焦虑感；家属因患者的病情心理也会产生沉重的负担。

【护理问题】

1. 意识障碍 与血氨升高，干扰脑细胞能量代谢引起大脑功能紊乱有关。

2. 营养失调（低于机体需要量） 与肝功能衰竭、消化吸收障碍、限制蛋白质摄入有关。

3. 知识缺乏 缺乏预防肝性脑病的有关知识。

4. 潜在并发症 感染、出血、肝肾综合征等。

【护理目标】

（1）患者意识逐渐恢复正常。

（2）患者能遵循饮食计划，营养状况得到改善。

（3）不发生或及时发现、处理并发症。

知识链接

扑翼样震颤

也称肝震颤。嘱患者两臂平伸，肘关节固定，手掌向背侧伸展，手指分开时，可见到手向外侧偏斜，掌指关节、腕关节、甚至肘与肩关节的急促而不规则的扑击样抖动。

肝移植手术

是指通过手术植入一个健康的肝脏到患者体内，使终末期肝病患者肝功能得到良好恢复的一种外科治疗手段。按照供肝移植部位不同，可分为原位肝移植术和异位肝移植术。是治疗各种终末期肝病的有效方法，严重肝性脑病在肝移植后能得到显著改善。

【护理措施】

1. 一般护理 绝对卧床休息以减少体能消耗，降低肝脏负荷；定时翻身、叩背、吸痰，平卧，头偏向一侧，保持呼吸道通畅，注意观察口腔、肺部、胃肠道有无感染征象；有腹水者取半卧位；对烦躁患者加强防护；给予高糖、低脂、适量蛋白质、易消化饮食，保证供给足够的热量和维生素，避免进食粗糙、坚硬或刺激性食物，禁食增加肝脏解毒负荷的食物和药物；保持皮肤清洁卫生，水肿部位的皮肤防止受压和皮肤破损，可用海绵垫或棉垫垫起受压部位，并改善血液循环。皮肤瘙痒者应及时给予止痒处理，不得用手搔抓，以免感染。

2. 治疗配合

（1）腹水护理 对大量腹水的患者，采取半卧位，使横膈下降，增加肺活量，有利于呼吸；定期测量腹围，观察腹水情况；记录液体出入量和体重；限制每日的入水量，低盐或无盐饮食；使用利尿剂者注意监测电解质变化；腹水严重患者可酌情放腹水，一次放液量以不超过3000～5000ml为宜，同时补充白蛋白。

（2）昏迷护理 取平卧位，头偏向一侧，保持呼吸道通畅；做好口腔、皮肤的护理；可采用鼻饲流质喂食；尿潴留的患者给予留置导尿；给患者做肢体的被动运动，防止静脉血栓形成和肌肉萎缩。

（3）用药护理　遵医嘱用药，使用降氨药，患者尿少时少用钾剂；明显水肿和腹水时慎用钠剂；应用精氨酸时不宜与碱性药物配用；乳果糖在肠道产气多，应用时应从小剂量开始。

3. 病情观察　①观察生命体征及瞳孔变化，严密观察病情和意识的改变及性格、行为的异常，注意意识是否清楚，有无昏迷，观察黄疸的程度，是否进行性加深；②监测 24 小时的出入量并观察尿量的变化及尿的颜色和性质；③定期复查血氨、肝功能、肾功能、电解质、凝血功能和血气分析，发现异常及时协助医生进行处理。

4. 心理护理　介绍疾病相关的知识，消除患者思想顾虑，主动配合治疗；多关心体贴病人，指导其保持乐观情绪，消除恐惧心理，增强战胜疾病的信心；对清醒的患者告知该病的原因，提供情感支持。

5. 健康教育　①向患者及家属介绍急性肝衰竭的病因或诱因，积极采取预防和治疗措施；②指导患者和家属根据病情调整饮食，制定合理的饮食计划，不进食过量的蛋白质食物，避免进食粗糙、刺激性的食物；③指导患者按医嘱规定的剂量、用法服药，告知药物的主要不良反应及应对方法，并定期随访复诊，告知患者和家属出院后继续保肝治疗、定期复查肝功能，警惕急性肝衰竭的早期表现，做到早发现、早治疗。

【护理评价】

（1）患者意识是否恢复正常，生命体征是否平稳。

（2）患者是否能遵循饮食计划，营养状况有无改善。

（3）患者能否正确描述预防急性肝衰竭的相关知识。

第四节　急性肾衰竭

扫码“学一学”

案例

患者，男，16 岁。因左大腿枪击伤后，出现左下肢肿胀，疼痛 1 周，伴全身水肿，少尿 3 日，无尿 1 日入院。查体：T 38.8℃，P 125 次/分，R 30 次/分，BP 120/78mmHg。心、肺未见异常，腹水征阳性。左大腿内侧皮肤有 1 cm×1 cm 破损，有红色分泌物，大腿明显肿胀压痛，尿呈茶色。辅助检查：血尿素氮 40.0 mmol/L，血肌酐 540.0 μmol/L，血钾 5.9 mmol/L，血钠 145mmol/L。

问题：

1. 该患者的护理问题有哪些？
2. 有哪些相关的护理措施？

急性肾衰竭（acute renal failure，ARF）是由于各种原因引起的肾功能在短时间（数小时至数天）内突然下降而出现的临床综合征。主要表现为代谢产物潴留，水、电解质和酸碱平衡失调及全身各系统并发症。若及时预防、早期诊断和救治，ARF 大多数是可逆的，仅有部分病情严重的将转为慢性肾衰竭。

（一）病因

1. 肾前性急性肾衰竭　主要是由各种原因引起的血容量减少、有效动脉血容量减少和肾血流灌注不足而导致急性肾功能损害。主要原因如下。①急性血容量不足：各种休克，如出血性、感染性和过敏性休克，各种原因引起的大出血等；②心排血量急骤减少：如充血性心力衰竭、急性心肌梗死、严重心律失常等；③严重感染性疾病：如脓毒症、细菌性败血症、中毒性菌痢等。如能及时去除病因，肾功能可迅速恢复。

2. 肾性急性肾衰竭 由各种肾实质性疾病或肾前性肾衰竭发展而来。其中急性肾小管坏死是ARF的常见原因，主要引起肾毒素和肾缺血。肾毒素主要是使用肾毒性药物、重金属中毒、异常输血等所致；肾缺血主要是肾前性的因素持续存在或加重引起肾实质的损害。另外，各型急进性肾小球肾炎、急性弥漫性狼疮性肾炎、急性肾间质炎症、严重高钙血症、高尿酸血症等也会造成肾小球和肾小血管疾病，最终导致肾功能损害。

3. 肾后性急性肾衰竭 各种原因引起的急性尿路梗阻所致的肾功能损害。可见于结石、血块、肿瘤、前列腺肥大、坏死肾组织等引起的尿路梗阻，以及输尿管外肿瘤压迫、纤维组织粘连引起的梗阻。如能及时纠正，肾功能有望得到恢复。

（二）发病机制

急性肾衰竭发病机制尚未完全明了，可能与以下因素有关。

1. 肾血流动力学异常 由于肾缺氧、缺血等因素作用，通过一些血管活性物质，使肾血流量下降及肾内血管收缩，肾内血流重新分布，表现为肾皮质血流量减少、肾髓质充血，肾小球滤过率进一步下降。

2. 肾小管上皮细胞代谢障碍 细胞缺血缺氧使ATP减少，细胞内外离子转运发生障碍，细胞损害的酶被激活及细胞骨架蛋白破坏，导致细胞水肿，胞浆中钙离子蓄积，细胞功能障碍和死亡。

3. 肾小管损伤学说 肾小管损伤严重时，上皮细胞变性坏死和脱落，在管腔中形成管型，管腔被堵塞，压力升高，加剧了已有的肾间质水肿，加重肾缺血，降低肾小球滤过率。

【护理评估】

（一）健康史

详细询问患者有无大出血、心力衰竭、休克及严重脱水等病史；有无严重创伤、大面积烧伤、急性溶血、脓毒病、肾间质或肾实质病变等疾病；有无肾结石、尿路结石及双侧肾盂积水、前列腺增生等疾病。

（二）身体状况评估

1. 症状 ARF的典型临床经过可分为少尿期（或无尿期）、多尿期和恢复期。

> **考点提示**
>
> ARF少尿期病人的“三高三低二中毒”。

（1）少尿期（或无尿期） 病情严重，是病程的主要阶段。表现为少尿（每日尿量少于400ml，或每小时尿量少于17ml），或无尿（每日尿量少于100ml），一般为7～14天，持续时间越长，病情越重。主要表现如下。①水电解质和酸碱平衡失调：主要表现为“三高三低二中毒”，即高钾血症、高镁血症、高磷血症、低钙血症、低钠血症、低氯血症、水中毒及代谢性酸中毒。其中高钾血症是最危险的并发症，严重者可导致心脏骤停。②氮质血症：血尿素氮、肌酐明显升高。出现头痛、烦躁、恶心、呕吐等，重者嗜睡、昏迷，甚至死亡。③消化系统：是最早出现的症状，如厌食、恶心、呕吐、腹胀、消化道出血等。④呼吸系统：肺部感染、呼吸困难、咳嗽、胸痛等。⑤循环系统：尿少、体液过多及电解质紊乱可出现高血压、心律失常、心力衰竭等。⑥神经系统：可因神经毒素潴留、脑水肿而出现神志模糊、抽搐、昏迷等症状。⑦血液系统：贫血、血小板质量下降，各种凝血因子缺乏，有严重的出血倾向。⑧其他：常合并感染，是主要死亡原因之一。

（2）多尿期　当尿量 >400ml/24h 时，即进入多尿期，通常持续 1～3 周，尿量可达 3000ml/24h，有时高达 5000～7000ml/24h。患者可能出现脱水、血压下降，血尿素氮、肌酐可进一步升高，并可能出现感染、其他脏器功能衰竭等并发症。

（3）恢复期　多尿期之后，血肌酐、尿素氮逐渐下降，尿素氮稳定后即进入恢复期。肾功能恢复正常需 3 个月到 1 年，部分患者可演变为慢性肾功能不全。

2. 辅助检查

（1）血液检查　可有贫血，血肌酐每日升高 $\geq 44.2\mu$mol/L，血 BUN 每日升高 $\geq$ 3.6mmol/L；血钾、血磷、血镁升高，血钠、血钙、血氯降低，血 pH 值降低。

（2）尿液检查　尿液外观多混浊，尿中常含蛋白、管型等。尿比重降低且固定，多在 1.015 以下。

（3）影像学检查　主要用于诊断肾后性 ARF，常用的有尿路超声显像、CT、X 线或放射性核素检查、肾血管造影等。

（4）肾穿刺　通常用于无明确致病原因、临床表现不典型，难以确定治疗方案的肾实质性急性肾衰竭。

3. 社会心理状况　因起病急，病情危重，会使患者产生对于死亡和失去工作的恐惧，昂贵的医疗费用又会进一步加重患者及家属的心理负担，产生抑郁和悲观，甚至绝望的心理。

【护理问题】

1. 排尿异常　与急性肾功能受损有关。

2. 营养失调（低于机体需要量）　与食欲减退、低蛋白质饮食及透析等因素有关。

3. 有感染的危险　与贫血、营养不良、机体抵抗力下降等有关。

4. 有皮肤完整性受损的危险　与体液过多、抵抗力下降有关。

5. 恐惧　与肾功能急剧恶化、病情危重有关。

6. 潜在并发症　感染、高钾血症、水中毒、脑水肿、心律失常、多脏器功能衰竭等。

【护理目标】

（1）患者排尿恢复正常。

（2）患者食欲改善，有足够的营养物质摄入，营养状况好转。

（3）水肿减轻或消退，无皮肤受损；无感染发生。

（4）患者情绪稳定，恐惧心理得到有效缓解。

（5）不发生或及时发现、处理并发症。

【护理措施】

1. 一般护理　绝对卧床休息以减轻肾脏的负担，下肢水肿患者抬高下肢，对意识障碍者加床护栏；能进食者给予高热量、高维生素、适量蛋白、低钾、低钠饮食，不能进食者，可用鼻饲或静脉补充营养物质，少尿期患者严格记录 24 小时出入液量，坚持“量出为入”

的原则补充入液量。恢复期病人应多饮水或遵医嘱及时补液和补充钾、钠等，防止脱水、低钾和低钠血症的发生；注意个人卫生，保持皮肤清洁。对卧床及身体虚弱患者，应定时翻身，防止压疮和肺部感染，加强口腔护理。

2. 治疗配合

（1）血液透析患者的护理　①告知患者及家属血液透析治疗的目的、并发症及注意事项。解除患者顾虑，同时监测生命体征、意识、体重等；②透析中严格无菌操作，妥善固定血管通路，穿刺部位每天换药，动静脉导管端用无菌纱布包裹；③合理调节透析机参数，观察设备各部位运转是否正常等，交待患者透析后注意事项。

（2）腹膜透析患者的护理　①患者取仰卧位或半坐卧，术前给患者做好透析的准备工作，透析液注入腹腔前加温至37.0℃；②透析过程中严格无菌操作，加强透析管口处观察与评估，做好透析管的护理，防止牵拉或扭曲；③准确填写透析记录，记录透析液进出量及时间，观察透析液的颜色；④保持透析管引流通畅，观察局部有无渗液渗血；⑤观察患者有无腹膜炎、腹膜管外口和隧道感染、腹腔出血等并发症的发生。

（3）用药护理　遵医嘱用药，选择对肾毒性或毒性低的抗生素；高钾血症是临床危急表现，应密切监测血钾的浓度，当血钾超过6.5mmol/L，心电图表现为QRS波增宽等明显变化时，可使用10%葡萄糖酸钙，稀释后缓慢静注（不少于5分钟），禁止与碱性药物同时使用。此外，高钾血症患者禁用库存血，限制摄入含钾高的食物，停用含钾药物，并及时纠正酸中毒。

3. 病情观察　①密切观察患者有无急性肾衰竭的全身并发症；②有无恶心、呕吐、四肢麻木、烦躁、胸闷、心率减慢及心律不齐等高钾血症表现；③有无深长呼吸、恶心、呕吐、疲乏及嗜睡等酸中毒表现；④有无水肿、体重增加、高血压及乏力、疲倦、意识障碍及抽搐等水潴留和低钠血症表现；⑤监测患者生命体征、尿量、血尿素氮、血肌酐及血电解质的变化，发现异常，及时报告医师。

4. 心理护理　加强与患者的沟通，在精神上给予患者安慰和支持，通过介绍治疗进展信息，解除患者恐惧心理，增加患者康复的信心，争取患者能积极配合治疗；通过与社会机构的联系，为患者和家属争取社会的经济支持，解除患者的经济忧患；加强护理，使患者具有安全感、信赖感和良好的心理状态。

5. 健康教育　①积极治疗引起急性肾衰竭的原发病。②禁用库存血，避免感染、手术和外伤，避免接触肾毒物质等。③学会自测尿量、体重。④教会患者识别心力衰竭、高钾血症及代谢性酸中毒的表现，定期随访，监测肾功能、电解质等。⑤严格掌握用药指针，慎用氨基糖苷类抗生素。⑥指导患者合理安排活动和休息，劳逸结合，防止劳累。⑦严格遵守饮食计划，加强营养，避免发生负氮平衡，注意个人清洁卫生，避免感冒。

> **考点提示**
> ARF病人的健康教育。

【护理评价】

（1）患者是否有足够的营养物质摄入，营养是否均衡。

（2）水肿是否消退、皮肤是否保持完整。

（3）有无感染发生；恐惧心理是否得到有效缓解。

知识链接

血液透析

是急性肾衰竭患者肾脏替代治疗方式之一。它通过将体内血液引流至体外，经一个由无数根空心纤维组成的透析器中，血液与含机体浓度相似的电解质溶液（透析液）在一根根空心纤维内外，通过扩散、对流、吸附清除毒素，通过超滤和渗透清除体内潴留的水分；同时可补充需要的物质，纠正水、电解质和酸碱平衡失调。

腹膜透析

是利用腹膜作为透析膜，把灌入腹腔的透析液与血液分开，腹膜具有面积大、毛细血管丰富等特点，浸泡在透析液中的腹膜毛细血管腔内的血液与透析液进行广泛的物质交换，以达到清除体内代谢产物和毒物，纠正水电解质、酸碱平衡失调的目的。在腹膜透析中，溶质的清除主要是通过弥散和对流，水分的清除主要靠提高渗透压进行超滤。

第五节　多器官功能障碍综合征

扫码"学一学"

案例

患者，男性，52岁。因"神志不清、黑便1天"入院。入院前无明显诱因出现神志不清，大小便失禁；呕吐鲜红色血约700ml，伴出冷汗。患者既往有乙型肝炎后肝硬化12年病史，曾多次住院治疗。入院后迅速补液扩容、止血等处理。血压恢复至80/60mmHg，但尿少，体温升高。次日突发心跳、呼吸停止，抢救无效死亡。

问题：

1. 该患者的主要护理问题有哪些？
2. 患者死亡的原因主要是什么？

多器官功能障碍综合征（multiple organ dysfunction syndrome，MODS）是指当机体受到严重休克、创伤及大手术、严重感染、心跳骤停等打击后，两个或两个以上器官发生序贯性急性功能衰竭或衰竭的临床综合征。本综合征在概念上强调：①原发致病因素是急性的，且较严重，不能将慢性疾病器官退化失代偿时归属于MODS；②致病因素与发生MODS必须间隔一定时间（>24小时），常呈序贯性器官受累；③器官功能障碍是可逆性，一旦发病机制阻断，及时救治器官功能可望恢复。MODS病死率可高达60%，四个以上器官受损几乎100%死亡，故是当前危重病医学中一个复杂棘手难题，同时也是导致重症患者死亡的主要因素之一。

考点提示

MODS的定义。

（一）病因及临床分型

1. 病因

（1）组织损伤　如严重创伤、大手术、冻伤、挤压伤、大面积深部烧伤等都可能出现急性 MODS。

（2）感染　为主要病因，尤其脓毒症、腹腔感染、急性坏死性胰腺炎、重症肺炎等可诱发心、肺、肝、肾等重要器官衰竭。

（3）休克　各种休克可导致组织灌注不良，缺血缺氧均可引起 MODS。

（4）心脏、呼吸骤停后造成各脏器缺血、缺氧，而复苏后又可引起“再灌注”损伤，同样可诱发 MODS。

（5）过量输液、大量输血、长期大剂量激素及滥用抗生素等均可导致 MODS。

2. 临床分型　①一期速发型是指原发急症发病 24 小时后有两个或更多的器官系统同时发生障碍，如 ARDS + ARF、ARDS + ARF + AHF。②二期迟发型是指先发生一个重要系统或器官的功能障碍，经过一段近似稳定的维持时间，继而发生更多的器官系统功能障碍。

（二）发病机制

目前尚未完全阐明。病因不同、发病机制也有差异。但往往多种发病机制共同存在并相互作用，促使 MODS 的发生。目前主要的学说有以下几种。

（1）缺血再灌注和自由基学说　当心脏骤停、休克发生时器官缺血，血液对器官产生“缺血再灌注”，随之而来细胞线粒体内呼吸链受损氧自由基泄漏，中性粒细胞激活后产生大量氧自由基，此外“再灌注”时将次黄嘌呤经黄嘌呤氧化酶作用分解为尿酸，在此过程中生成大量氧自由基和毒性氧代谢物。继而造成细胞膜或细胞内膜脂质过氧化引起细胞损伤。当细胞蛋白质受自由基攻击表现膜流体性丧失，继而细胞器或整个细胞破坏，引起 Ca^{2+} 内流，细胞进一步损伤。

（2）炎症失控学说　创伤后机体产生大量刺激物（如氧自由基、细菌、内毒素、坏死细胞等）使机体中的炎症细胞或参与免疫反应的细胞（如中性粒细胞、淋巴细胞、单核－巨噬细胞等）释放大量化学介质和生物活性物质。这些炎症介质直接作用于呼吸、循环、凝血等系统，从而攻击和破坏靶物质，并使机体出现全身炎症反应，它是机体的重要防御反应，但如果炎症持续发展甚至失控，就会损伤自身细胞。从而导致全身内环境紊乱，最后形成 MODS。

（3）肠道动力学说　肠道是机体最大的细菌和毒素库，在感染、创伤或休克发生时，肠道对缺血缺氧很敏感，在短期内就会造成肠上皮细胞损伤，破坏肠道的屏障功能，肠道内细菌和内毒素趁机进入机体内，形成肠源性菌血症和脓毒症，从而激活肠道及相关的免疫炎症细胞，导致大量炎症介质的释放，参与 MODS 的发病。

（4）二次打击学说　早期的严重中毒、创伤、休克等致病因素为第一次打击，此时机体的炎性细胞被激化而处于一种“激发状态”，如存在感染等第二次打击，不管其强度如何，亦可使处于“激发状态”的炎性细胞大量释放炎性介质和细胞因子，形成“瀑布样”反应。这种失控的炎症反应不断发展，直至导致组织细胞损伤和器官功能衰竭。

（5）基因诱导假说　缺血－再灌注和全身异症反应综合征能促进应激基因的表达，可通过热休克反应、氧化应激反应、紫外线反应等促进创伤、休克、感染、炎症等应激反应，细胞功能受损导致 MODS 发生。细胞凋亡则相关基因表达增强，启动细胞内固有程序所执行的细胞“自杀”过程，表现为细胞肿胀、破裂、内容物溢出并造成相邻组织炎症反应。

知识链接

全身炎症反应综合征（SIRS）的诊断

（1）体温 $>38℃$ 或 $<36℃$。

（2）心率 >90 次/分。

（3）呼吸 >20 次/分或 $PaCO_2<32mmHg$。

（4）血象：白细胞 $>12\times10^9/L$ 或 $<4\times10^9/L$，或不成熟白细胞 $>10\%$；符合以上两项或两项以上即可诊断。

【护理评估】

（一）健康史

详细询问患者有无各种感染引起的脓毒血症、败血症等病史；有无严重创伤、大面积烧伤、冻伤、大手术等；是否属于各种原因导致的休克和心跳骤停复苏后。

（二）身体状况评估

1. 症状　MODS 的演变常为序贯性变化，多以某一器官开始，以后其他器官发生病变，呈多米诺效应（Domino effect）。最常见的器官是肺。其次是肾、肝、心、中枢神经系统，胃肠、免疫反应及凝血系统。

MODS 的临床表现个体差异很大，一般情况下，MODS 病程 14～21 天，并经历 4 个阶段，包括休克、复苏、高分解代谢状态和器官衰竭阶段。每个阶段都有典型的临床特征且发展速度极快，患者可能死于 MODS 的任一阶段。MODS 的临床分期和特征见表 8－2。

表 8－2　MODS 的临床分期和特征

器官/系统	第 1 阶段	第 2 阶段	第 3 阶段	第 4 阶段
一般情况	正常或轻度烦躁	急性病容，烦躁	一般情况差	濒死感
呼吸系统	轻度呼吸性碱中毒	呼吸急促，呼吸性碱中毒，低氧血症	严重低氧血症，ARDS	高碳酸血症，气压伤
循环系统	容量需要增加	高动力状态，容量依赖	休克，心输出量下降，水肿	血管活性药物维持血压，水肿，SvO_2 下降
血液系统	正常或轻度异常	血小板降低，白细胞增多或减少	凝血功能异常	不能纠正的凝血障碍
中枢系统	意识模糊	嗜睡	昏迷	昏迷
肾脏	少尿	肌酐清除率下降，轻度氮质血症	氮质血症，有血液透析指征	少尿，血透时循环不稳定
肝脏	正常或轻度胆汁淤积	高胆红素血症，PT 延长	临床黄疸	转氨酶升高，严重黄疸
胃肠道	胀气	不能耐受食物	肠梗阻，应激性溃疡	腹泻，缺血性肠炎
代谢	高血糖，胰岛素需要量增加	高分解代谢	代谢性酸中毒，高血糖	骨骼肌萎缩，乳酸酸中毒

2. 辅助检查　除 ICU 常规的血液动力学、呼吸功能、肝功能、肾功能、凝血功能等功能监测外，还应该注意氧代谢和组织氧合、动脉乳酸。胃肠黏膜内 pH 值等的监测，对发现 MODS 很重要，尤其是临床表现早期不明显的病症更为重要。

3. 社会心理状况　因起病急，病情复杂且危重，会使患者产生对于死亡的恐惧，昂贵的医疗费用又会进一步加重患者及家属的心理负担，产生抑郁和悲观，甚至绝望的心理。

【护理问题】

1. 气体交换受损 与微血管通透性增加、肺水肿、肺淤血有关。

2. 组织灌注不足 与心排血量减少、有效循环血量不足有关。

3. 营养失调（低于机体需要量） 与摄入不足及机体持续高代谢状态等有关。

4. 生活自理缺陷 与病情重、意识障碍有关。

5. 恐惧 与病情危重、担心预后与医疗费用有关。

6. 潜在并发症 感染、肺水肿、心律失常等。

【护理目标】

（1）患者呼吸困难减轻或消失。

（2）有效循环量增加，组织灌注情况良好。

（3）病人食欲改善，有足够的营养物质摄入，营养状况好转。

（4）生活自理能力逐渐提高。

（5）患者情绪稳定，恐惧心理得到有效缓解。

（6）不发生或及时发现、处理并发症。

【护理措施】

1. 一般护理 加强病房管理，保持室内适宜的温湿度及空气流通；严格进行无菌操作，预防交叉感染；定时翻身、拍背、引流，加强口腔护理，防止压疮和肺部感染；注意保护好各种管道，防止管道的堵塞、滑脱或自行拔出；合理调配膳食，保证患者营养摄入，提高机体的免疫力。

2. 治疗配合

（1）各系统、器官功能的护理 ①对心功能不全的患者控制好输液的量、速度，熟练掌握各种心律失常的抢救；②加强气道湿化和吸痰，正确使用呼吸机，保持呼吸道通畅；③少用或慎用经肾排出的药物，少尿期严格控制输液量，做好透析的护理；④加强颅内压的监护，及时纠正休克，维持血压的稳定；⑤监测肝脏、凝血功能的变化；⑥观察患者呕吐物或胃肠引流物的性状，保证每日排便，必要时清洁灌肠。

（2）用药护理 遵医嘱用药，使用血管活性药物如多巴胺时，其不良反应有胸痛、呼吸困难、心律失常、手足疼痛、局部坏死或坏疽等，应加强监护；使用蛋白抑制剂主要有恶心、呕吐、腹泻及注射部位疼痛、发红、皮疹等不良反应，偶有过敏。过敏时应立即停药并通知医生；皮质激素类的不良反应有厌食、头痛、嗜睡，长期使用还可出现胃溃疡、骨质疏松、肌肉萎缩及诱发感染等，因此应密切观察。

> **考点提示**
>
> MODS 的用药护理。

3. 病情观察 ①密切观察患者心率、心律、心电图，做好心电监护。②注意观察患者意识状况及昏迷程度，昏迷患者给予格拉斯哥评分。③注意尿量、尿比重、酸碱度和血尿素氮、肌酐及血电解质的变化，警惕非少尿性肾衰竭。④密切观察患者的生命体征、中心静脉压及周围血管充盈度等，动态监测心脏、肺和肾等重要脏器功能的变化，发现异常，及时报告医师。

4. 心理护理 MODS 的患者大多数病情严重，抢救措施多，加上各种仪器的使用，患者及家属会产生焦虑、恐惧和烦躁不安的情绪，因此护士应加强与患者的沟通，及时了解他们的想法和需求，争取患者能积极配合治疗，帮助患者树立战胜疾病的信心。

5. 健康教育 ①积极预防和治疗 MODS。②尽量减少或避免诱发因素，指导患者学会自我控制，保持情绪稳定。③严格遵守饮食计划，加强营养，避免发生负氮平衡；注意个人清洁卫生，避免感冒。④叮嘱患者按时服药，定期复查，发现异常及时就医。

【护理评价】

（1）患者是否有足够的营养物质摄入，营养是否均衡，营养状况是否得到改善。

（2）心、脑、肾、肝、肺功能的各项指标是否恢复正常。

（3）有无感染发生。

知识链接

格拉斯哥评分

昏迷指数，是医学上评估病人昏迷程度的指标，现今用的最广的是格拉斯哥昏迷指数。评估方法：有睁眼反应、语言反应和肢体运动三个方面，三个方面的分数加总即为昏迷指数。

睁眼反应。4 分：自然睁眼。靠近患者时，患者能自主睁眼，术者不应说话、不应接触患者。3 分：呼唤会睁眼。正常音量呼叫患者，或高音量呼叫，不能接触患者。2 分：有刺激或痛处会睁眼 先轻拍或摇晃患者，无反应后予强刺激，如以笔尖刺激患者第 2 或第 3 指外侧，并在 10 秒内增加刺激至最大，强刺激睁眼评 2 分，若仅皱眉、闭眼、痛苦表情，不能评 2 分。1 分：对于刺激无反应。C 分：如因眼肿、骨折等不能睁眼，应以“C”表示。

语言反应。5 分：说话有条理。定向能力正确，能清晰表达自己的名字、居住城市或当前所在地点、当年年份和月份。4 分：可应答，但有答非所问的情形。定向能力障碍，有答错情况。3 分：可说出单字。完全不能进行对话，只能说简短句或单个字。2 分：可发出声音。对疼痛刺激仅能发出无意义叫声。1 分：无任何反应。T 分：因气管插管或切开而无法正常发声，以“T”表示。D 分：平素有言语障碍史，以“D”表示。

肢体运动。6 分：可依指令动作。按指令完成两次不同的动作。5 分：施以刺激时，可定位出疼痛位置。予疼痛刺激时，患者能移动肢体尝试去除刺激。疼痛刺激以压眶上神经为金标准。4 分：对疼痛刺激有反应，肢体会回缩。3 分：对疼痛刺激有反应，肢体会弯曲。呈“去皮质强直”姿势。2 分：对疼痛刺激有反应，肢体会伸直呈“去脑强直”姿势。1 分：无任何反应。

思考题

1. 何谓急性心力衰竭？其诱因有哪些？如何对病人进行急救？
2. 说出急性呼吸衰竭的诊断标准，简述其护理要点。
3. 何谓急性肝衰竭？简述肝性脑病的临床分期，说出急性肝衰竭的护理要点。
4. 简述急性肾衰竭的病因，说出其少尿期的临床表现及病人的护理措施。
5. 简述多器官功能障碍综合征的发病机制、护理要点。

（张 荣）

扫码“练一练”

第九章

急性中毒

学习目标

1. **掌握** 中毒病人的救治原则和护理；有机磷杀虫药中毒、急性一氧化碳中毒、镇静催眠药中毒、乙醇中毒的病情评估、救治与护理。
2. **熟悉** 中毒病人的病情评估。
3. **了解** 有机磷杀虫药中毒、急性一氧化碳中毒、镇静催眠药中毒、乙醇中毒的病因及中毒机制。

某些物质接触人体或进入人体后，在一定条件下，与体液、组织相互作用，损害组织，破坏神经及体液的调节功能，使正常生理功能产生严重障碍，引起一系列症状体征，称为中毒（poisoning）。引起中毒的外来物质称为毒物。根据来源和用途将毒物分为工业性毒物、药物、农药和有毒动植物。根据其发生发展过程可分为急性中毒、亚急性中毒和慢性中毒。

急性中毒起病急，发展快，变化迅速，是临床常见的急症，如抢救不及时，有可能会危及生命。

扫码“学一学”

第一节　急性中毒总论

一、毒物的体内过程

1. 吸收 毒物主要经呼吸道、消化道、皮肤黏膜三条途径进入人体。气态、烟雾态和气溶胶态的物质大多经呼吸道进入人体，这是毒物进入人体最方便、最迅速，也是毒性作用发挥最快的一种途径。毒物经过消化道的吸收中毒，多见于饮用或食用被毒物污染的食物或水，也有误服或自服毒物所致。皮肤是人体的天然保护屏障，一般经皮肤组织吸收的毒物很少，而且其吸收速度也很慢，但脂溶性毒物可经皮肤或黏膜吸收而引起中毒。

2. 代谢 毒物被吸收后进入血液，迅速分布于全身。毒物主要在肝脏通过氧化、还原、水解、结合等途径进行代谢。大多数毒物经代谢后毒性降低，但少数毒物经代谢后毒性反而增加，如对硫磷（1605）氧化成对氧磷，其毒性可增数百倍。

3. 排泄 大多数毒物主要是经肾脏排出，一些挥发性物质可经呼吸道排出，也有一些物质可经消化道排出。少数毒物经皮肤、汗腺、乳腺、胆道等排出。

二、病因及中毒机制

（一）病因

1. 生活性中毒 误食、意外接触有毒物质、用药过量、自杀或谋害都会引起中毒。

2. 医源性中毒 诊断或治疗时用错药物、剂量过大或给药方法错误等都会引起中毒。

3. 生产性中毒 在生产、运输、保管或使用过程中，与毒物接触发生的中毒。

（二）中毒机制

1. 局部刺激、腐蚀作用 强酸、强碱可吸收组织中的水分，并与蛋白质或脂肪结合，使细胞变性、坏死。

2. 缺氧 刺激性气体以及窒息性气体均可引起缺氧。

3. 抑制酶的活性 多数毒物通过抑制酶的活性而产生毒性作用，如有机磷杀虫药抑制胆碱酯酶，氰化物抑制细胞色素氧化酶等。

4. 麻醉作用 如有机溶剂和吸入性麻醉剂可通过血脑屏障，作用于中枢神经系统，抑制脑功能。

5. 干扰细胞膜的生理功能 四氯化碳经代谢产生自由基，自由基作用于肝细胞膜中脂肪酸，产生过氧化物，由此导致线粒体和内质网变性，肝细胞死亡。

6. 竞争受体 如阿托品过量使用时通过竞争性阻断毒蕈碱受体产生毒性作用。

三、病情评估

1. 病史 详细询问职业史和中毒史。职业史包括工种、接触毒物的种类、时间、数量、中毒途径及发病情况等。如怀疑食物中毒者，应询问进餐情况、进餐时间和同时进餐者有无相同症状，并收集剩余食物送检。对生活性中毒，如怀疑有服毒的可能性时，要了解病人的生活情况、精神状态及长期服用药物的种类、剂量、时间等。此外，还需对中毒患者的基本情况有一定的了解，如患者年龄、体重、既往病史、吸烟史、服药情况、是否有遗传性疾病等相关情况。

2. 临床表现 见表9－1。

表9－1 急性中毒常见临床表现

主要症状	临床表现
皮肤黏膜症状	皮肤烧灼伤、大汗、潮湿、皮肤颜色改变（包括变黑、紫绀、潮红）
眼部症状	视力障碍、瞳孔改变（包括瞳孔扩大、瞳孔缩小）、眼部器官损害
呼吸系统症状	异常呼吸气味、呼吸道刺激症状（如咳嗽、咽痛、分泌物增多、声嘶等，重者可出现肺水肿以及急性呼吸窘迫症状）、呼吸频率的改变（包括呼吸加快，如甲醇、水杨酸等毒物中毒，呼吸减慢，如催眠药、吗啡、地西泮等中毒）
神经系统及精神症状	程度不等的意识障碍、瘫痪、谵妄、惊厥、精神失常、肌纤维震颤等
循环系统症状	心律失常（常见于洋地黄、阿托品、乌头、夹竹桃等中毒）、休克（常见于奎宁、奎尼丁中毒引起的血管源性休克及青霉素过敏引起的休克等）、心脏骤停（常见于洋地黄、奎尼丁、河豚等中毒）
泌尿系统症状	肾小管坏死（常见于四氯化碳、升汞等中毒）、肾缺血（引起休克的毒物可出现肾缺血）、肾小管堵塞（磺胺结晶、砷化氢中毒可引起肾小管堵塞）
消化系统症状	口腔炎、呕吐、腹泻、腹绞痛、急性胃炎、肝脏受损
血液系统症状	白细胞减少（常见于氯霉素、苯、抗肿瘤药等中毒）、贫血（常见于苯胺、硝基苯等中毒）、出血（常见于氯霉素、阿司匹林、肝素、水杨酸类等中毒）

3. 实验室检查

（1）毒物监测　有助于确定中毒物质和估计中毒的严重程度。可以从容器、剩余毒物、可疑食物、水、中毒者的呕吐物、大便、尿液中检测出毒物。

（2）其他检查　血尿便常规、血清电解质、血气分析等检查。

四、救治原则

（一）立即终止接触毒物

毒物由呼吸道侵入时，要迅速离开现场，加强通风；对于体表污染者应立即脱去污染衣物，对接触部位进行严格的彻底清洗；食入性毒物应停止服用。

（二）清除胃肠道内尚未吸收的毒物

在抢救口服摄入毒物者时，除非毒物和病人的情况不允许，否则应尽量清除所有摄入胃肠道内的毒物。常用的方法有催吐、洗胃、导泻等。早期清除毒物可使病情改善，愈早、愈彻底愈好。

1. 催吐　对于病人神志清醒且能合作的中毒病人，只要胃内尚有毒物存留，立即采取催吐措施。

（1）方法　可让患者先饮用适量温水，然后用压舌板、匙柄、羽毛或手指等刺激咽后壁或舌根诱发呕吐，如此反复进行，直至胃内容物完全呕出为止；也可以使用吐根糖 10 ~ 20ml，以少量水送服，或是皮下注射阿扑吗啡等进行催吐。

（2）注意事项　①催吐时，病人应头部放低，且偏向一侧，以防误吸。②昏迷、惊厥状态的病人不宜进行催吐。③误服强酸、强碱及其他腐蚀性毒物中毒病人禁止进行催吐。④患有高血压、心脏病、休克、动脉瘤、食管静脉曲张、溃疡等疾病的病人不宜进行催吐。⑤孕妇以及年老体弱者禁止进行催吐。

2. 洗胃　洗胃是清除经口中毒者尚未吸收的毒物的主要方法。

（1）原则　洗胃的主要原则是早洗、反复洗、彻底洗胃。洗胃应越早越好，一般在服毒 6 小时内洗胃效果最好。但如果服毒量大或所服毒物吸收后可经胃排出，服毒超过 6 小时仍要进行洗胃。

（2）适应证　除腐蚀性毒物中毒外所有服毒的病人。

考点提示

急性中毒的救治原则。

（3）禁忌证　①误服强酸、强碱及其他腐蚀性毒物者。②原有上消化道出血、胃穿孔及食管静脉曲张者。③惊厥未控制者。④休克患者未纠正血压者。⑤患有严重心脏疾病者。

（4）洗胃液的选择　见表 9 - 2。

表 9 - 2　临床常用洗胃液及适用范围

洗胃液	适用范围
温水或生理盐水	用于毒物不明中毒者或硝酸银、砷化物中毒
1:5000 高锰酸钾溶液	用于安眠药、氰化物、无机磷等中毒，且禁用于乐果、马拉硫磷中毒
2% 碳酸氢钠溶液	用于有机磷农药中毒、多种生物碱及汞中毒，但敌百虫及强酸中毒禁用
0.2% ~ 0.5% 活性炭悬液	用于各种中毒，但氰化物中毒忌用

续表

洗胃液	适用范围
5%硫酸钠溶液	用于氯化钡、碳酸钡中毒等
液体石蜡	用于硫黄、氯乙烷、四氯化碳等中毒
鸡蛋清、牛奶、豆浆	用于腐蚀性中毒、硫酸铜中毒等
1% ~3%鞣酸液或浓茶	用于吗啡类、阿托品、重金属、生物碱、毒蕈、草酸、发芽马铃薯等毒物中毒

3. 导泻 洗胃完毕后，口服或由胃管注入适量硫酸钠或硫酸镁溶液，可将毒物迅速从肠道排出体外。一般不使用油类泻药，以免促进脂溶性毒物的吸收。

（三）促进已吸收毒物的排出

1. 利尿和改变尿液酸碱度 很多毒物可由肾脏排泄，加速利尿可促进毒物排出。改变尿液的pH值可使毒物由尿排出，如应用碳酸氢钠可使尿液碱性化，可以增加弱酸性化合物。如苯巴比妥和水杨酸盐离子化，因不易通过肾小管上皮细胞重吸收，而由尿中排出。

2. 氧疗 一氧化碳中毒时，吸氧可促使碳氧血红蛋白解离，加速一氧化碳排出。一氧化碳中毒首选的治疗方法为高压氧治疗法。

3. 血液透析 主要用于清除血液中分子量较小和非脂溶性的毒物。一般最好在中毒10小时内透析，否则毒物与血浆蛋白结合，不易获救。亦可同时进行腹膜透析。

4. 血流灌注 将患者血液通过含有活性炭或交换树脂的滤毒罐，将毒物吸收后再把净化的血输回患者体内。此法是目前常用的中毒抢救措施。在使用此法的过程中应注意监测患者的血容量及电解质，必要时予以补充。

5. 血浆置换 将人体内含有毒素或毒物的血液或血浆分离出来弃掉，补充正常的血浆。主要用于清除游离或与蛋白结合的毒物，特别是生物毒如蛇毒、蕈中毒及砷中毒等。

（四）特效解毒药的应用

见表9－3。

表9－3 常见特效解毒药

解毒药	适用范围
阿托品、解磷定、氯解磷定	有机磷杀虫药中毒
纳洛酮	吗啡、阿片类中毒
亚甲蓝（美蓝）	亚硝酸盐、苯胺、硝基苯中毒
乙酰胺（解氟灵）	氟乙酰胺、氟乙酸钠中毒
二巯丙醇	砷、汞、金、锑中毒
依地酸钙钠	铅中毒
硫代硫酸钠、亚硝酸钠	氰化物中毒

（五）对症治疗

很多急性中毒并无特殊解毒剂或解毒疗法，对症治疗非常重要。能够保护生命脏器，恢复功能，帮助病人渡过难关。如惊厥时应用抗惊厥药物苯巴比妥，心脏呼吸骤停者应立即予以心肺复苏。

五、护理

1. 病情观察

（1）对中毒患者应密切观察其生命体征，如：呼吸、脉搏、血压、瞳孔、意识状态等。对昏迷病人还应做好其皮肤护理，以防压疮的发生。

（2）保持患者的呼吸通畅。

（3）做好心脏监护，及时发现心律失常、心脏骤停，以便及时进行处理。

（4）维持水电解质平衡。记录 24 小时出入量，如观察患者的尿量、每日进食及饮水量、呕吐、腹泻情况、皮肤弹性等，避免平衡失调的情况发生。

2. 洗胃护理

（1）对口服中毒者，应立即洗胃，且应彻底。

（2）对于患者中毒毒物不明时，应抽取胃内容物，及时送检，同时选用温开水或生理盐水洗胃，毒物性质明确后，再采用对抗剂洗胃。

（3）昏迷病人洗胃时，采用去枕平卧，头偏向一侧，防止分泌物误吸，而引起窒息。

（4）每次灌入量以 300～500ml 为宜，如灌入太多，可使胃内压增高，不仅易使毒物进入肠道，还可导致急性胃扩张或液体返流进入呼吸道，急性胃扩张可引起迷走神经兴奋，导致反射性心跳骤停，心脏疾病患者更应慎重。

（5）洗胃液的温度应控制在 35℃左右且应注意使用的过程中吸引管是否通畅。

（6）洗胃过程中密切观察病情变化，配合抢救。若出现腹痛或吸出血性液体、血压下降等症状，立即停止洗胃，并通知医师，积极处理。

3. 一般护理

（1）饮食护理　在病情允许的情况下，应多食高蛋白、高碳水化合物、高维生素的无渣饮食。腐蚀性中毒者应早期给予乳类等流质饮食。

（2）对症护理　如当中毒者处于昏迷状态时，应根据需要给予相应的营养支持，以提高机体的抵抗力。出现惊厥时应使用抗惊厥药物治疗，脑水肿时应用甘露醇行脱水治疗等。

（3）心理护理　在急性中毒治疗期及恢复期，应做好病人的心理护理，特别是对于自杀的患者要及时进行心理疏导。

4. 健康教育

（1）加强防毒知识的宣传。结合实际情况，向群众介绍有关中毒的预防和急救知识。如：农村使用农药季节宣传预防农药中毒，初冬季节宣传预防煤气中毒等。

（2）不吃有毒或变质的食品。如：变质的韭菜、菠菜、萝卜等不可食用或是无法辨别有无毒性的蕈类等食物均不可食用。

（3）加强毒物管理及个人防护。严格遵守毒物的防护和管理制度，加强毒物的保管。注意农药的保管，应有明显标记，防止误食。遵守车间空气中毒物最高允许浓度的规定，防止化学药物泄漏。

扫码“学一学”

第二节　常见急性中毒的救护

一、有机磷杀虫药中毒

案例

患者，27岁，农民。入院前15小时误服敌百虫，经当地用阿托品治疗后送来，病人昏迷，瞳孔散大，皮肤干燥，抽搐，呼吸不规则，9小时未排尿，心率180次/分，血胆碱酯酶活力为20%。疑为“有机磷农药中毒”。

问题：

1. 针对该患者应如何紧急救治？
2. 应怎样对患者进行正确的护理？

有机磷杀虫药（organophosphorous insecticides，OPI）属有机磷酸酯或硫代磷酸酯类化合物。有机磷杀虫药多呈油状或结晶状，呈淡黄色或棕色，有大蒜样臭味，稍有挥发性。

（一）病因及中毒机制

1. 病因　有机磷杀虫药中毒的常见原因是生产性中毒、使用中毒及生活性中毒。在生产、包装、保管、运输、销售、配置、喷洒有机磷杀虫药的过程中防护不严，均可通过皮肤和呼吸道吸收中毒；生活性中毒主要由于误服或误食被有机磷杀虫药污染的水源或食物所引起。

2. 中毒机制　有机磷杀虫药的中毒机制主要是抑制体内胆碱酯酶的活性。乙酰胆碱过量蓄积，引起胆碱能神经出现先兴奋后抑制的一系列中毒症状。

（二）病情评估

1. 病史　询问患者有无有机磷杀虫药的接触史、食用或误服史，应了解有机磷杀虫药的种类、中毒时间、中毒的量、中毒的途径，有无呕吐物气味，患者近来的生活及工作状况、精神状态等。

2. 临床表现

急性中毒发病时间与毒物种类、剂量和侵入途径密切相关。经皮肤吸收中毒，一般在接触后2～6小时后发病，经呼吸道吸入或口服后多在10分钟～2小时内出现症状。中毒后的主要表现为以下几个方面症状。

> 考点提示
> 有机磷杀虫药中毒的临床表现以及救治要点。

（1）毒蕈碱样症状　该症状出现最早，主要表现为平滑肌痉挛和腺体分泌增加。如恶心、呕吐、腹痛、多汗、流涎、瞳孔缩小、呼吸困难、呼吸道分泌物增加、肺水肿等。

（2）烟碱样症状　主要表现为瞳孔明显缩小、肌束颤动、牙关紧闭、抽搐、肌力减退、呼吸肌麻痹等症状。

（3）中枢神经系统症状　主要表现为头晕、头痛、倦怠、乏力、烦躁不安、谵妄、昏迷等症状。

（4）其他症状　①迟发性神经病：重度中毒者症状消失后2～3周，可发生迟发性神经损害，初为感觉神经受累，后累及运动神经。②中间综合征：中毒者中毒后1～4天突然发生死亡，死亡前可先有颈、上肢和呼吸机麻痹，也可累及脑神经，出现眼睑下垂、眼外展障碍和面瘫。

3. 实验室检查

（1）全血胆碱酯酶活力（CHE）测定，是诊断中毒程度、疗效和预后的重要指标。

（2）尿中有机磷杀虫药分解产物测定。

4. 中毒程度

（1）轻度中毒　以毒蕈碱样症状为主，血胆碱酯酶活力为70%～50%。

（2）中度中毒　除轻度中毒症状外，尚有大汗淋漓、瞳孔明显缩小、呼吸困难等烟碱样中毒症状，血胆碱酯酶活力为49%～30%。

（3）重度中毒　除上述症状外，出现中枢神经系统受累和呼吸衰竭表现，少数患者有脑水肿，血胆碱酯酶活力<30%。

（三）救治与护理

1. 救治要点

（1）迅速清除毒物　立即将患者脱离现场，脱去污染衣物，用肥皂水清洗污染的皮肤、毛发及指甲。眼部污染时，可用2%碳酸氢钠清洗或生理盐水冲洗。口服中毒时，用2%碳酸氢钠冲洗（敌百虫禁用）或用1∶5000高锰酸钾溶液冲洗（硫磷、乐果禁用），直到洗清为止，最后用50%硫酸镁导泻。

（2）尽早给予解毒剂　应用原则为早期、足量、联合和重复应用解毒药。

1）抗胆碱药：阿托品为抗胆碱药，对缓解毒蕈碱样症状、对抗呼吸中枢抑制有效，改善呼吸中枢抑制，但是对烟碱样症状和恢复胆碱酯酶活性没有作用。阿托品剂量可根据病情每10～30分钟或每1～2小时给药一次，直至达到阿托品化为止。阿托品化的表现包括：①瞳孔较前散大；②颜面潮红；③口干及皮肤干燥；④心率加快；⑤肺内湿啰音消失。此时，应减少阿托品剂量或停用。在用药的过程中应密切观察阿托品化指标，并随时调整加量，防止阿托品中毒。

2）胆碱酯酶复能剂：常用的有解磷定和氯解磷定。胆碱酯酶复能剂对解除烟碱样作用明显，但对毒蕈碱样症状作用较差。有机磷杀虫药和血胆碱酯酶结合，在72小时内已老化，胆碱酯酶复能剂已老化的胆碱酯酶没有复能作用，因此应早期使用，足量使用，持续时间不超过72小时。胆碱酯酶复能剂和阿托品合用，可取得协同效果。两种药物合用时，阿托品量应减少，以防发生阿托品中毒。

3）解磷注射液：是一种含有抗胆碱剂和复能剂的复方注射液，它既对毒蕈样碱、烟碱样和中枢神经系统症状有较好的对抗作用，又对失活的胆碱酯酶有较强的复活作用。起效快，作用时间长。

（3）对症治疗　有机磷杀虫药中毒导致死亡的主要原因是呼吸衰竭和急性肺水肿，因此，应早期识别，及时纠正呼吸衰竭、循环衰竭，加强对重要脏器的监护，保持呼吸通畅，吸氧、应用人工呼吸器等。

2. 护理要点

（1）病情观察

1）加强生命体征的监测：如体温、血压、心率、呼吸的测量。

2）严密观察患者的神志、瞳孔的变化。

3）了解全血胆碱酯酶活力测定的结果，以便于掌握治疗和护理的效果。

4）注意观察药物的使用情况。①阿托品的观察：轻度中毒可用复能剂，中度以上中毒必须复能剂与阿托品并用。②胆碱酯酶复能剂的观察：在使用时应首次足量给药，且复能剂在碱性溶液中不稳定，易水解成有剧毒的氰化物，在使用时应禁止与碱性药物配伍使用。③解磷注射液的观察：在应用的过程中，需注意观察患者是否发生不良反应，如面红、口干、心率增快等症状。在注射该药物时，应确定针头在血管内方可注射给药，不宜使用肌注用药。

（2）一般护理

1）迅速将患者远离中毒环境。

2）洗胃护理：口服中毒者，应立即洗胃，一般选用1%～2%碳酸氢钠溶液、1:5000高锰酸钾、0.45%盐水进行洗胃。洗胃时，一次的灌入量不宜过多，出入量应相等。在洗胃的过程中还应密切观察患者的意识状态、生命体征等情况。

知识拓展

阿托品化与阿托品中毒的主要区别

	阿托品化	阿托品中毒
皮肤	颜面潮红、干燥	紫红、干燥
瞳孔	由小扩大后不再缩小	极度散大
体温	正常或有轻度升高	出现高热，体温>40℃
心率	≤120次/分，脉搏快而有力	心动过速，甚至有室颤发生
神经系统	意识清楚或模糊	抽搐、谵妄、幻觉、躁动、昏迷

3）维持有效通气功能：及时有效地清除呼吸道分泌物，保持呼吸通畅，充分给氧，必要时建立人工气道或呼吸机辅助呼吸。

4）饮食护理：患者应24小时内应绝对禁食，以后可根据患者的病情给予流质、半流质或普通饮食。饮食应以清淡、温冷食物为主，不宜食高蛋白、高脂肪、高糖饮食。

（3）心理护理　根据不同的心理特点予以心理指导，关心、体贴患者，不歧视患者，与家属共同安慰患者，为病人提供情感上的支持。

二、急性一氧化碳中毒

案例

患者，男，60岁。半小时前晨起其儿子发现患者叫不醒，未见呕吐，房间有一煤火炉，患者一人单住。送入医院后查体：T 36.8℃，P 98次/分，R 24次/分，BP 160/90mmHg，昏迷，呼之不应，皮肤黏膜无出血点，浅表淋巴未触及，巩膜无黄染，瞳孔等大，直径3mm，对光反射灵敏，口唇樱桃红色。疑为“急性一氧化碳中毒”。

问题：

1. 针对该患者应如何紧急救治？

2. 应怎样对患者进行正确的护理？

一氧化碳（carbon monoxide，CO），为无色、无味、无刺激性气体，是最常见的窒息性气体，故在中毒的早期不易察觉，当人体吸入空气中 CO 含量超过 0.01% 时，即可发生一氧化碳中毒。

（一）病因及中毒机制

1. 病因

（1）生产性中毒　在炼钢、化肥生产制造、炼焦等工业生产中都可产生大量的一氧化碳，当工作人员不注意进行防护时均可引起中毒。

（2）生活性中毒　在日常生活中，如室内门窗紧闭，火炉无烟囱或有堵塞，通风不良的浴室等情况下，都可发生中毒。当失火现场空气中的 CO 浓度高于 10% 时，也可发生中毒。

2. 中毒机制　CO 中毒主要引起组织缺氧。CO 经呼吸道进入人体血液内后，85% 与血液中红细胞的血红蛋白（Hb）结合，形成稳定的 COHb。CO 与 Hb 的亲和力比氧与 Hb 的亲和力大 240 倍。吸入较低浓度 CO 即可产生大量 COHb。COHb 不能携带氧，且不易解离，是氧合血红蛋白解离速度的 1/3600，严重影响了红细胞的血红蛋白结合氧并随血液循环起到输送氧的作用，使机体组织、器官发生急性缺氧。同时，COHb 的存在还能使血红蛋白氧解离曲线左移。血氧不易释放给组织而造成细胞缺氧。此外，CO 还可与肌球蛋白结合，抑制细胞色素氧化酶，但氧与细胞色素氧化酶的亲和力大于 CO。

（二）病情评估

1. 病史　注意了解中毒时患者所处的环境、停留时间、突发昏迷情况。

2. 临床表现　急性中毒的表现随着中毒的程度而有所不同，故将急性一氧化碳中毒分为轻、中、重三度。

（1）轻度中毒　病人可感头痛、头晕、四肢无力、恶心、呕吐、耳鸣、心悸，少数病人可出现短暂的昏厥，此时如能及时脱离中毒环境，吸入新鲜空气，上述症状数小时即可消失。血液中 COHb 的含量在 10% ~20%。

（2）中度中毒　除上述症状外，可出现昏迷，面色潮红，呼吸困难，口唇呈樱桃红色，脉快，多汗，如抢救及时，可迅速清醒，数天内完全恢复，一般无后遗症状。血液中 COHb 的含量在 30% ~40%。

> **考点提示**
>
> 急性一氧化碳中毒的临床表现。

（3）重度中毒　病人出现深昏迷，各种条件反射消失，抽搐，呼吸抑制，脉搏微弱，血压下降，最后可因脑水肿，呼吸循环衰竭而危及生命。严重中毒患者在抢救苏醒后 2 ~60 天可出现迟发性脑病的症状，表现为痴呆、谵妄、偏瘫、大小便失禁、癫痫等。血液中 COHb 的含量高于 50%。

3. 实验室检查

（1）血液 COHb 测定　①加碱法：取患者血液 1 ~2 滴，用蒸馏水稀释，再加 10% 氢氧化钠溶液 1 ~2 滴后混匀，混液保持淡红色不变，正常血液则呈绿色。②分光镜检查法：为定量测量的方法，取血数滴，加入蒸馏水 10ml，用分光镜检查可见特殊吸收带。

（2）脑电图检查　可见弥漫性低波幅慢波，与缺氧性脑病进展相平行。

（3）头部 CT 检查　脑水肿时可见脑部有病理性密度减低区。

（三）救治与护理

1. 救治要点

（1）现场急救　进入中毒现场迅速打开门窗进行通风、换气，断绝煤气来源，迅速将病人移至空气清新地方，卧床休息，保持呼吸通畅，注意保暖。如患者呼吸、心跳已停止应立刻进行心肺脑复苏术，成功后送医院继续行高压氧综合治疗。

（2）纠正缺氧　氧疗是治疗 CO 中毒最有效的方法。应迅速纠正缺氧状态，明确诊断后应立即进行高压氧治疗。高压氧舱的效果是最好的，能迅速纠正组织缺氧，并且还能引起血管收缩，减轻组织水肿，对防治肺水肿很有利。危重患者可考虑血浆置换。

（3）防治脑水肿　严重中毒后，脑水肿在 24～48 小时达到高峰，并可持续多天，应给予脱水治疗。目前最常用的是 20% 甘露醇，静脉快速滴注。待颅内压增高现象好转后可减量。也可注射呋塞米脱水。

（4）促进脑细胞代谢　可以给予三磷酸腺苷、细胞色素 C、胞磷胆碱、辅酶 A、维生素 C 等药物进行治疗。

（5）对症治疗　高热抽搐者，选用人工冬眠疗方法，配合冰帽、冰袋使用，进行降温。注意观察患者有无出现休克、代谢性酸中毒、水电解质失衡的症状，如出现应及时给予治疗。

2. 护理要点

（1）病情观察　①密切观察患者的体温、脉搏、呼吸、血压、尿量、神志、瞳孔的变化，且应随时注意患者的病情变化，作好相应的护理记录。②昏迷患者，应注意安全和保持呼吸道的畅通，防止坠床、窒息和吸入性肺炎。昏迷患者清醒后仍需要注意观察，以便及时发现再度出现昏迷的早期症状，予以及早防治。③准确记录出入量，注意尿量及颜色变化。严密观察患者有无呕吐等症状，以防患者出现脑水肿现象。

（2）一般护理　①将患者放到空气流通处，高流量吸氧或者行高压氧治疗。昏迷或者烦躁患者要加强保护措施，以防发生坠床、骨折等。②昏迷患者取侧卧位或者平卧头偏向一侧，预防窒息和吸入性肺炎。及时去除口腔内分泌物，保持呼吸道畅通。③昏迷者暂禁食，通过静脉补充营养，必要的时候鼻饲。神志清醒后鼓励患者进食，多喝水。④对于昏迷患者应加强皮肤护理，定时翻身、按摩，防止压疮的发生。

（3）心理护理　对意识清醒者要做好心理护理，关心、体贴、爱护病人，增强康复的信心；对于心理状态出现严重偏差者、严重行为失常者应加强陪护，进行专业的心理护理，防止患者出现过激行为。

（4）健康教育　加强预防 CO 中毒的宣传；避免在密闭的室内用炭火取暖；在生产、工作时，若出现头晕、恶心等症状时应立即离开中毒环境，移到空气流通处；学会自救及互救的方法。

三、镇静催眠药中毒

案例

患者，男性，60 岁。入院当日晨患者老伴起床后发现患者呼唤无反应，昏迷状，口角白沫，无抽搐，无发热，拨打 120 入院。入院查体：T 36℃，P 85 次/分，R 12 次/分，BP 100/65mmHg。浅昏迷，双侧瞳孔等大等圆，对光反射迟钝。咽反射存在，四肢肢体肌张力减弱，四肢肌力Ⅱ级。Kernig 征阴性，Brudzinski 征阴性。疑为“急性安眠药中毒”。

问题：

1. 针对该患者应如何紧急救治？
2. 应怎样对患者进行正确的护理？

镇静催眠药是中枢神经系统抑制药，具有镇静和催眠作用，小剂量可使人处于安静或嗜睡状态，过多剂量可麻醉全身，包括延脑中枢。一次服用大剂量可引起急性镇静催眠药中毒。

（一）病因及中毒机制

1. 病因 误服、有意自杀或服入过量镇静催眠药均可引起中毒。

2. 中毒机制

（1）苯二氮䓬类 目前研究认为苯二氮䓬类的中枢神经抑制作用与增强 γ－氨基丁酸（GABA）能神经的功能有关。在神经突触后膜表面有由苯二氮䓬受体、GABA 受体及氯离子通道组成的大分子复合物。苯二氮䓬类与苯二氮䓬受体结合后，可增强 GABA 与其受体结合的亲和力，使氯离子通道开放，从而增强 GABA 对突触后的抑制功能。

（2）巴比妥类 对 GABA 能神经有与苯二氮䓬类大致相似的作用，但苯二氮䓬类主要选择性作用于边缘系统和间脑，影响情绪和记忆力。巴比妥类的分布较广泛，但主要作用于网状结构上行激活系统，使整个大脑皮层产生弥漫性的抑制，中毒量引起意识障碍，以至延髓的呼吸中枢麻痹。非巴比妥非苯二氮䓬类镇静催眠药物对中枢神经系统有与巴比妥类相似的作用。

> **考点提示**
>
> 镇静催眠药中毒的救治要点。

（3）吩噻嗪类 主要作用于网状结构，能减轻焦虑、紧张、幻觉、妄想和病理性思维等精神症状，大剂量可导致延髓的呼吸和血管运动中枢麻痹。该类药物还具有抑制脑干血管运动和呕吐反射，阻断 α 肾上腺素能受体、抗组胺及抗胆碱等作用。

（二）病情评估

1. 病史 有镇静催眠药的服药史，了解药名、剂量、服用时间，是否经常服用该药、服药前后是否有饮酒史，病前是否有情绪激动等情况。

2. 临床表现 镇静催眠药的急性中毒症状因药物的种类、剂量、作用时间的长短、是否空腹以及个体体质差异而轻重各异。

（1）神经系统症状 表现为头晕、记忆力消失、嗜睡、神志恍惚甚至昏迷、言语不清、瞳孔缩小、共济失调、腱反射减弱或消失。

（2）呼吸与循环系统 表现为呼吸减慢或不规则，严重时呼吸浅慢甚至停止；皮肤湿冷、脉搏细速、发绀、尿少、血压下降、休克。

（3）其他 表现为恶心、呕吐、便秘，肝功能异常，白细胞和血小板计数减少，部分发生溶血或全血细胞减少等。

3. 实验室检查 取患者血液、尿液或胃内容物送检进行定量或定性分析；也可进行动脉血气分析、肝功能、肾功能等检查。

（三）救治与护理

1. 救治要点

（1）迅速清除毒物 意识清醒者立即催吐。尽快用 1∶5000 高锰酸钾溶液或清水洗胃。

洗胃后胃内灌入药用活性炭，吸附残存药物，30～60 分钟后给予硫酸钠 250mg/kg 导泻。一般不使用硫酸镁导泻，因为硫酸镁可加重中枢神经系统的抑制作用。此外，还应注意昏迷患者不能进行催吐。

（2）维持呼吸功能 清除呼吸道异物，给予氧气吸入；酌情使用呼吸兴奋剂，维持呼吸功能；必要时作气管插管，进行人工呼吸或呼吸机辅助呼吸。

（3）静脉输液 保障供给中毒者能量、维生素及维持水、电解质平衡，并促进毒物的排泄。也可同时给予利尿剂，加强尿路排泄毒物。

（4）应用中枢神经系统兴奋剂 对深昏迷或呼吸抑制的重症患者可适量应用。将 50～150mg 加于 5%～10% 葡萄糖 100～200ml 静脉滴注，每分钟 3～4ml 滴速，亦可每隔 3～5 分钟静脉注射 50mg，至呼吸、肌张力或反射恢复正常时减量。

（5）对症支持治疗 肝功能损害出现黄疸者，予以保肝和皮质激素治疗；昏迷、抽搐时可用脱水剂和利尿药，以减轻脑水肿。

知识拓展

巴比妥类药物中毒程度分类及临床表现

程度	临床表现
轻度中毒	表现为嗜睡和意识障碍，可唤醒，出现判断力和定向力障碍、步态不稳、言语不清、眼球震颤。各种反射存在，生命体征正常
中度中毒	表现为沉睡或进入昏迷状态，强烈刺激虽能唤醒，不能回答，很快又进入昏迷。腱反射消失、呼吸浅而慢，血压正常，角膜反射、咽反射存在
重度中毒	表现为进行性中枢神经系统抑制，由嗜睡到深昏迷。呼吸浅而慢，早期四肢强直、腱反射亢进，后期全身肌张力松弛，各种反射消失，脉搏细速，血压下降

2. 护理要点

（1）病情观察 定时测量生命体征，观察意识状态、瞳孔大小、对光反射、角膜反射。若瞳孔散大、血压下降、呼吸变浅或不规则，常提示病情恶化，应及时向医生报告，以便采取紧急处理措施。计算液体出入量。观察有无呼吸衰竭。用药时注意观察药物的作用及患者的反应，使用后有无抽搐、心律失常等情况发生。

（2）一般护理 ①保持呼吸道通畅：采取仰卧位，头偏向一侧，防止呕吐物或痰液阻塞气道。及时吸出痰液，给予持续氧气吸入，预防脑水肿发生。若呼吸道不畅，必要时可行气管插管、气管切开或使用呼吸机。②饮食：一般给予高热量、高蛋白易消化的流质食物。昏迷时间超过 3～5 天，营养不易维持，可用鼻饲补充营养及水分。

（3）心理护理 若是自杀的患者，待其清醒后，应作好其心理护理，尽可能解除患者的思想问题，且不宜将其单独留在病房内，密切观察患者，防止再度自杀。

（4）健康教育 镇静药、催眠药处方的使用、保管应严加管理，家庭中有情绪不稳定或精神不正常者，家属对该类药物一定要妥善保管，以免发生意外。有服用催眠药史的患者不宜长期服用，在服用催眠药的过程中如要撤药，应逐渐减量，防止突然停药。

四、乙醇中毒

案 例

患者，女，40岁。饮酒后出现恶心、呕吐，遂入院进行查看。主诉1小时前喝1斤白酒后，恶心、呕吐、伴心慌，呕吐物为胃内食物残渣。查体：BP110/65mmHg，P100次/分。患者烦躁不安，可应答，口唇红润，颈软，双肺呼吸音清晰。心脏各瓣膜听诊区未闻及病理性杂音。腹软，剑突下压之不适，肝脾肋下未触及。疑为"乙醇中毒"。

问题：

1. 针对该患者应如何紧急救治？
2. 应怎样对患者进行正确的护理？

乙醇（ethanol）别名酒精，是无色、易燃、易挥发的液体，具有醇香气味，能与水和大多数有机溶剂混溶。一次饮入过量乙醇或酒类饮料引起的中枢神经系统由兴奋转为抑制的状态，严重者可引起呼吸衰竭及循环衰竭，称为急性乙醇中毒（acute alcohol poisoning）。

（一）病因及中毒机制

1. 病因 中毒多是由过量饮酒引起。误服其他含乙醇的制剂也可引起中毒。长期大量饮酒还可导致大脑皮层、小脑、桥脑和胼胝体变性，肝脏、心脏、内分泌腺损害，营养不良，酶和维生素缺乏等。

2. 中毒机制 大多数成人引起中毒症状的乙醇饮用量为75~80g，而致死量则为250~500g。饮入的乙醇80%由小肠上段吸收，饮酒后2小时可全部吸收入血液。90%乙醇在肝脏内代谢、分解，大部分氧化成二氧化碳和水，其余一小部分可经尿液、汗液、唾液以及呼吸道排出。除引起中枢神经抑制外，还可影响糖代谢，抑制糖原异生，糖异生受阻后可出现低血糖。

（二）病情评估

1. 病史 有无过量饮酒史。注意观察患者的意识状态、呼吸等有无强烈酒味。

2. 临床表现 急性中毒一般可分三期：兴奋期、共济失调期、昏迷期。

（1）兴奋期 主要表现为头晕、乏力、自控力丧失，自感欣快、言语增多，有时粗鲁无礼，易感情用事，喜怒无常，有时说话滔滔不绝，有时则寂静入睡，颜面潮红或苍白，呼气带酒味。

（2）共济失调期 兴奋后出现动作不协调，步态不稳，精神错乱，动作笨拙、语无伦次，眼球震颤、躁动、复视。

（3）昏迷期 患者沉睡，颜面苍白、体温降低、皮肤湿冷、口唇微绀，瞳孔正常或散大，严重者昏迷、心动过速、二便失禁，因呼吸衰竭死亡。也有因咽部反射减弱，饱餐后呕吐，导致吸入性肺炎或窒息而死亡。

> **考点提示**
>
> 乙醇中毒患者的临床表现。

3. 实验室检查 可进行血清乙醇浓度测定、动脉血气分析、血清电解质浓度测定等检查。

（三）救治与护理

1. 救治要点

（1）迅速清除毒物　对于神志清醒者可立即探咽催吐，继用温开水或盐水或2%碳酸氢钠反复洗胃。对于昏迷、休克等症状严重患者，应立即进行透析治疗。

（2）促进乙醇氧化，使患者清醒　静脉滴注葡萄糖溶液、维生素、胰岛素，同时肌注维生素C、烟酸。

（3）应用纳洛酮　该药是一种中枢吗啡受体拮抗剂，具有兴奋呼吸和催醒作用。对抗急性酒精中毒引起的中枢神经系统的抑制，常用量为0.4～0.8mg，稀释后静注。

（4）对症处理　对于兴奋期烦躁不安者，可用地西泮或水合氯醛；脑水肿者应限制入水量，注射利尿剂如呋塞米或静滴20%甘露醇；低血压、休克者，给予扩容，应用血管活性药物，纠正酸中毒等。

2. 护理要点

（1）病情观察　密切观察患者的生命体征、意识状态、瞳孔变化。对于有外伤史患者，必要时进行颅脑CT检查。

（2）一般护理　①保持呼吸通畅：使患者处于头低左侧卧位，以防呕吐物吸入气道。呼吸抑制者，给予呼吸兴奋剂，必要时气管插管，呼吸机辅助呼吸。②饮食：饮食以清淡新鲜、富含营养、易消化吸收、维生素含量丰富为原则。③注意保暖以及安全：对乙醇中毒患者，应及时进行保暖。患者如出现烦躁不安、意识不清、兴奋等状态时，应做好患者的安全防护工作，防止患者发生意外。

（3）心理护理　住院期间亲属的陪伴及安慰很重要，有利于疾病恢复。

（4）健康教育　①要充分认识酒的危害，饮用酒时，应掌握好量，切勿酗酒。②不要空腹饮酒。空腹饮酒，乙醇吸收快，易引起中毒。③饮酒过量时，用探咽催吐的办法尽快排出胃内乙醇，减少乙醇的吸收，减轻中毒。④大量饮酒或长期饮酒者，应定期检查肝功能。

思考题

1. 简述急性中毒的中毒机制。
2. 如何对有机磷杀虫药中毒者进行救治？
3. 简述急性一氧化碳中毒的临床表现。
4. 对镇静催眠药中毒患者如何进行护理？
5. 对于乙醇中毒患者应如何进行紧急救治？

（肖　婷）

扫码“练一练”

第十章

意外伤害患者的护理

学习目标

1. **掌握** 淹溺、中暑、电击伤及蛇咬伤患者的临床表现。
2. **熟悉** 淹溺、中暑、电击伤及蛇咬伤患者的救治要点及护理措施。
3. **了解** 淹溺、中暑、电击伤及蛇咬伤的发病原因及发病机制。

在日常生活中最常发生的意外伤害主要包括淹溺、中暑、触电、蛇咬伤，其发病的特点是致病因子均为外界环境的因素，既往健康的人遭遇此类损失也会很快出现危及生命的病理生理变化。本章主要阐述意外伤害患者的护理。

扫码“学一学”

第一节 淹 溺

案 例

患者，男，25 岁。在海中游泳时不慎溺水，被送到急诊室。查体：神志不清，口流海水，呼吸微弱，心率 45 次/分，血压 90/60mmHg。

问题：

针对该患者，护士的正确处理方法是什么？

淹溺（drowning），俗称溺水，是指人淹没于水或其他液体中，呼吸道被水、污泥、杂草等堵塞，引起喉痉挛发生窒息和缺氧。严重者可导致呼吸、心跳停止而发生死亡。

一、发病原因和发病机制

（一）发病原因

长时间游泳，气力不足或受刺激导致抽搐，或是被水草缠绕；无溺水自救能力的落水者，或不熟悉水流和地形的河流池塘而误入险区，以及投水自杀或意外事故均可致淹溺。

（二）发病机制

人淹没于水中，因为紧张、恐惧而本能地引起反应性屏气，避免水进入呼吸道，由于缺氧，不能坚持屏气而被迫深呼吸，从而使大量水进入呼吸道和肺泡，阻滞气体交换，引起全身缺氧和二氧化碳潴留，呼吸道内的水迅速经肺泡吸收到血液循环。

根据发生机制，可将淹溺分为干性淹溺和湿性淹溺。

1. 干性淹溺　约占淹溺者的10%，此时呼吸道和肺泡几乎无水或杂物吸入，因受到强烈刺激，引起喉头痉挛，造成窒息死亡。

2. 湿性淹溺　约占淹溺者的90%，此时呼吸道和肺泡充满大量水分，水分充塞呼吸道和肺泡，使得气体交换受损，发生窒息。出现心跳、呼吸骤停。

根据溺水后吸入的液体，可将淹溺分为淡水淹溺和海水淹溺。

1. 淡水淹溺　淡水因低渗而由肺泡进入血液循环造成血容量增多可致肺水肿，造成红细胞破坏、溶血、高钾血症和脏器的组织细胞水肿、功能不全。此外，高血钾可致心律失常、室颤以及溶血所致的血红蛋白在肾小管栓塞引起急性肾衰竭。同时，使得肺泡表面活性物质减少，产生严重缺氧。

2. 海水淹溺　海水因高渗（约含3.5%的氯化钠和大量的钙盐和镁盐）吸入后水分自血管渗入肺泡致急性肺水肿和血液水分减少，而致血液浓缩，高渗血症导致血容量不足，组织灌注不良。同时海水中含有的钙盐所致的高钙血症有心动过缓、传导阻滞甚至心脏骤停等影响，镁盐所致的高镁血症则对中枢神经抑制及扩张血管、降低血压等作用。

二、病情评估

（一）病史

应向患者的家属及亲友或陪同人员了解淹溺的时间、地点及吸入水的性质。同时还应了解淹溺的原因，利于指导治疗与护理。

（二）临床表现

（1）呼吸停止或呼吸不规则、浅快，剧烈咳嗽。淡水淹溺者多见粉红色泡沫痰，两肺有湿啰音。

（2）心跳微弱，心律不齐，血压不稳定，脉搏细速，心音低钝，严重者出现房颤。

（3）神志不清，面部肿胀、青紫，口腔、鼻腔、支气管内充满血性泡沫。

（4）肢体冰冷，烦躁不安或昏迷，严重者呼吸停止，上腹部膨胀。

（三）实验室检查

1. 动脉血气分析　查看患者血钾、细胞数是否有所异常。

2. 尿液检查　查看患者尿液中是否出现游离血红蛋白。

3. 血常规检查　查看患者的白细胞是否有所异常。

4. 胸部X线检查　常显示斑片状浸润，有时出现典型肺水肿征象。

三、救治与护理

（一）救治要点

1. 现场急救

（1）迅速将淹溺者救出水面，以改善溺水者的呼吸功能及尽量减少缺氧时间。

（2）保持呼吸道通畅，立即撬开口腔清除口、鼻中的污泥、杂草、呕吐物，有义齿者取下，以防坠入气道。松解领口和紧裹的内衣、腰带等，确保呼吸通畅。

（3）迅速排出肺和胃内的积水，可选用下列方法迅速倒出淹溺者呼吸道和胃内的积水。①膝顶法：急救者取半蹲位，一腿跪地，另一腿屈膝，将淹溺者腹部置于救护者去洗的大腿上，头部下垂，并用手按压其背部，使呼吸道及胃内积水倒出。②肩顶法：急救者抱住淹溺者的双腿，将其腹部放在救护者的肩部，使淹溺者头胸下垂，急救者快步奔跑，以利于倒水。③抱腹法：急救者从背后双手抱住淹溺者腰腹部，使淹溺者背部在上，头胸部下垂，使积水倒出。要注意的是倒水的时间不宜过长，淹溺者头胸部应保持下垂，以利积水倒出。

（4）如淹溺者出现呼吸、心跳停止的情况，应立即进行心肺复苏。

考点提示

淹溺患者在现场急救时的救治要点。

（5）迅速将淹溺者送往医院进行治疗。

2. 医院急救

（1）保持呼吸道通畅，清除口鼻内分泌物，给予高流量吸氧，必要时行气管插管或气管切开。

（2）为呼吸、心跳骤停的患者立即进行心肺复苏。病人心跳恢复后，注意有无低血容量，掌握输液的速度和量，行中心静脉压监测，指导输液治疗。

（3）对症治疗　①纠正患者低血容量，对于淡水淹溺者，可使用2%～3%氯化钠溶液500ml静脉滴注；对于海水淹溺者，可用5%葡萄糖溶液或右旋糖酐静脉滴注。②防止肺部感染，应给予抗生素预防或治疗。③防止脑水肿，可使用大剂量皮质激素和脱水剂。④肺水肿的处理，在给患者吸氧的时候，将20%～30%乙醇置于氧气湿化瓶内，以降低肺泡泡沫的表面张力，使泡沫破裂改善换气功能。⑤防治和及时治疗肾衰竭。

（二）护理要点

（1）密切观察病情变化，严密监测生命体征。随时注意观察患者的神志、意识状态、瞳孔变化及对光反射。查看有无咳痰，痰的颜色、性质。如有任何变化应及时告知医生。

（2）注意监测尿的颜色、量、性质，作好出入量记录，如出入量相差过大则应立即通知医生进行处理。

（3）昏迷患者应注意保持呼吸通畅，避免吸入性和坠积性肺炎等并发症。

（4）低温是淹溺者死亡的常见原因，因此及时复温对患者的预后非常重要。当患者恢复呼吸、心跳后，脱去原有的湿冷衣物，用毛毯包裹全身予以复温。应注意复温时速度不能过快，当患者体温恢复至30～32℃时立即送往医院进行进一步治疗。

（5）心理护理　淹溺患者清醒后，精神可能会受到极大的刺激和创伤，甚至会留下后遗症，因此，护理人员应加强巡视和床旁护理，解释治疗的措施和目的，消除病人焦虑、紧张、恐惧的心理，使其能积极配合治疗。对于自杀的患者应协同其家属，做好耐心细致的心理疏导，使其树立正确的人生观、价值观，消除轻生念头。

扫码“看一看”

扫码“学一学”

第二节　中　暑

案例

患者，男性，29岁。夏天高温下，在建筑工地劳动时，突然晕倒在地，浑身大汗，P 122次/分，R 25次/分，体温40.5℃，BP 94/60mmHg，未引出病理反射，心电图正常，血糖5.0mmol/L，脑电图正常，血钠150mmol/L，血钾4.5mmol/L，血常规正常，疑为“中暑”。

问题：

针对该患者应进行怎样的紧急救治措施？

中暑是由于高温环境中发生的一组急性疾病，是指长时间在高温或烈日暴晒下引起的体温调节中枢发生障碍，突发高热、皮肤干燥、无汗、意识丧失、惊厥等症状。

一、发病原因和发病机制

（一）发病原因

1. 环境因素　为必备因素，包括高温、高湿度、通风不良、穿不透气的衣服等，导致人体产热增多而出现散热障碍。

2. 热适应障碍　慢性疾病、肥胖、营养不良、年老体弱、孕产妇、衣着过多、过度疲劳、缺少体育锻炼、睡眠不足、饮酒、脱水等均可干扰机体热适应。

3. 机体产热增多　在高温环境或通风不良的环境中劳动、工作、训练等地逗留。

4. 机体散热障碍　主要见于汗腺功能障碍，如先天性汗腺缺乏、汗腺损伤、皮肤广泛受损（大面积烧伤、硬皮病等）、过敏性疾病等；在湿度较高和通风不良的环境，亦容易发生散热障碍。

（二）发病机制

当外界环境温度增高时，机体大量出汗，引起失水、失盐。在正常生理状态下，机体的产热、散热两个过程一直维持着动态平衡，使体温得以保持相对稳定。在高温或日晒下劳动，一方面使产热量增多，另一方面由于环境温度高于体表温度，使机体产生的热不能通过传导、对流或辐射方式散出，引起体温调节中枢功能障碍，导致体温急骤升高，则发生中暑。

二、病情评估

（一）病史

询问患者有无引起机体产热增加、散热减少或热适应不良的原因存在，如有无高温或露天作业史、未及时补充水分等。

（二）临床表现

根据临床表现，可将中暑分为先兆中暑、轻度中暑、重度中暑。

1. 先兆中暑　在高温、通风不良的环境下劳动工作一定时间后，大量出汗、口渴、头晕头昏、胸闷、眼花、耳鸣、全身疲乏，体温正常或略有升高，一般不超过38℃。如能及时转移到通风处安静休息，适当补充水盐，短时间可恢复正常。

2. 轻度中暑　除上述表现加重外，体温升高到38℃以上，出现面色潮红、胸闷、心悸、皮肤灼热或面色苍白，全身皮肤湿冷、血压下降、脉率增快等周围循环衰竭的早期表现。如能及时有效治疗，可在数小时内恢复。

> **考点提示**
> 中暑程度的分类及表现。

3. 重度中暑　除具有轻度中暑症状外，还伴有高热、痉挛、晕厥和昏迷。在临床上还将重度中暑分为以下几种类型。

（1）热衰竭（heat exhaustion）　又称中暑衰竭，多见于老年人、儿童、体弱、慢性疾病患者，为最常见的一种。多由于大量出汗导致失水、失钠，血容量不足而引起周围循环衰竭。主要表现为疲乏、无力、头痛、头晕、口渴、皮肤苍白、出冷汗、脉搏细数、血压下降、昏厥或意识模糊，体温正常或轻度升高，无明显中枢神经系统损害表现。

（2）热痉挛（heat cramp） 又称中暑痉挛，多见于健康青壮年。大量出汗后口渴而饮水过多，盐分补充不足，使血液中钠、氯浓度降低而引起肌肉痉挛。以腓肠肌痉挛最为多见，患者神志清楚，无明显体温升高。

（3）热射病（heal stroke） 又称中暑高热，多见于高温环境中老年、体弱患者。典型表现为高热、无汗、昏迷，直肠温度可超过41℃，甚至高达43℃。早期表现为头痛、头晕、全身乏力、多汗，继而体温迅速升高，出现皮肤干热，无汗、谵妄和昏迷，可有抽搐、脉搏加快、血压下降等表现。严重者可出现休克、脑水肿、肺水肿、弥散性血管内凝血及肝功能、肾功能损害等严重并发症。

（三）实验室检查

1. 血液生化检查 可检查白细胞数是否有所增加等。

2. 动脉血气分析检查。

3. 血清电解质检查 检查是否有高钾血症、低氯血症、低钠血症。

4. 尿常规检查 可检查是否有不同程度的蛋白尿、血尿等改变。

三、救治与护理

（一）救治要点

1. 现场急救 迅速脱离高温环境，将患者转移至阴凉、干爽、通风处，解开或脱去外衣，让病人取平卧位，饮用含盐冰水或饮料。尽快送往医院进行救治。

2. 医院急救

（1）先兆轻症中暑的护理 ①使患者迅速脱离高温环境，转移至阴凉通风处休息，解除或脱去衣服静卧，口服凉盐水或清凉含盐溶液。有条件者可安置在20～25℃的房间内。②补充液体及维生素。有虚脱者应静卧，静脉补给冰生理盐水、葡萄糖盐水和氯化钾，以及大剂量的维生素C。③体温持续在38.5℃以上者，可服用解暑药。

（2）重症中暑高热的护理。

【物理降温】

（1）患者置于通风环境里，有条件者可安置在20～25℃的空调室内。

（2）在患者头颈部，双侧腋下和腹股沟等大动脉处放置冰袋或湿冷毛巾。

（3）将患者置于25℃的水流中浸泡或冲洗（除头部外），注意水温不可过低，忌用水冲洗心前区避免诱发心脏骤停。

（4）可用95%乙醇加等量冰水做全身皮肤擦浴。

（5）对体质较好的患者，亦可用生理盐水降温。

【药物降温】

可使用地塞米松10～20mg静脉注射，能有助于降温，改善机体反应性。还可使用氯丙嗪25～50mg加入500ml的冰葡萄糖盐水中静脉滴注1～2小时。在用药过程中要注意输液速度慢而均匀，密切观察血压的变化，如收缩压 < 90mmHg 时，应减慢滴速或停药。

（二）护理要点

（1）密切观察病情，注意当肛温到 38.5℃时应停止降温，避免出现体温过低。重症患者密切观察神志、生命体征、瞳孔大小、尿量及对光反射。

（2）对于有意识障碍者应将患者头偏向一侧，保持其呼吸道的通畅。

（3）保持有效降温，确保室内温度在 20～25℃，通风良好，有利于患者体温尽快恢复正常。应用冰帽、冰槽行头部降温时，应及时放水和添加冰块，还应每 5～10 分钟，测量体温一次。

（4）皮肤护理　高热患者应及时更换衣裤及被褥，清除衣物呕吐物和排泄物，保持皮肤清洁干燥，定时进行翻身防止压疮。

（5）患者饮食多以半流质为主，加强营养，保证生理需求。

（6）加强口腔护理，每日行口腔护理 2 次，保持口腔清洁。

知识拓展

避免中暑，重在预防

夏日露天工作，最好不要在 10 点至 16 时在烈日进行，因为这个时段的阳光最强烈，发生中暑的可能性是平时的 10 倍。如果此时必须作业，一定要做好防护工作，准备充足的水和饮料。此外，在炎热的夏季，防暑降温药品，如十滴水、龙虎人丹、风油精等一定要备在身边，以防应急之用。特别是有心血管疾病的人，在高温季节要尽可能地减少外出活动。不要等口渴了才喝水，因为口渴已表示身体已经缺水了。最理想的是根据气温的高低，每天喝 1.5～2L 水。出汗较多时可适当补充一些盐水，弥补人体因出汗而失去的盐分。

第三节　电击伤

电击伤又称触电（electric injury），是指一定强度的电流或电能量通过人体时，引起全身或局部不同程度的损失及器官功能障碍，甚至导致呼吸和心跳停止而死亡。

扫码“学一学”

案　例

患者，男，30 岁。因右手不慎触及高压电线，致全身多处烧伤 1 小时急诊入院。查体神清，急性痛苦病容，呻吟不止，处于极度恐惧状态。其中左上臂、左大腿、右背部分别可见 3cm×3cm、4cm×3cm、5cm×3cm 大小伤口，无渗血，局部红肿，皮肤变黑。手背红肿，伴有水泡，基底苍白，各手指皮肤焦黑，指关节活动障碍，指关节电流入口处三度烧伤，伤处成焦痂，奇臭。

问题：

针对该患者应如何进行紧急救治以及护理措施？

一、发病原因和发病机制

（一）发病原因

电击伤常见的原因很多，多数是由于人们不重视安全用电，自行检修电线、电器，用湿手接触电器、在大树下躲避雷雨等或是由于电器漏电，电线破损，高湿、化学腐蚀剂使电器的绝缘性能降低以及意外灾害事故所导致。

（二）发病机制

电流对人体的伤害，可概括为电流本身及电流转换为热和光效应所引起的作用。一般认为电压24V以下是安全的，高于40V则有组织损伤的危险。由于人体组织是可以导电的导体，触电时即可成为电路的一部分，电流通过人体就会对机体造成影响和损害，强大的电流通过人体对组织破坏和功能障碍称为电损伤。电流击伤人对人的致命作用有：一是造成心室颤动，导致心脏停搏，此常为低电压触电的原因；二是对延髓呼吸中枢的损害，引起呼吸中枢抑制、麻痹，导致呼吸停止，此常为高压触电死亡的原因。

二、病情评估

（一）病史

向触电者或陪护人员询问有无接触电史，了解触电时间、地点、电源情况等，以利于指导治疗及护理。

（二）临床表现

1. 局部表现 低压电引起的损伤伤面小，一般不损伤内脏，烧伤皮肤呈焦黄或褐黑色，有时可见水泡，边缘规则整齐，与健康皮肤分界清楚。高压电引起的损伤常见于电流进出部位。损伤面积不大，伤口深，但可达肌肉、血管、神经和骨骼。电流可造成血管壁变性坏死或血管栓塞，可引起组织变性坏死、出血。

2. 全身表现

（1）轻型 患者表现为精神紧张、四肢软弱、全身乏力、表情呆滞、面色苍白，对周围事物失去反应，一般很快能恢复。

（2）中型 呼吸浅快，心跳加速，可有短暂昏迷，意识不清，血压无明显改变。

（3）重型 神志清醒者有极度恐慌、心悸、呼吸加快，可立即昏迷，严重者甚至发生呼吸、心跳停止，瞳孔散大。

3. 并发症 可引起短期精神异常、心律失常、肢体瘫痪、永久性失明或耳聋、高血钾、酸中毒、急性肾衰竭等。

（三）实验室检查

1. 心电图 查看患者有无心室颤动。

2. X线检查 查看患者有无骨折。

3. 肝、肾功能检查 查看患者肝肾功能是否有所损伤。

4. 血、尿常规检查 查看患者有无出现血红蛋白或肌红蛋白尿。

5. 血清肌酸激酶（CPK）检查 检查患者CPK可有增高。

三、救治与护理

（一）救治要点

1. 现场急救

（1）迅速脱离电源，如关闭电闸、切断电源、用绝缘体挑开电线和拉开电机者、用有绝缘柄的斧子砍断电线等方法。要注意在整个过程中勿用手直接接触带电的人体及物体，注意自身安全，严格保持自己与触电者绝缘。

（2）轻型患者应使触电者安静休息，不要走动严密观察，有恐惧者可给予小剂量镇静剂。

（3）重型患者在脱离电源后立即进行心肺复苏，以减少并发症和后遗症。并迅速转入医院进行进一步治疗。

> **考点提示**
>
> 对电击伤患者进行的现场急救。

2. 医院急救

（1）注意清除气道内的分泌物，保持呼吸道通畅，维持有效呼吸，必要时行气管插管或使用呼吸机辅助呼吸。

（2）维持有效循环，防治各种并发症，建立静脉通道。

（3）保持水电解质平衡，纠正酸中毒，补充碱性溶液。

（4）对患者进行心电监护，及时监测患者有无出现心律失常的情况，如发现应立即进行电除颤，常用的有电除颤和药物除颤。药物除颤首选是盐酸肾上腺素。

（5）注意包扎、保护患者的创面，必要时应用抗生素或破伤风抗毒素预防感染。如若皮肤的缺损较大时可给予植皮，对肢体发生坏死无法挽救者，可进行截肢。

（二）护理要点

（1）严密观察病情，定时监测生命体征，注意病人呼吸频率，判断有误呼吸抑制及窒息的发生，如发现异常应及时通知医生。观察患者的神志变化，尤其是电击后的精神兴奋症状。

（2）注意有无合并伤，因病人触电后弹离电源或高空跌下，常伴有颅脑损失、脊髓损伤、内脏破裂、骨折等，应注意观察患者全身的情况，及时发现和处理，配合医生做好抢救工作。

（3）保证患者充足的睡眠和休息。

（4）清醒患者给予高热量、高蛋白、高维生素饮食，昏迷患者给予鼻饲流质饮食。

（5）加强基础护理。注意患者的皮肤及创面，定时更换创面敷料，保持创面干燥、清洁。病情严重者注意口腔护理、皮肤护理，预防口腔炎和压疮的发生。

（6）对于触电患者应做好其心理护理。给予患者体贴、关心、爱护，增加患者的安全感，消除其恐惧的心理。鼓励患者保持乐观心态，积极面对，战胜疾病。

扫码“学一学”

第四节　蛇咬伤

一、概述

案例

患者，男，42 岁，农民。因毒蛇咬伤右足背部 12 小时入院。入院时神志清楚，左下肢红肿，疼痛剧烈，皮肤出现瘀斑。伤口出血不止，并出现吐血、便血、尿血。查体：患者足背部有齿痕2个，并从齿痕口溢血，其周围有水疱。大便潜血试验阳性，小便化验，红细胞++/HP，蛋白+/HP。经诊断为“毒蛇咬伤”。

问题：

对该患者应进行怎样的紧急救治措施？

（一）疾病概述

蛇咬伤（snakebite）指被蛇牙咬伤机体，特别是指被通过蛇牙或在蛇牙附近分泌毒液的蛇咬入后所造成的一个伤口。被无毒的蛇咬了以后，大小就像针眼，而被毒蛇咬伤，后果可能很严重，这要由受伤者咬伤的部位、蛇毒注入的量、蛇毒吸收到病人血循环的速度以及被咬和应用特异的抗蛇毒血清间隔时间的长短而定。

（二）蛇的种类

全世界共有蛇类2500种，其中毒蛇约650余种。估计每年被毒蛇咬伤的人数在30万以上，死亡率约为10%。我国两广地区蛇害严重，每年蛇咬伤的发病率约为万分之二十五，以夏季和秋季多见。我国蛇类有160余种，其中毒蛇约有50余种，有剧毒、危害巨大的有10种。毒蛇的头多呈三角形，颈部较细，尾部短粗，色斑较艳，咬人时嘴张得很大，牙齿较毒蛇咬伤部常留两排深而粗的牙痕。无法判定是否毒蛇蛟伤时，按毒蛇咬伤急救。

蛇咬伤可分无毒蛇咬伤和毒蛇咬伤。前者危害不大，可按一般外伤处理。毒蛇咬伤在伤处可留一对较深的齿痕，故有蛇毒进入组织、并进入淋巴和血流，可引起严重的中毒，必须马上进行急救治疗。

二、病情评估

（一）病史

询问患者或是陪同人员具体的咬伤情况，未看见蛇时，要注意排除是否无黄蜂、蝎子等咬伤。有明确看见蛇，局部还具有牙痕时，可立即诊断为蛇咬伤。

（二）临床表现

1. 普通蛇咬伤　一般无毒蛇伤口可见到多个细而浅的齿痕，排列成椭圆形，无明显局部肿痛和淋巴系统炎症反应，亦无全身症状。

2. 毒蛇咬伤的表现

（1）血液循环毒素　主要由蝰蛇、五步蛇、竹叶青蛇等咬伤引起。局部表现为伤口可见齿痕，局部红肿剧痛且可迅速向四肢近心端扩展，常累及躯干部，并可出现水疱及组织坏死，伤口出血不止、发热、恶心、呕吐等。全身多处出血，表现为便血、咯血、血尿甚至心肌出血，可出现中毒性心肌病、心律失常、心力衰竭及休克，甚至呼吸及肾衰竭而致死。

（2）神经性毒素表现　主要由金环蛇、眼镜蛇、海蛇等咬伤引起。伤口疼痛、肿胀、运动失调、恶心、呕吐、呼吸困难，局部症状较轻，有时仅有麻木感，伤口局部无炎症表现。全身症状主要表现为横纹肌弛缓性瘫痪如眼肌麻痹，肌体软瘫，呼吸肌麻痹而出现呼吸困难，严重时可造成呼吸衰竭。

（3）混合毒素表现　主要由眼镜蛇、眼镜王蛇和蝮蛇咬伤引起，可出现神经及血液系统综合症状。

（三）实验室检查

1. 血常规检查 红细胞及血红蛋白是否有所减少，严重者会出现血小板减少。

2. 出凝血时间检查 查看患者凝血时间是否有所减少。

3. 血红蛋白尿检查 蝮蛇及蛙蛇伤时，尿血红蛋白定性反应阳性。

4. 尿常规检查 混合毒类及血循毒类蛇伤时，尿中可有蛋白、管型及红细胞。

三、救治与护理

（一）救治要点

1. 局部治疗 立即在被咬伤的肢体肿胀处上方近心端5～10cm处，用弹性绷带或止血带捆扎肢体，延缓毒素向心性扩散，绑扎10～15分钟放松1分钟以免影响血液循环造成组织坏死。

> **考点提示**
>
> 蛇咬伤后进行的正确伤口处理。

2. 伤口处理 用1∶5000高锰酸钾肥皂水、冷开水、生理盐水冲洗，以牙痕为中心，用消过毒的小刀将伤口的皮肤切成十字型，逆行推挤部分毒液排出，边挤压边清洗，时间为20～30分钟在紧急情况下可用口吸吮（口腔内应无损伤或龋病），最好口含酒精吸吮，边吸边吐，再以清水漱口。然后用0.25%～0.5%普鲁卡因在伤口四周作环形封闭，同时可加用地塞米松5mg以减轻局部疼痛及组织坏死。

3. 药物治疗

（1）抗毒血清 使用血清前先做皮试，阴性时才可应用，注射抗毒血清前宜先注射地塞米松5mg。如皮试阳性又必须应用时，可按常规脱敏。抗蛇毒素以注射一次足量为宜，重症可重复应用。抗毒血清应尽早使用，在20～30分钟内效果最好。

（2）蛇药 季得胜蛇药，每次内服2～4片，每日3次，同时外敷，距咬伤处四周约半厘米；上海蛇药：对各种毒蛇咬伤均有作用，首次20ml，以后每6小时服10ml，至全身中毒症状消失为止。重症口服30分钟，以后每4小时口服20ml，好转后改为维持量，肌内注射，首次1支，以后每4～6小时注射1支，至中毒症状好转，口服与肌注并用。此外还有一部分中草药，如半边莲、七叶一枝花、白花蛇舌草水等。

（3）蛇咬伤伤口易感染，因此应给予抗生素和破伤风治疗。

（二）护理要点

（1）在滴注抗毒血清时，护士应密切观察有无呼吸道阻塞、呼吸停止等反应，如发现不良反应则立即告知医生并配合抢救。

（2）密切观察患肢肿胀，渗血、皮温及颜色，将患肢包扎固定置于功能位，制动抬高防止水肿及碰撞，以减轻肿胀和疼痛。

（3）严密监测患者的呼吸、体温、脉搏以及血压，有无窒息或呼吸衰竭。注意观察患者的神志，瞳孔大小，有无肌肉弛缓性麻痹，尿液颜色、性质。

（4）做好患者的皮肤护理。定时为其翻身拍背，防止坠积性肺炎。

（5）给予患者清淡易消化的食物，还应多喝水、多吃水果，忌食辛辣刺激食物。

（6）由于蛇咬伤患者使其产生恐惧、紧张、焦虑等情绪，因此应做好患者的心理护理。注意关心、体贴、照顾病人，详细讲解配合治疗的重要性，减轻其心理压力，使患者能增强信心，战胜疾病。

思考题

扫码“练一练”

1. 简述淹溺的分类及救治要点。
2. 简述中暑的临床表现、救治与护理要点。
3. 蛇咬伤病人如何进行救治及护理？
4. 如何对触电病人进行紧急救护？

（肖　婷　王　晶）

第十一章

常用救护技术

学习目标

1. **掌握** 创伤患者止血、包扎、固定、搬运技术的操作要点；深静脉穿刺置管术、动脉穿刺置管术操作要点。
2. **熟悉** 深静脉穿刺置管术、动脉穿刺置管术以及创伤患者止血、包扎、固定、搬运技术的适应证和禁忌证；气管插管术、气管切开术、环甲膜穿刺术与环甲膜切开术的适应证和禁忌证。
3. **了解** 气管插管术、气管切开术、环甲膜穿刺术与环甲膜切开术的操作要点。

急危重患者的病情复杂，变化迅速，在短时间内确诊难度大，因此，急诊医护人员除了具备各临床专科的一般知识和操作技能外，更要掌握各种急救技术，如建立人工气道技术、动静脉血管穿刺技术等，以便对患者实施及时有效的救护。

第一节　人工气道技术

扫码"学一学"

案例

患者，男，25岁。高速公路发生车祸，被救出后患者意识丧失，颈动脉搏动消失，呼吸消失，皮肤湿冷。经复苏后紧急送至附近医院，发现患者呼吸微弱，急诊医生行气管插管，辅助呼吸机治疗。

问题：

1. 该患者选择气管插管的原因是什么？
2. 气管插管患者在护理中的注意事项是什么？

人工气道（artificial airway）是指通过各种辅助设备及特殊技术在生理气道与空气或其他气源之间建立的气体通道，以保证气道通畅，维持有效通气。常见建立人工气道的技术有气管插管术、气管切开术、环甲膜切开术等。

一、气管插管术

气管插管术（endotracheal intubation）是指将特制的气管导管经口腔或鼻腔通过声门直

接插入气管内的技术。其目的是清除呼吸道分泌物或异物，解除呼吸道阻塞，进行有效人工呼吸，增加肺泡有效通气量，减少气道阻力及死腔，为气道雾化或湿化提供条件。根据插管途径可分为经口腔插管和经鼻腔插管。根据插管时是否使用喉镜显露声门，分为明视插管和盲探插管。本节主要介绍临床急救中最常用的经口明视插管术。

（一）适应证

考点提示

气管插管的适应证和禁忌证。

（1）呼吸、心搏骤停需紧急建立人工气道，行心肺脑复苏者。

（2）呼吸功能不全或呼吸困难综合征、呼吸功能衰竭需有创机械通气给氧的患者。

（3）不能自行咳出呼吸道分泌物，需行气管内吸引。

（4）上呼吸道损伤、狭窄、阻塞，气道食管瘘等影响正常通气。

（5）因诊断和治疗需要，在短时间内要反复插入支气管镜。

（6）外科手术和麻醉，如需长时间麻醉的手术、低温麻醉及控制性低血压手术等。

（7）各种原因引起的痉挛而导致窒息。

（8）其他，如婴幼儿气管切开前需行气管插管定位。

（二）禁忌证

气管插管术无绝对的禁忌证。但患者有下列情况时，应谨慎考虑操作。

（1）喉头急性炎症、喉头严重水肿或黏膜下血肿、急性喉炎、会厌炎。

（2）鼻息肉、鼻咽部血管瘤、主动脉瘤压迫气管。

（3）面部骨折、颈椎骨折或脱位不能经口气管插管。

（4）严重凝血功能障碍。

（5）下呼吸道分泌物潴留所致呼吸困难，难以通过插管缓解者。

（三）操作方法

1. 用物准备 备气管插管包或插管盘，内有喉镜、气管导管、导管管芯、血管钳、开口器等。根据患者情况选择相应的喉镜、导管。此外准备牙垫、10ml 注射器、插管弯钳、局麻药、喷雾器、胶布、听诊器、吸氧设备（呼吸机）、消毒凡士林纱布、吸引器、吸痰管等。在气管导管前端涂上润滑油备用。

2. 患者准备 患者标准体位：取仰卧位，头后仰但勿过度，使口、咽、气管基本重叠于一条轴线。对于有高度呕吐危险的患者，插管时可取半坐位或头高脚低位。患者修正体位：如喉头暴露不好，可在肩背部垫一小枕，或助手协助使患者头尽量后仰。对呼吸困难或呼吸骤停患者，插管前使用简易呼吸器给予纯氧进行充分通气，并监护血氧饱和度、心电图和血压，充分吸痰。

3. 操作步骤 ①体位摆放；②置入喉镜。操作者左手持喉镜，从右嘴角斜行置入。镜片抵咽喉部后转至正中位，将舌体推向左侧，此时可见暴露声门的第一个标志悬雍垂，然后顺舌背将喉镜片稍作深入至舌根，稍稍上提喉镜，即可看到暴露声门的第二个标志会厌的边缘（图 11－1）。③暴露视野。看到会厌边缘后，如用弯形喉镜片，可稍作深入，使喉镜片前端置入会厌与舌根交界处，然后上提喉镜，即可看到声门；用直喉镜片时，需将喉镜片前端插至会厌下方，上提喉镜，直接提起会厌，暴露声门，充分吸引视野处分泌物。④插入导管。右手持气管导管，对准声门，在吸气末，顺势轻柔地插入导管过声门 1cm 左右，迅速拔除管芯，导管继续旋转深入气管，导管插入气管内的深度成人为4～6cm，小儿2～3cm；⑤确认导管在气管内。轻压胸廓，导管口感觉有气流逸出；连接简易呼吸器人工通气，胸廓有起伏，同时听诊两肺呼吸音对称，听诊上腹部无气过水声。有条件可检测二氧化碳浓度量化波形图确认气管插管位置是否正确。确认后安置牙垫，退出喉镜。⑥固定。将导管和牙垫用长胶布固定，并与患者面部固定，连接呼吸器进行呼吸支持。⑦整理用物，记录。

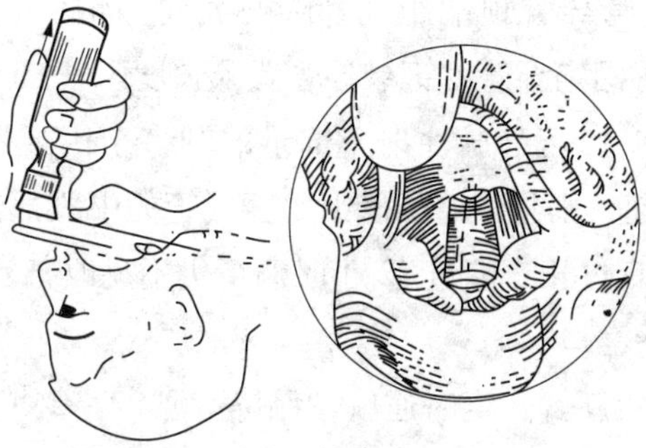

图11－1　暴露悬雍垂、会厌

知识拓展

经鼻明视插管术用于患者仍有自住呼吸且无窒息、下颌活动受限、张口困难或口腔内插管妨碍手术进行，不能将头部后仰等情况。尤其适用于需长时间插管呼吸支持的患者。

1. 插管前先检查并选择一通畅的鼻孔。

2. 挑选合适的导管，充分润滑。

3. 将导管与面部呈垂直方向插入鼻孔，沿下鼻道经鼻底部，出鼻后孔，至咽喉腔。插入导管深度相当于鼻翼至耳垂长度时，使用咽喉镜暴露声门，右手继续将导管深入，使其进入声门（图11－2）。如有困难，可用插管钳持导管前端并挑起，然后由助手将导管送入声门。

4. 确认导管位于气管内后用胶布固定导管，连接呼吸器进行呼吸支持。

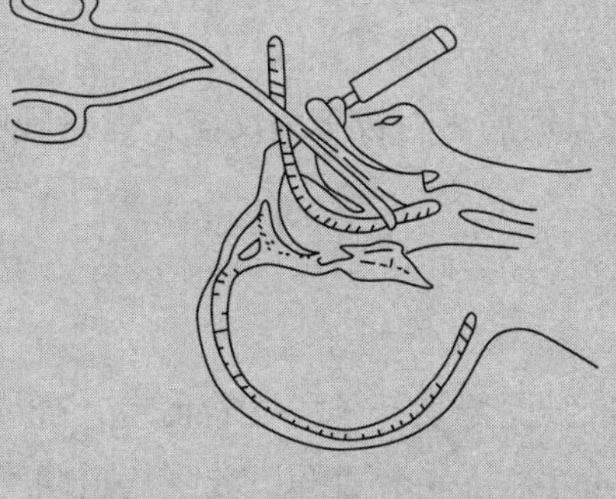

图11－2　插管钳夹持导管前端并挑起

（四）注意事项

（1）插管前应先行人工呼吸、吸纯氧；插管时，尽量使喉部充分暴露，视野清楚，动作轻柔、准确，以免造成黏膜损伤；动作迅速，勿使缺氧时间过长而致心搏骤停等不良反应。

（2）暴露声门的过程中注意以左手腕为支撑点，而不能以上门齿作为支撑点。

（3）提高插管准确率，以减少胃扩张引起的误吸，30～45秒内插管未成功应先给予纯氧气吸入后再重复插管步骤。

考点提示

气管插管的注意事项。

（4）导管插入深度适宜。太浅易脱出，太深易插入右总支气管，造成仅单侧肺通气，影响通气效果。置管的深度，自门齿起计算，男性22～24cm，女性20～22cm。气管导管顶端距气管隆嵴大约2cm。小儿可参照公式：插管深度（cm）=年龄/2+12。妥善固定导管，记录导管置入长度。

（5）插管后如发生呛咳，可静脉注射小剂量的利多卡因或肌松药，并继以控制呼吸。如果系导管触及隆突而引起，则将气管导管退出至气管的中段部位。

（6）插管留置时间不宜过长，超过72小时病情仍不见改善者，应考虑行气管切开术。

（五）护理

1. 环境适宜 病室空气新鲜，定时通风，保持室温22～24℃，相对湿度60%。

2. 合适体位 根据病情取合适体位，需翻身或改变体位时，应同时转动头颅和上身，避免活动导致套管刺激气道或套管脱出引发呼吸困难。对于烦躁、谵妄、昏迷等意识不清或障碍的患者应使用保护性约束，松紧适宜，并做好局部皮肤的观察。

3. 固定导管 妥善固定气管导管，做好标记；定期检查气管插管的深度，每班记录一次。避免导管随呼吸运动上下滑动而滑出，同时还应防止咬口的脱落。

4. 保持气道湿润 遵医嘱予以气道给药、雾化吸入以及持续湿化，气道湿化液应24小时更换一次。

5. 插管后随时检查导管是否通畅 有无扭曲。吸痰时尽量注意无菌操作，并且每次吸痰时间不应大于15秒。必要时，先予吸纯氧后再吸引，以免加重缺氧。

6. 保持气道插管局部清洁 固定气管插管的胶布或者衬带如被污染应立即更换。

7. 做好口腔护理 每天1～3次。在进行口腔护理前必须测量口插管的深度以及检测气囊压力。

8. 使用呼吸机者按呼吸机护理常规。

9. 心理护理 关心、体贴患者，给予精神安慰，预防患者因烦躁而自己将套管意外拔出，必要时行保护性约束。

10. 拔管后护理 应注意观察患者对拔管的反应，保持呼吸道通畅。重症患者拔管后1小时复查动脉血气变化。

二、气管切开术

气管切开术（tracheostomy）是指切开颈段气管前壁，插入气管套管，建立新的通道进行人工通气的一种技术。它可以维持气管通畅，减少气道阻力和呼吸道解剖死腔，保证有效通气量。气管切开术分常规气管切开术、经皮气管切开术。气管切开术较费时，因此不宜在紧急状况下使用。

（一）适应证

1. 各种原因造成的上呼吸道阻塞导致呼吸困难

（1）喉阻塞 任何原因（如喉部炎症、肿瘤、外伤、异物或瘢痕性狭窄等）引起的Ⅲ

度喉阻塞、呼吸困难明显，而病因又不能很快解除者，应及时行气管切开术。

（2）双侧声带外展麻痹、喉及声门下瘢痕狭窄。

（3）气管外伤伴软组织肿胀或骨折。

2. 各种原因造成的下呼吸道阻塞致呼吸困难者

（1）神经系统疾病如脊髓灰质炎、多发性神经根炎、重症肌无力等导致的呼吸肌麻痹。

（2）脑卒中、脑肿瘤、脑脓肿、头颅外伤所致的昏迷；以及各类中毒引起的痉挛、麻痹及昏迷。

（3）由颅脑病变、呼吸道烧伤、严重胸部外伤、昏迷、神经系统病变等各种原因引起的下呼吸道分泌物潴留。

3. 预防性气道切开 对于某些头颈部（口腔、鼻咽、喉或颈部）大手术进行全麻，防止血液流入下呼吸道，保持术后呼吸道通畅，须做预防性气管切开术；颈部外伤，为了减少感染，促进伤口愈合；破伤风容易发生喉痉挛，气管切开以防止窒息。

4. 需长期进行人工通气者。

5. 其他 某些行气管内麻醉手术而不能经口鼻插管者，呼吸道异物不能经喉取出者等。

（二）禁忌证

（1）气管切开部位存在炎症。

（2）颈部恶性肿瘤。

（3）解剖标志难以辨别、下呼吸道占位而致的呼吸道梗阻者。

（4）甲状腺增生肥大。

（5）气管切开部位曾行手术（如甲状腺切除术等）。

（6）严重出血性疾病。

（7）小儿禁用。

（三）操作方法

1. 常规气管切开术

（1）用物准备 气管切开手术包、不同型号气管套管、局麻药物、手套、消毒液、吸引器、吸痰管、吸氧装备以及必备的抢救药品等。检查用物性能是否良好。

（2）患者准备 患者一般取仰卧位，背肩部垫高，头后仰保持正中位，使下颌、喉结、胸骨切迹在同一直线上，气管向前突出，使气管上提并与皮肤接近，充分暴露（图11－3）。如呼吸困难严重不能平卧时，可采用半卧位，头颈部保持中位线；小孩可由助手协助固定头部。气管切开前先吸纯氧并监护血氧饱和度、心电图和血压；充分吸痰。

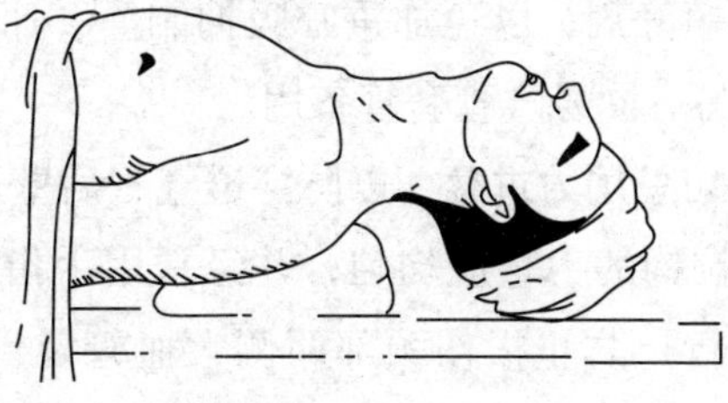

图11－3 气管切开术患者准备体位

（3）操作步骤 ①体位摆放。②消毒、铺巾、局部麻醉。下颌骨下缘至上胸部皮肤常规消毒，戴无菌手套，铺洞巾；颈部皮肤常规消毒，戴手套，铺洞巾。用局麻药物于气管切开处行颈前皮下浸润麻醉，昏迷者可免。③暴露气管、定位。用左手拇指和示指固定喉部，自环状软骨下缘至胸骨上凹处上1～1.5cm处，沿颈前正中线切开皮肤和皮下组织（切口长度4～5cm），用止血钳自白线处分离两侧胸骨舌骨肌及胸骨甲状肌，并用拉钩将分离的肌肉牵向两侧，暴露气管前壁及甲状腺峡部。过程中注意止血。④气管切口。用刀尖挑开第2、3或3、4气管环，用止血钳撑开气管切口，吸出气管内分泌物及血液。⑤置入气管套管。置入口径恰当、带有管芯的气管套管，快速拔除导芯，放入内管套。⑥固定套管。用手固定气管套管，避免患者用力咳嗽使套管脱出。气管套管插入后，将系带固定于颈后部，松紧以放入一指为宜。为防脱出，可在切口上端缝合1～2针加以固定。最后，用一块剪口纱布垫入伤口和套管之间，再用一块单层的无菌湿纱布盖在套管口外。⑦整理用物，记录。

2. 经皮气管切开术 经皮气管切开术（percutaneous tracheostomy）是在Seldinger经皮穿刺插管术基础上发展起来的一种新的气管切开术，具有简便、快捷、安全、微创等优点，已部分取代常规气管切开术。

（1）用物准备 一次性Portex成套器械盒，包括手术刀片、洞巾、穿刺套管针、注射器、导丝、扩张器、特制的尖端带孔的气管扩张钳及气管套管。此外还有局麻药物、消毒药物、注射器等。检查经皮气管切开包中的器械性能是否良好。

（2）患者准备 同常规气管切开术。

（3）操作步骤 ①确定插管部位。②皮肤消毒、铺巾，麻醉。③在选定插管部位作一长1.5～2cm的横行或纵行直切口，皮下组织可用小指或气管扩张钳钝性分离，再次确认选定的插入位置是否位于颈部正中线上。④用注射器接穿刺套管针并抽吸生理盐水，沿中线穿刺回抽见气泡，确认进入气管内。拔出针芯，送入穿刺套管。沿穿刺套管送入导丝，导丝进入约10cm，抽出穿刺套管。导丝进入气管后常会引起病人一定程度的反射性咳嗽。⑤气管前壁扩张：先用扩张器沿导丝扩开气管前组织及气管前壁，再用气管扩张钳顺导丝分别扩张气管前组织及气管前壁，拔出扩张钳。气管前壁扩张后气体可从皮肤切口溢出。⑥置入气管套管：沿导丝将气管套管送入气管，拔出管芯和导丝，吸引管插入气管套管，吸净气管套管及气管内的分泌物及血性液体，确保呼吸道畅通，证实气管通畅后，注射器注入少量气体使套囊充盈。若病人带有气管插管，此时予以拔除。以缚带将气管套管的两外缘牢固地缚于颈部，以防脱出。缚带松紧要适度。⑦固定气管套管，连接氧气装备，包扎伤口。⑧处理用物，记录。

（四）注意事项

1. 术前 ①勿过量使用镇静剂，以免加重呼吸抑制。②床边备好氧气、吸引器、急救药品、气管切开包等，以及另一同号气管套管备用。

2. 术中 ①切开气管时切忌用力过猛，以防穿透气管后壁进入食管，造成气管食管瘘。②在分离过程中，切口两侧拉钩的力量应均匀，并经常用手指触摸环状软骨和气管环，以便手术始终沿气管前中线进行，防止损伤颈部两侧大血管及甲状腺，以免引起较大出血。③气管切开部位不得高于第2气管环或低于第5气管环，否则日后可引起环状软骨炎及喉狭窄等后遗症。④在切开气管时应注意同时切开气管及气管前筋膜，二者的切口应一致，不便分离，以免引起纵隔气肿。⑤气管套管要固定牢靠，太松套管易脱出，太紧影响局部血液循环。

3. 术后　①气管切开病人的给氧，不可将氧气导管直接插入内套管内，而需用“丁”字型管或氧罩。②防脱管窒息：套管一旦脱出，应立即将患者置于气管切开术的体位，用事先备妥的止血钳等器械在良好的照明下分开气管切口，将套管重新置入。③保持气管套管通畅：手术初观察切口出血情况，随时清除套管内、气管内及口腔内分泌物。④维持下呼吸道通畅：湿化空气，室内应保持适当的温度和湿度，以防止分泌物干结堵管，减少下呼吸道感染的机会。用1～2层生理盐水纱布覆盖套管口，湿化防尘。定时通过气管套管滴入少许无菌生理盐水、糜蛋白酶溶液等，以稀释痰液，便于咳出。⑤防止伤口感染：每班至少更换消毒剪口纱布和伤口消毒一次。经常检查创口周围皮肤有无感染或湿疹。

（五）护理

1. 环境　将患者置于安静、清洁、空气新鲜的病室内，室温保持在18～22℃，湿度保持50%～60%。

2. 术后体位　保持颈部伸展位，保证气管套管在气管内的居中位置，防止套管移位、闭塞或脱出而造成窒息。

3. 妥善固定　固定带在颈部的松紧以容纳1指为宜，防止套管脱出。气管切开的当天要注意观察有无皮下气肿、出血等并发症。

4. 加强口腔护理　保持口腔清洁，对保留气管插管12小时以上的患者，每天进行口腔护理3次。

5. 充分湿化　保证足够的液体入量，每日保持在2500～3000ml；气管套管口覆盖湿纱布；室内使用加湿器，防止分泌物稠厚结痂而影响通气。

6. 预防感染　翻身、叩背、震动排痰等促进患者排痰，减少肺部感染。

7. 拔管护理　如原发病已愈、炎症消退、呼吸道分泌物不多，便可考虑拔管，拔管时间一般在术后一周以上。拔管前1～3天试堵管以锻炼患者呼吸功能。从堵管1/3、1/2、到全堵管口，全程必须进行生命体征和SpO_2的监测，如全堵24～48小时后病人呼吸平稳、发音正常，即可拔管。如果患者脱机后呼吸功能已经恢复，有足够的咳嗽力量，也可采用不堵管直接拔管的方法，拔管后继续观察呼吸情况24～48小时。拔管后，用蝶形胶布拉紧伤口两侧皮肤黏合，切口内可不填塞引流物。外敷纱布，每日换药一次，一周左右即可痊愈。如不愈合，可考虑缝合。拔管后床边仍需备气管切开包，以便病情反复时急救。

8. 心理护理　关心、体贴患者，给予精神安慰，患者经气管切开后不能发音，采用书面交谈或动作表示，预防患者因烦躁而自己将套管意外拔出，必要时行保护性约束。

三、环甲膜穿刺术与环甲膜切开术

【环甲膜穿刺术】

环甲膜位于甲状软骨和环状软骨之间，前仅有柔软的甲状腺并无坚硬遮挡组织，后通气管，它仅为一层薄膜，周围无要害部位，因此利于穿刺。环甲膜穿刺术（cricothyroid membrane puncture）是在确切的气道建立之前，借助刀、穿刺针或其他任何锐器穿刺环甲膜迅速建立一个新的临时呼吸通道，是临床上帮助患者进行有效气体交换，快速缓解患者呼吸困难或窒息，简便快捷而有效的一项急救技术。

（一）适应证

（1）各种原因引起的急性上呼吸道完全或不完全阻塞的患者。

（2）行气管切开术但缺乏必要器械时或气管插管有禁忌的患者。

（3）牙关紧闭经鼻插管失败的患者。

（4）需气管内给药的患者。

（5）喉头水肿及颈部或面颌部外伤所致气道阻塞需立即通气急救者。

（6）常规气管切开术可能加重病情者（如呼吸困难伴不稳定颈椎骨折或脱位的患者）。

（二）禁忌证

一般无绝对禁忌证。但如果遇到以下情况时，要谨慎选用环甲膜穿刺术。

（1）已明确呼吸道阻塞发生在环甲膜水平以下。

（2）凝血功能明显障碍。

（3）3岁以下的小儿。

（4）患有喉部急性疾病、声门下有炎症或新生物。

（5）气管内插管时间过长。

（三）操作方法

1. 用物准备 环甲膜穿刺针或粗针头、注射器、T型管、吸氧装置、消毒液。

2. 患者准备 取仰卧位或斜坡卧位，头部保持正中，颈部充分后仰，一般无需局麻。

3. 操作步骤 ①体位摆放。②消毒、定位、穿刺。常规消毒环甲膜前的皮肤（急危情况下可直接穿刺）。用左手摸清甲状软骨下缘与环状软骨上缘间的环甲膜（图11－4）。右手将通气针头在环甲膜上垂直下刺，通过皮肤、筋膜及环甲膜，有落空感时即挤压双侧胸部，发现有气体自针头逸出或用注射器时很易抽出气体时，即以T型管的上臂一端与针头连接，并通过T型管的下臂接氧气瓶而输氧。也可以左手固定穿刺针头，以右手示指间歇地堵塞T型管上臂的另一端开口处而行人工呼吸。根据患者的需要调节人工呼吸的频率。若经针头导入支气管留置给药管，则在针头退出后，用纱布包裹并固定。③处理用物，记录。

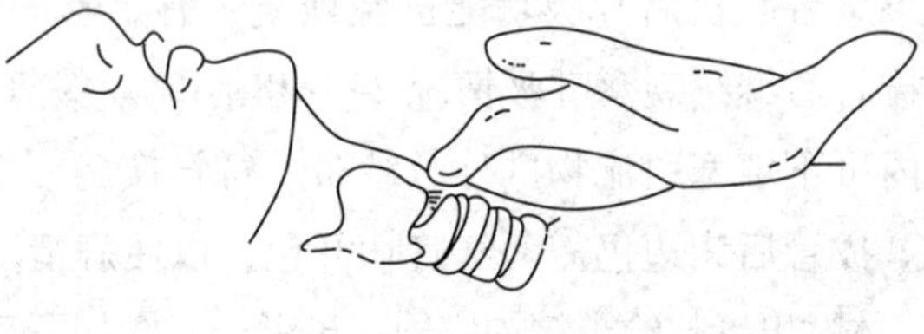

图11－4 环甲膜位置

（四）注意事项

（1）环甲膜穿刺术仅仅是呼吸复苏的一种临时急救措施，穿刺针留置时间不宜过久（一般不超过24小时）。因此，待病人情况稳定后，应改作气管切开或立即作消除病因。

（2）环甲膜穿刺不能偏离气管中线，以免碰到大血管，造成出血。

（3）穿刺时进针不宜过深，避免损伤喉后壁黏膜；尤其在使用代用的针头时要注意不要刺入食管。

（4）以消毒干棉球压迫穿刺点片刻，同时针头拔出以前应防止喉部上下运动，否则容易损伤喉部的黏膜。

（5）环甲膜穿刺针头与T形管接口连接时，必须连接紧密确保不漏气。

（6）若穿刺点皮肤出血，干棉球压迫的时间可适当延长。穿刺部位如有较为明显的出血时应注意止血，以免血液返流入气管内。

（7）如遇血凝块或分泌物阻塞穿刺针头，可用注射器注入空气，或用少许生理盐水冲洗，以保证其通畅。

（五）护理

（1）术前向患者说明施行环甲膜穿刺术的目的，消除不必要的顾虑。

（2）注射药物前，必须回抽空气，确定针尖在喉腔内才能注射药物；注射药物时，嘱患者勿吞咽及咳嗽，注射速度要快，注射完毕后迅速拔出注射器及针头。

（3）注入的药物应以等渗盐水配制，pH 值要适宜，以减少对气管黏膜的刺激。

（4）术后如患者咳出带血的分泌物，嘱患者勿紧张，一般在 1～2 天内即消失。

（5）术后可经穿刺针接氧气管给病人吸氧，缓解病人缺氧和呼吸困难。

（6）环甲膜穿刺通气用的针头及 T 管应作为急救常规装备而消毒备用，接口紧密不漏气。

（7）心理护理　关心、体贴患者，给予精神安慰。

【环甲膜切开术】

环甲膜切开术简便、快捷而有效，在临床上主要用于病情危急，需立即抢救的患者，待呼吸困难缓解后，再做常规气管切开术。

（一）适应证

（1）因异物、颌面和喉外伤、会厌软骨炎、喉痉挛或肿瘤引起完全或不完全气道梗阻。

（2）昏迷或脑外伤后咳嗽反射消失而导致呼吸道分泌物堵塞。

（3）疑有颈椎骨折或老年性颈椎退行性病变需做气管切开者。

（4）牙关紧闭经鼻插管反复失败的患者。

（5）心脏直视手术需作胸骨正中切开为避免因正规气管切开而引起交叉感染者。

（二）禁忌证

（1）13 岁以下儿童在病情允许的情况下尽量选用正规气管切开。

（2）喉肿瘤。

（3）声门下狭窄。

（4）进展性血肿。

（5）凝血功能障碍。

（三）操作方法

1. 用物准备　无菌小刀、止血钳、橡胶管，有条件可备气管切开全套用品。

2. 患者准备　患者取仰卧位，背肩部垫高，头后仰，保持正中位，充分显露颈部。

3. 操作步骤　①体位摆放。②消毒、戴无菌手套、铺巾（紧急情况下，该步可从简）。③定位：左手示指摸清位于甲状软骨下缘和环状软骨上缘的环甲间隙，中指和拇指固定甲状软骨翼板。④暴露环甲膜：左手示指引导下右手于环甲间隙中间作 2～4cm 长的横切口，切开皮肤和皮下组织，暴露环甲膜。⑤切开环甲膜 1～1.5cm。用刀柄或止血钳插入环甲膜切口内横行撑开切口，顺势将气管导管或橡胶管插入气管，建立人工气道。⑥止血，固定气管导管。⑦处理用物，记录。

（四）注意事项

（1）进刀时，进入声门下腔即可，不可用力过猛以免损伤环甲关节后方的喉返神经及血管。

（2）切忌损伤环状软骨，以免造成喉狭窄、发音困难等严重的喉功能障碍。

（3）切口的部位应接近环状软骨的上缘，以免损伤环甲动脉吻合支。

（4）环甲膜切开术属于应急手术，可能会引起喉水肿、声带损伤及声门狭窄等严重后遗症，而且橡胶管容易引起肉芽肿，因此最好在 48 小时内排除梗阻原因或改行气管切开术。

（五）护理

（1）术后密切观察病人呼吸道及切口的情况。

（2）保持套内通畅，一般每隔 4～6 小时清洗内套管 1 次。

（3）维持下呼吸道通畅。

（4）防止套管阻塞或脱出。

（5）保持伤口清洁，防止感染。

（6）切开时间不宜长于 48 小时，若病人脱离危险，即行正规气管切开术，以防喉狭窄。

（7）心理护理　关心、体贴患者，给予精神安慰。

扫码“学一学”

第二节　创伤止血、包扎、固定、搬运

案例

患者，男，45 岁。施工途中从 6 楼高空坠落，全身多发性骨折伴进行性出血，患者伤后昏迷状态，无意识，血压测不出，四肢厥冷。

问题：

1. 该患者目前最主要的护理诊断是什么？
2. 该患者的抢救步骤以及抢救的注意事项是什么？

一、止血

出血是患者创伤后的主要并发症。正常成人全身血量占体重的 7%～8%。若失血量≤10%，可能有轻度的头晕、交感神经兴奋症状或无任何反应，失血量达 20% 左右，会出现失血性休克的症状，如意识模糊、血压下降、脉搏细速、肢端厥冷等；失血量≥30%，患者会发生严重的失血性休克，若不及时抢救，短时间内可能危及患者的生命或发生严重的并发症。因此，在保证患者呼吸道通畅的情况下，应及时准确地进行止血。

（一）适应证

凡是出血的伤口均需要止血。判断患者是否出血的同时还要判断出血部位、血管性质，以便选择正确有效的止血方法。

> **考点提示**
> 三种血管出血的异同点。

根据血管性质不同可将出血分为动脉出血、静脉出血和毛细血管出血。具体内容见表 11－1。

表 11－1　血管出血特点

血管类型	出血性状	颜色	出血点	危害性
动脉	快速大量涌出，呈喷射状	鲜红	易发现	可能会危及生命
静脉	持续缓慢涌出状	暗红	较易发现	危险性小于动脉出血
毛细血管	从创面呈点状或片状渗出	鲜红	不易判明	危险性一般较小

（二）用物准备

无菌敷料、三角巾、绷带、纱布垫、止血带等；野外环境就地取材如干净毛巾、衣服、鞋带等。

（三）操作方法

1. 指压止血法　该方法是中等或较大动脉出血最迅速的一种临时止血法。用手指或手掌、拳头甚至肘关节压迫伤口近心端的动脉，将动脉压向深部的骨骼上，阻断血液通过，迅速止血。一般只适用于头面颈部及四肢的动脉出血急救。指压止血法属于临时止血法，效果有限，应及时根据实际情况准备材料换用其他止血方法。

扫码“看一看”

人体出血常见部位的指压点及方法如下。

考点提示

指压止血法的常见按压部位。

（1）头顶部出血　压迫同侧耳屏前方颧弓根部的搏动点（颞浅动脉），将动脉压向颞骨（图 11－5）。

（2）颜面部出血　压迫同侧下颌骨下缘、咬肌前缘的搏动点（面动脉），将动脉压向下颌骨（图 11－5）。

（3）颈部、面深部、头皮部出血　压迫同侧气管外侧，胸锁乳突肌前缘中点之间强搏动点（颈总动脉），将动脉用力压向第 5 颈椎横突处（图 11－5）。压迫过程中密切注意观察有无晕厥反应，疑有脊柱损伤的患者，保持颈部制动。压迫颈总动脉止血应慎重，绝对禁止同时压迫双侧，以免引起脑组织缺血缺氧。

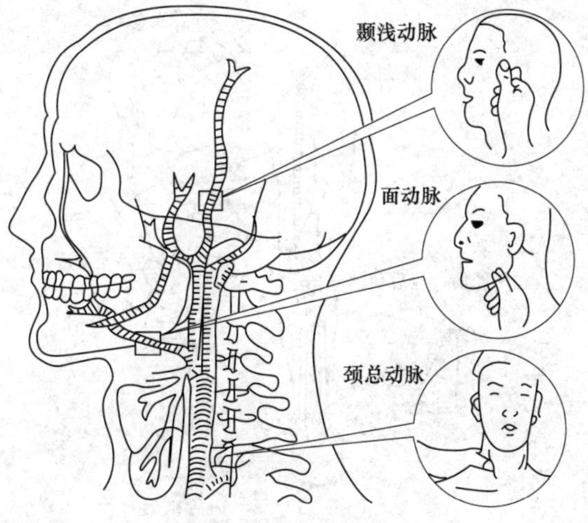

图 11－5　头面部出血常见动脉按压止血部位图

（4）头后部出血　压迫同侧耳后乳突下稍往后的搏动点（枕动脉），将动脉压向乳突。

（5）肩部、腋部出血　压迫同侧锁骨上窝中部（锁骨下动脉），将动脉压向第 1 肋骨（图 11－6）。

（6）上臂出血　外展上肢90°，在腋窝中点用拇指将腋动脉压向肱骨头（图11－6）。

（7）前臂出血　压迫同侧肱二头肌内侧沟中部的搏动点（肱动脉），将动脉压向肱骨（图11－6）。

（8）手部出血　压迫同侧手腕横纹稍上处的内、外侧搏动点（尺、桡动脉），将动脉压向尺、桡骨（图11－6）。

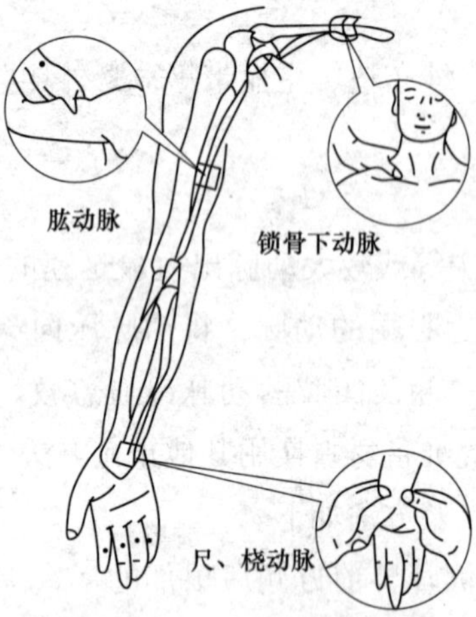

图11－6　上肢出血常见按压部位

（9）大腿出血　压迫同侧腹股沟中点稍下部的搏动点（股动脉），将动脉压向耻骨上肢（图11－7）。

（10）小腿出血　在腘窝中部压迫腘动脉（图11－7）。

（11）足部出血　压迫足背中部近脚腕处的搏动点（胫前动脉）和足跟内侧与内踝之间的搏动点（胫后动脉）（图11－7）。

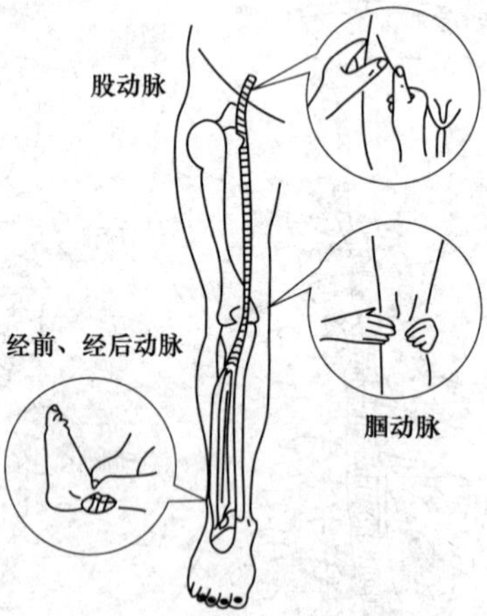

图11－7　下肢出血常用指压部位

2. 加压包扎止血法　体表及四肢伤出血，大多数可用加压包扎和抬高肢体达到暂时止血的目的。以无菌敷料覆盖伤口，以绷带或三角巾绞紧包扎，情况紧急时可用手直接压在无菌敷料上，同时受伤部位抬高。适用于小动脉、小静脉和毛细血管的出血（图11－8）。

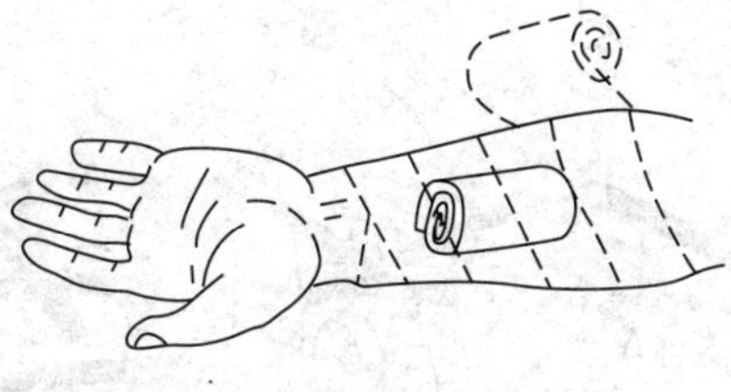

图 11－8　加压包扎止血法

3. 填塞止血法　用无菌敷料填入伤口内压紧，外加大块敷料加压包扎。此法应用范围较局限，适用于腋窝、肩部、大腿根部出血，用指压法或包扎法难以止血时使用。此外还有鼻出血中前鼻孔、后鼻孔的填塞止血。

4. 屈曲肢体加垫止血法　多用于肘或膝关节以下的出血，在无骨关节损伤时可使用。在肘窝或腘窝部放置一绷带卷，然后强屈关节，并用绷带、三角巾扎紧（图 11－9）。此法伤员痛苦较大，有可能压迫到神经、血管，且不便于搬动伤员，不易首选，对疑有骨折或关节损伤的伤员，禁止使用。

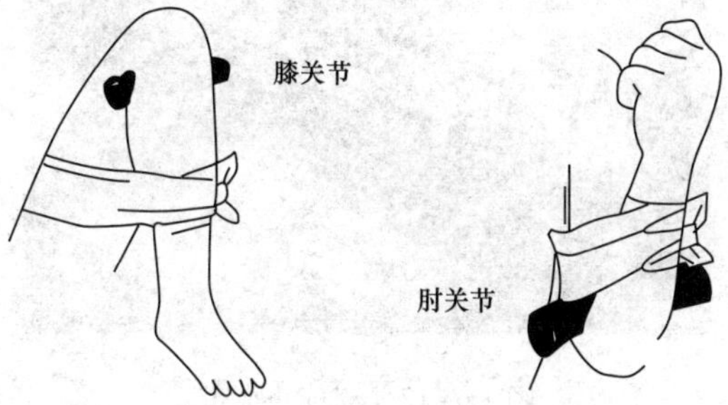

图 11－9　屈曲肢体加垫止血法

5. 止血带止血法　一般适用于四肢大动脉出血，或采用加压包扎后不能有效控制的大出血可选用。

（1）勒紧止血法　伤口用敷料或带状布料覆盖，在伤口的近心端扎两圈，第一圈作为衬垫，第二圈压在第一圈上，勒紧止血。

扫码“看一看”

（2）绞紧止血法　先将三角巾或是其他现场的布料平整地绕伤口一圈，两端向前拉紧打活结，并在一头留出一小套，以小木棒、笔杆、筷子等做绞棒，插在带圈内，提起绞棒绞紧，再将木棒一头插入活结小套内，并拉紧小套固定（图 11－10）。

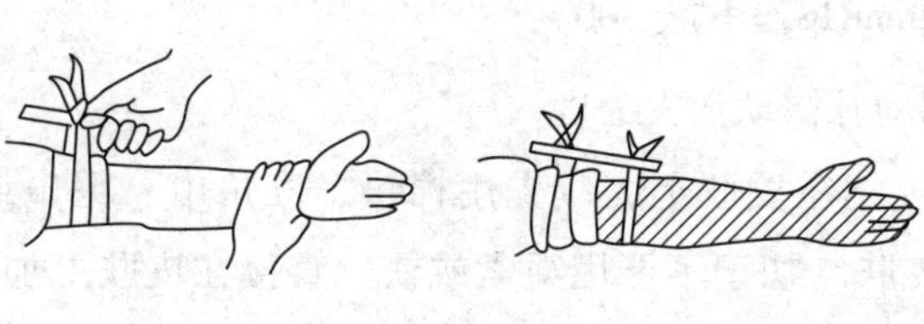

图 11－10　绞紧止血法

（3）橡皮止血带止血法　在伤口近心端，加衬垫后上止血带。以左手的拇指、示指、中指持止血带的头端，将长的尾端绕肢体一圈后压住头端，再绕肢体一圈，然后用左手示指、中指夹住尾端后将止血带下拉过，由另一边拉出，形成一个活结（图 11－11）。

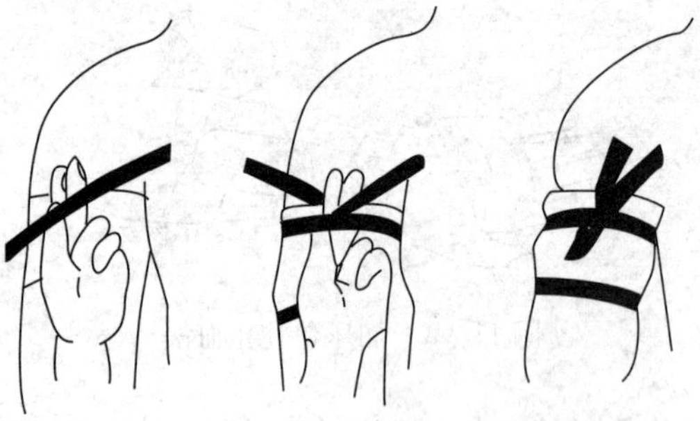

图 11－11　橡皮止血带止血法

(4) 充气止血带止血法　根据血压计原理设计，有压力表指示压力大小，压力均匀，效果较好同时对受压部位的组织损伤较小。适用于四肢较大动脉的止血（图 11－12）。除了在院外外伤止血病人应用较多以外，院内对于截肢术后的病人，我们也须在床旁配备动脉止血带，用于应急残端突发的大出血。将袖带绑在伤口的近心端，充气止血。

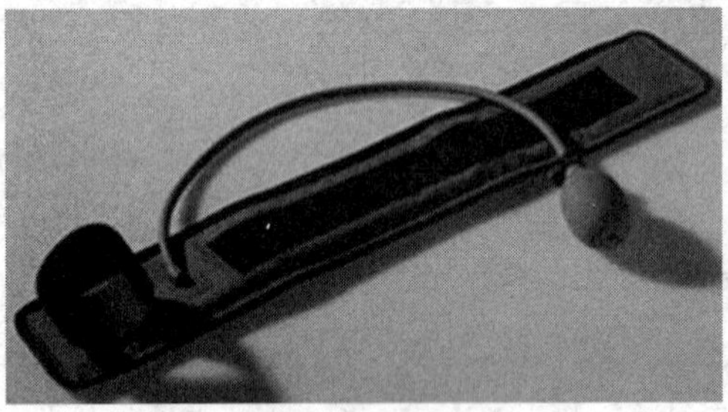

图 11－12　充气止血带

（四）注意事项

止血带止血是有效的应急措施，但使用不当会造成不良后果。过紧会压迫损害神经或软组织，过松起不到止血的作用，反而增加出血，使用时间过长会引起肌肉坏死、厌氧菌感染，严重时可危及生命，因此只有在必要时，才选用该方法。止血过程中止血带使用注意事项如下。

1. 部位准确　扎在伤口近心端，尽量靠近伤口处。需反复使用止血带止血过程中，注意不可反复扎在同一平面上。

考点提示

止血带止血的注意事项。

2. 压力适当　上肢为 250～300mmHg，下肢 300～500mmHg，无压力表时以刚好使远端动脉搏动消失为度。

3. 衬垫要垫平　止血带不能直接扎在皮肤上，应先用棉垫、三角巾、毛巾或衣服等平整地垫好，防止损伤局部受压的皮肤。切记不能用绳索或铁丝直接在皮肤上加压。

4. 控制时间　上止血带的时间不能超过 5 小时（冬天时间可适当延长），定时要放松，并应每 30 分钟至 1 小时松止血带 1 次。每次 2～3 分钟，放松过程中以指压法止血。

5. 标记明显　上止血带的患者应做明显标记，记录上止血带时间。

二、包扎

包扎的作用主要是保护伤口、减少污染；固定敷料、药品和骨折部位；压迫止血；减轻疼痛。包扎之前要用敷料覆盖创面，包扎松紧适宜，包扎部位准确，使肢体保持功能位，打结时要避开伤口和骨隆突处。

（一）适应证

体表各部位的伤口除采用暴露疗法者，一般均需包扎。

（二）禁忌证

厌氧菌感染、犬咬伤等需暴露的伤口。

（三）物品准备

卷轴绷带、三角巾、纱布、四头带、多头带、丁字带、胶带、别针、夹子，紧急情况下就地取材（如干净手帕、毛巾、衣物、被单等）。

（四）操作步骤

1. 绷带包扎法

（1）环形包扎法　最基本最常用的方法，适用于各种包扎的起始和结束以及粗细相等部位的小伤口。所有后面介绍的包扎法都是基于环形包扎法上演变的。用绷带做环形缠绕，适用于包扎的开始与结束时和包扎粗细均匀部位如颈、腕、胸、腹等处的伤口。操作步骤：①将绷带做环形的重叠缠绕（不少于2周）；②下周将上周绷带完全遮盖；③将绷带末端毛边反折，用胶布或安全别针固定，或将带尾中间剪开分成两头，避开伤区打结固定（以下包扎固定均按此法）（图11－13）。

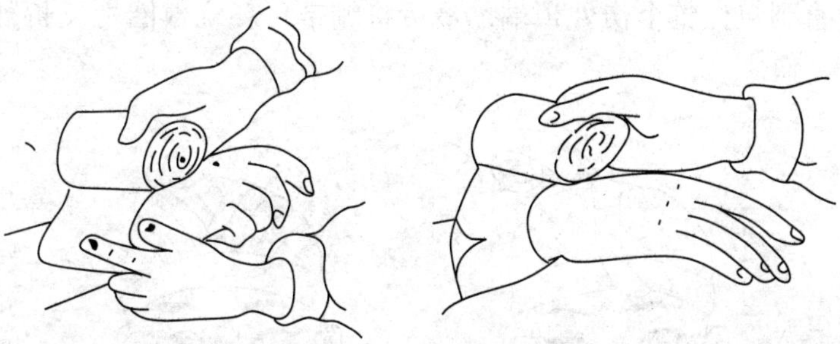

图11－13　环形包扎法

（2）螺旋形包扎法　适用于直径大小基本相同部位如上臂、手指、躯干、大腿等。先用环形缠绕两周，然后稍微倾斜螺旋向上缠绕，每周遮盖上一周的1/3到1/2，将绷带再次环形缠绕两圈，固定（图11－14）。

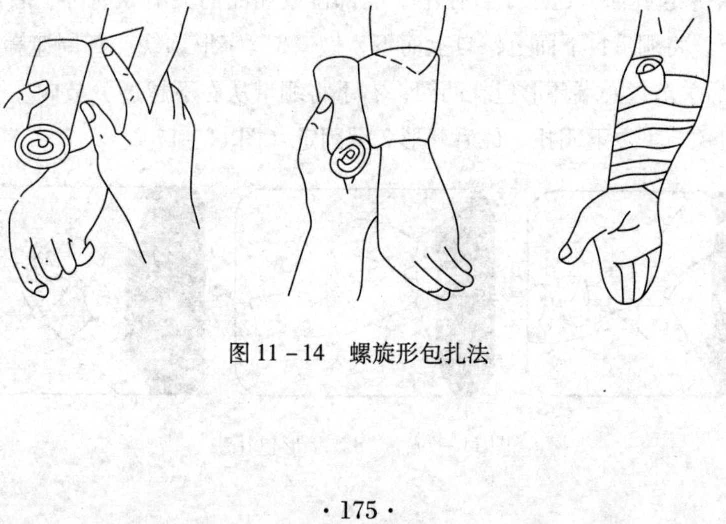

图11－14　螺旋形包扎法

（3）螺旋反折包扎法　适用于直径大小不等部位。如前臂、小腿等。注意不可在伤口上或骨隆突处反折。先用环形缠绕两周，然后稍微倾斜螺旋向上缠绕，每周均将绷带向下反折，并遮盖其上一周的1/3到1/2，反折部位应相同成一直线。将绷带再次环形缠绕两圈，固定（图11－15）。

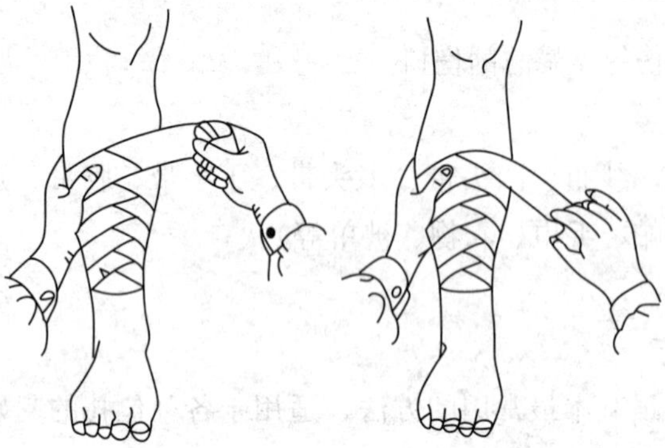

图11－15　螺旋反折包扎法

（4）回返式包扎法　适用于没有顶端的部位，如指端、头顶部或截肢残端。先将绷带以环形法缠绕两圈，由助手在后部将绷带固定，反折后绷带由后部经肢体顶端或截肢残端向前，也可由助手在前部将绷带固定，再反折向后，如此反复包扎，每一来回均覆盖前一次的1/3～1/2，直到包住整个伤处顶端，最后将绷带再环绕数圈把反折处压住固定（图11－16）。

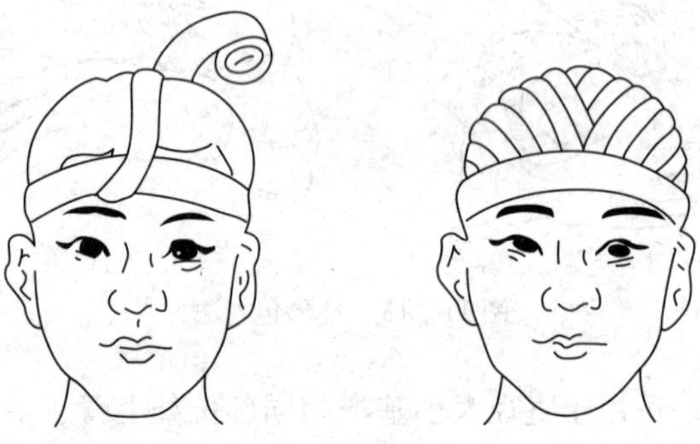

图11－16　回返式包扎法

（5）"8"字形包扎法　适用于直径不一的部位或屈曲的关节如肘部、肩部、髋部、膝盖等。在伤处上下，将绷带自下而上，自上而下，做"8"字形缠绕，每周遮盖上一周的1/3～1/2。屈曲关节后关节远心端环形包扎两圈；右手将绷带从右下越过关节向左上绷扎，绕过后方，再右上越过关节下左下绷扎。最后环形2圈固定（图11－17）。

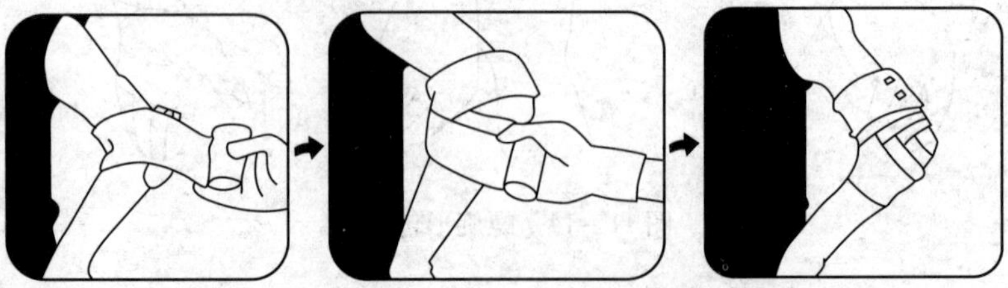

图11－17　"8"字形包扎法

（6）蛇形包扎法　先用绷带以环形法缠绕2圈，然后以绷带宽度为间隔，斜行上缠，互不遮盖，最后再次环形缠绕两圈，固定方法如环形包扎法（图11－18）。适用于夹板固定，或需由一处迅速延伸至另一处时，或作简单固定时。

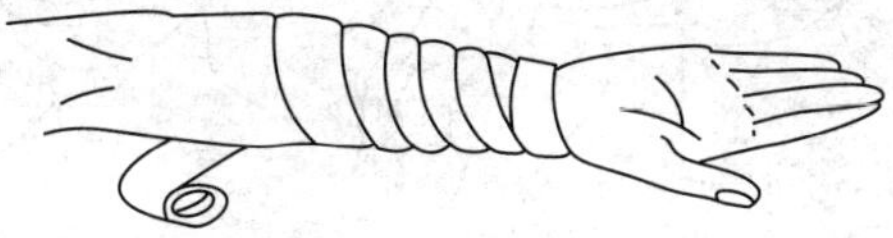

图11－18　蛇形包扎法

2. 三角巾包扎法

（1）头面部包扎法

1）头顶部包扎法：将三角巾底边反折，底边的中点放在患者眉间上部，顶角经头顶垂向枕后，再将底边经左右耳上向后拉紧，在枕部交叉，并压住垂下的顶角再交叉绕耳上到额部拉紧打结，最后将顶角向上反折在底边内或用安全针或胶布固定（图11－19）。

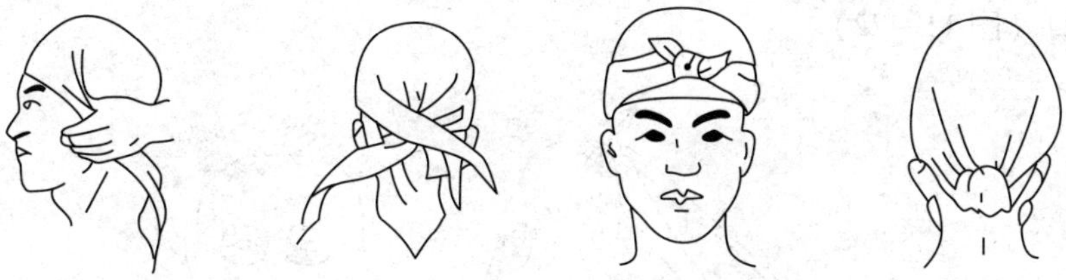

图11－19　头顶部包扎法

2）脑组织膨出的包扎法：遇有脑组织从伤口膨出，不可压迫包扎，要先用大块消毒湿纱布盖好，然后再用纱布卷成保护圈，套住膨出的脑组织，再用三角巾包扎。

3）额部包扎法：将三角巾折成3～4指宽的带状，将中段放在覆盖伤口的敷料上，然后环绕头部，打结位置以不影响睡眠和不压住伤口为宜。

4）下颌包扎法：三角巾折成3～4指宽的宽带巾。留出顶角的带子，置于枕后，两端分别经耳下绕向前，一段托住下颌，至对侧耳前与另一端交叉后再耳前向上绕过头顶，另一端交叉后向下绕过下颌经耳后拉向头顶，然后两端和顶角的带子一起打结（图11－20）。多作为下颌骨骨折的临时固定。

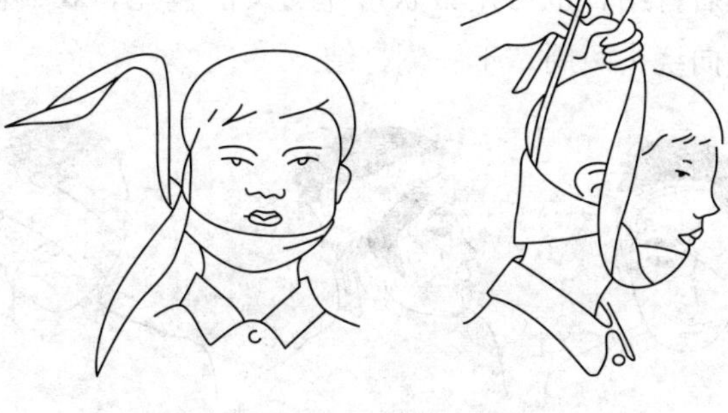

图11－20　下颌包扎法

5）风帽式包扎法：在顶角、底边中点各打一结，将顶角结放在额前，底边结置于耳下，然后将两边拉紧向外反折，绕向前面将下颌部包住，最后绕到耳下打结（图11－21）。

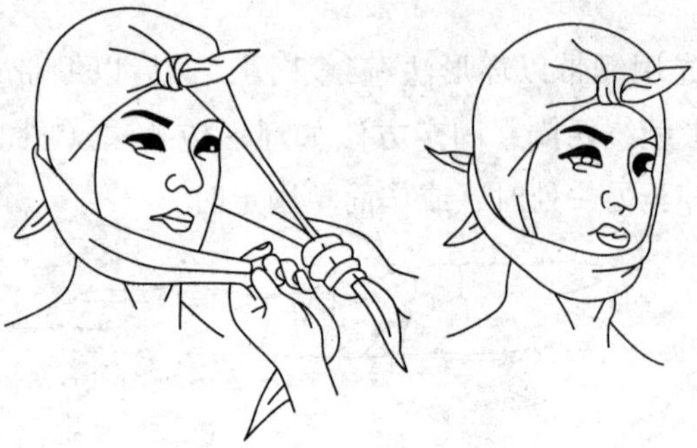

图 11－21　风帽式包扎法

7）单侧面部包扎法：将三角巾对折双层，一手将顶角压在伤员健侧眉上，另一手将底边的一半经耳上绕到头后，用底角与顶角打结，然后将底边的另一半反折向下包盖面部，并绕颏下用底角与顶角在耳上打结。

8）面具式包扎法：用于广泛的面部损伤或烧伤。方法是将三角巾的顶部打结后套在下颏部，罩住面部及头部拉到枕后，将底边两端交叉拉紧后到额部打结，然后在口、鼻、眼部各剪一小口（图 11－22）。

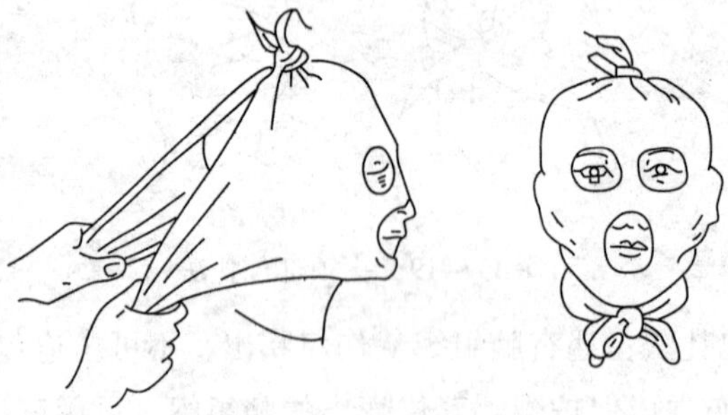

图 11－22　面具式包扎法

9）眼部包扎法：①单眼包扎法是将三角巾折成四指宽的带状巾，斜放在眼部，将下侧较长的一端经枕后绕到额前压住上侧较短的一端后，长端继续沿着额部向后绕至健侧颞部，短端反折环绕枕部至健侧颞部与长端打结（图 11－23）。②双眼包扎法是将三角巾折成四指宽的带状巾，将中央部盖在一侧伤眼上，下端从耳下绕到枕后，再经对侧耳上至眉间上方压住上端，继续绕过头部到对侧耳前，将上端反折斜向下，盖住另一伤眼，再绕耳下与另一端在对侧耳上或枕后打结，也可用带状巾作交叉法包扎。双眼包扎法还可用三角巾折叠成四指宽的带状巾横向绕头两周，于一侧打结。

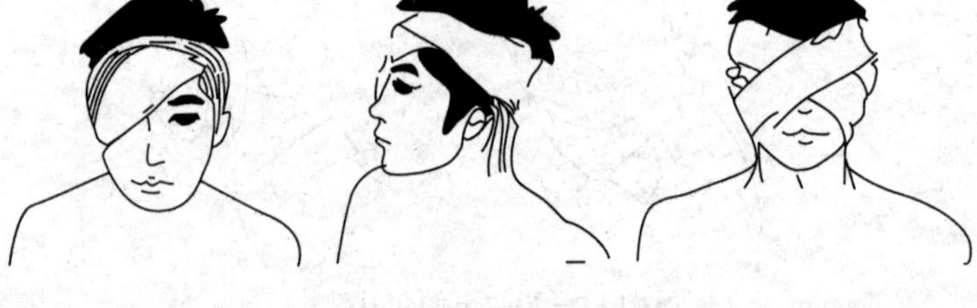

图 11－23　眼部包扎方法

10）耳部包扎法：将三角巾折成约 5 指宽的带状，包扎单耳时，从枕后斜向前上绕行，将伤耳包住，另一端经前额至健侧耳上，两端交叉于头的一侧打结。包扎双耳时，将带子的中部放于枕后，两端均斜向前上绕行，将两耳包住，在前额交叉以相反方向环绕头部并打结。

（2）胸背部包扎法

1）三角巾包扎法：伤在右胸，就将三角巾的顶角放在右肩上，然后把左右底角从两腋窝拉过到背后打结。再把顶角拉过肩部与双底角结系在一起。或利用顶角小带与其打结。如果是左胸，就把顶角放在左肩上（图 11－24）。

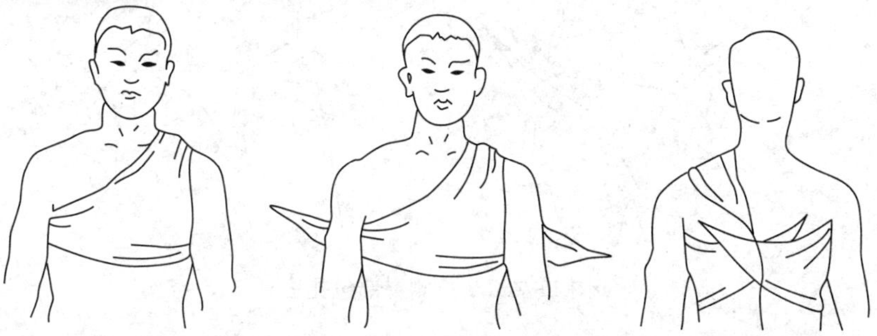

图 11－24 三角巾胸部包扎法

2）燕尾巾包扎法：将三角巾折成鱼尾状，并在底部反折一道边，横放于胸部，两角向上，分放于两肩上并拉至颈后打结，再用顶角带子绕至对侧腋下打结。背部和胸部方法相同，只是位置相反（图 11－25）。

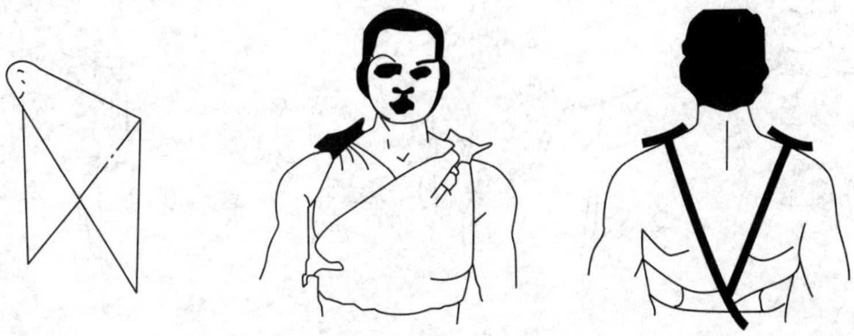

图 11－25 燕尾巾胸部包扎法

（3）肩部包扎法

1）单肩燕尾巾包扎法：将三角巾折成燕尾巾，把夹角朝上放在伤侧肩上，燕尾底边包绕上臂上部打结，两角分别经胸部和背部拉向对侧腋下打结（图 11－26）。

2）双肩燕尾巾包扎法：将三角巾叠成两燕尾角等大的燕尾巾，夹角朝上对准颈部，燕尾披在双肩上，两燕尾角分别经左右肩拉至腋下与燕尾底角打结。

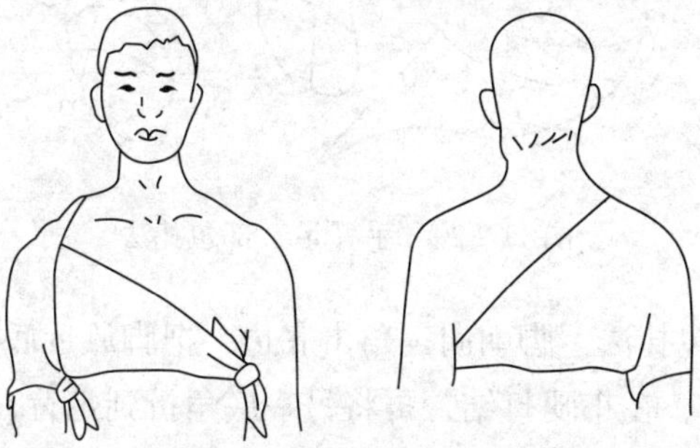

图 11－26 肩部包扎法

(4) 腹臀部包扎法

1) 腰部包扎：把三角巾横放在腹部，将顶角朝下，底边置于脐部，拉紧底角至围绕到腰后打结，顶角经会阴拉至臀部上方，用底角余头打结。此法也可包扎双臀部。

2) 单侧臀部包扎法：将三角巾置于大腿外侧，中间对着大腿根部，将顶角系带围绕缠扎，然后将下边角翻上拉至健侧髂嵴部与前角打结（图 11－27）。

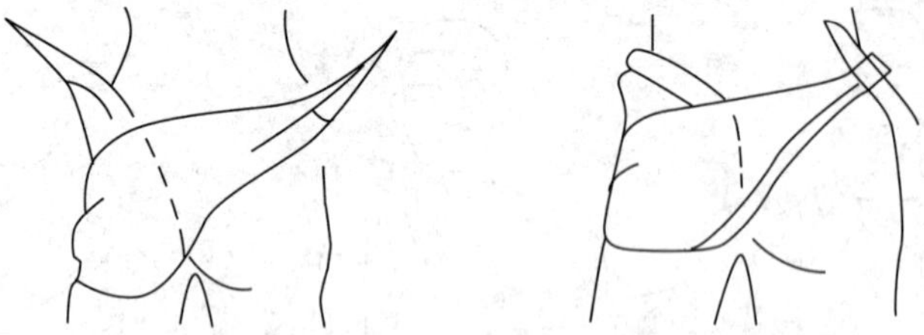

图 11－27　单侧臀部包扎法

(5) 四肢包扎法

1) 前臂及上臂包扎法：此法用于上肢大面积损伤，如烧伤等。将三角巾一底角打结后套在伤侧手上，结留余头稍长些备用，另一底角沿手臂后侧拉到对侧肩上，顶角包裹伤肢，前臂屈至胸前，拉紧两底角打结，并起到悬吊作用（图 11－28）。

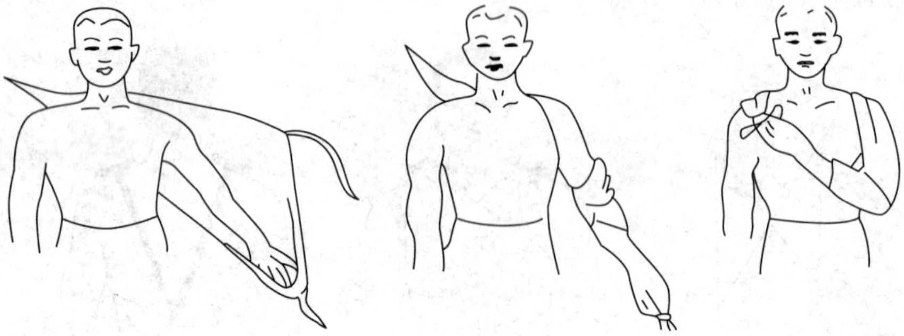

图 11－28　前臂及上臂包扎法

2) 手足部包扎法　将伤手（足）平放在三角巾中央，指端向顶角，底边横于腕（踝）部，再把顶角折回拉到手（足）背上面，然后把左右两底角在手（足）背交叉地向上拉到手腕（脚踝）的左右两侧缠绕打结（图 11－29）。

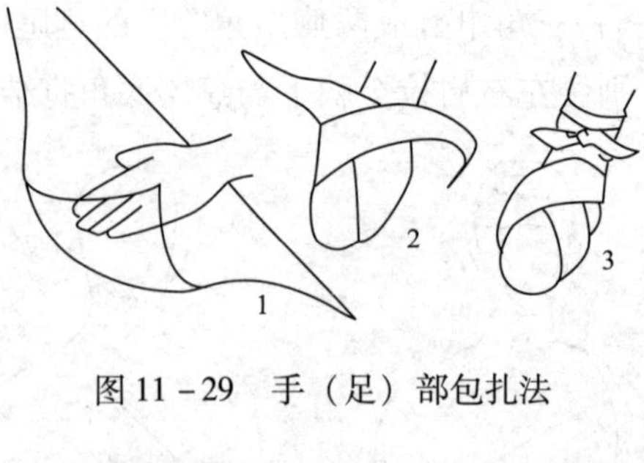

图 11－29　手（足）部包扎法

3) 小腿及以下部位包扎法　脚朝向三角巾底边，把脚放近底角底边一侧，提起顶角与较长一侧的底角交叉包裹，在小腿打结，再将另一底角折到足背，绕脚踝与底边打结。

4) 膝部包扎法　根据伤情把三角巾折叠成适当宽度的带状巾，将带的中段斜放在伤部其两端分别压住上下两边，两端于膝后交叉，一端向上，一端向下，环绕包扎，在膝后打结，呈“8”字形（图 11－30）。

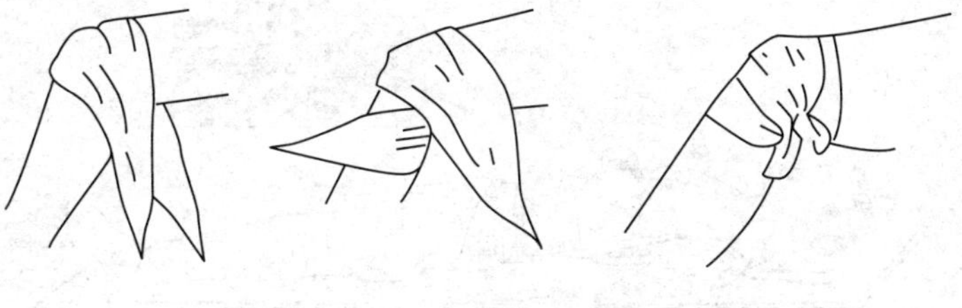

图 11－30　膝部包扎法

5）大腿根部包扎法：把三角巾的顶角和底边中部（稍偏于一端）折叠起来，以折叠缘包扎大腿根部，在大腿内侧打结。两底角向上，一前一后，后角比前角要长，分别拉向对侧，在对侧髂骨上缘打结（图 11－31）。

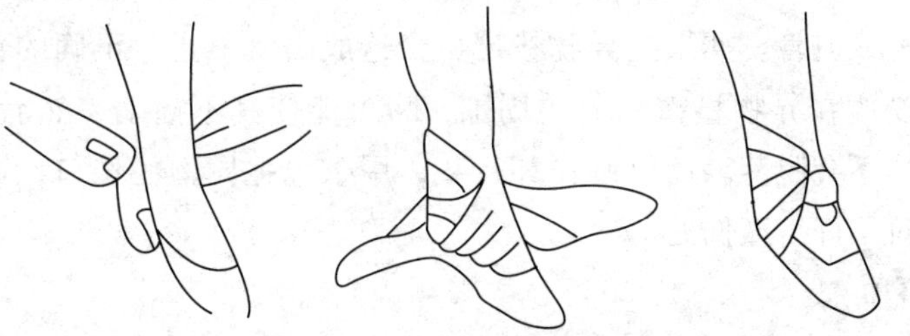

图 11－31　大腿根部包扎法

（6）三角巾悬臂带

1）大悬臂带：将三角巾放于健侧胸部，底边和躯干平行，上端越过肩部，顶角对着伤臂的肘部，伤臂弯成直角放在三角巾中部，下端绕过伤臂反折越过伤侧肩部，两端在颈后或侧方打结。再将顶角折回，用别针固定（图 11－32）。

2）小悬臂带：将三角巾折叠成带状吊起前臂的前部（不要托肘部），适用于肩关节损伤、锁骨和肱骨骨折。

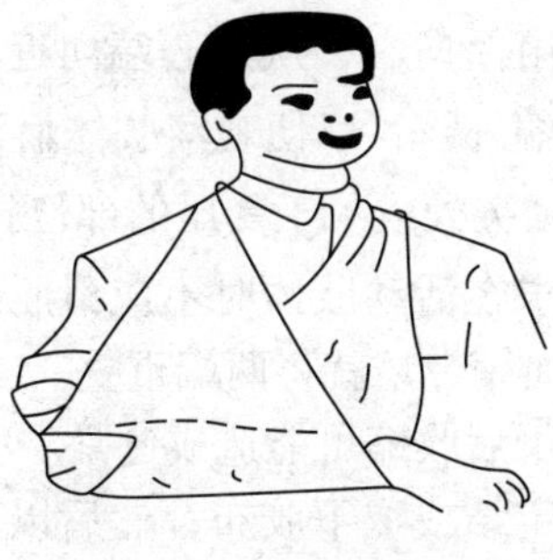

图 11－32　三角巾悬臂带

（7）腹部内脏脱出的包扎方法　当腹部受到撞击、刺伤时，腹腔内的器官如结肠、小肠脱出体外，这时不要将其压塞回腹腔内，而要采用特殊的方法进行包扎。先用大块的纱布覆盖在脱出的内脏上，再用纱布卷成保护圈，放在脱出的内脏周围，保护圈可用碗或皮带圈代替，再用三角巾包扎。伤员取仰卧位或半卧位，下肢屈曲，尽量不要咳嗽，严禁饮水进食（图 11－33）。

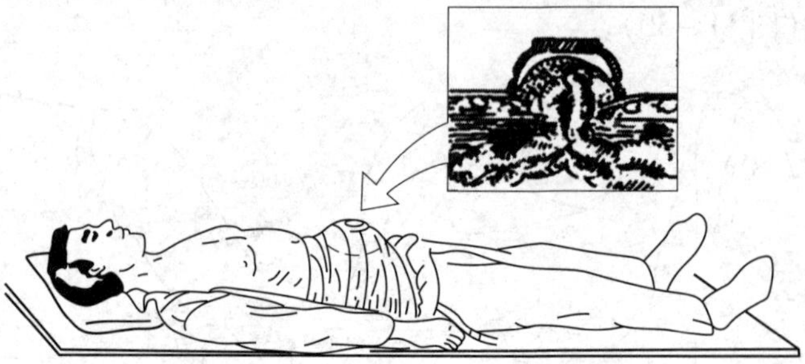

图 11－33　腹部内脏脱出的包扎方法

（8）异物刺入体内的包扎方法　异物包括刀子、匕首、钢筋、铁棍以及其他因意外刺入体内的物体。异物刺入胸背部，易伤及心脏、肺、大血管；刺入腹部，易伤及肝、脾等器官；刺入头部，易伤及脑组织。异物刺入体内后，切忌拔出异物再包扎。因为这些异物可能刺中重要器官或血管。如果把异物拔出，会造成出血不止。正确的包扎方法是先将两块棉垫或替代品安放在异物显露部分的周围，尽可能使其不摇动，然后用棉垫包扎固定，使刺入体内的异物不会脱落。还可制作环行垫，用于包扎异物的伤口，避免压住伤口中的异物。搬运中绝对不许挤撞伤处。

（五）注意事项

（1）包扎伤口前，先简单清创并盖上消毒纱布，然后再行包扎，不能用手和脏物触摸伤口，不能用水冲洗伤口（化学伤除外），不准轻易取出伤口内异物，不准把脱出的内脏还纳。操作时小心谨慎，以免加重疼痛或导致伤口出血或污染。包扎要牢固，松紧适宜，过紧会影响局部血液循环，过松易致敷料脱落或移动。

（2）包扎时松紧要适宜，打结注意避开伤口、骨隆突处或易于受压的部位。过紧会影响局部血液循环，过松容易使敷料脱落或移动。松紧适宜的度，要能扪及远端动脉的搏动。

（3）病人的位置保持舒适，皮肤皱褶处与骨隆突处要用纱布或棉垫作衬垫，需要抬高肢体时，应给予适当的扶托物，包扎的肢体必须保持于功能位置。

（4）选用宽度适宜的绷带和大小合适的三角巾。

（5）包扎方向为自下而上、由左向右，从远心端向近心端包扎，以阻止静脉血液的回流。包扎四肢时，应将指（趾）端外露，以便观察肢体血液循环。绷带固定时的结应放在肢体的外侧面，忌在伤口上、骨隆突处或易于受压的部位打结。

（6）防止滑脱，绷带包扎要求在活动肢体时不应滑脱。防止方法是在开始缠绕时将绷带头压好，然后再缠绕。如需续加绷带，就将两端重叠。

（7）不要用潮湿的绷带，因干后收缩可能造成过紧。

（8）解除绷带时，先解开固定结或取下胶布，然后以两手互相传递松解。紧急时或绷带已被伤口分泌物浸透干涸时，可以用剪刀剪开。

三、固定

固定的作用是为了减少受伤部位的活动，避免骨折断端因摩擦而损伤血管乃至重要器官、神经；减少疼痛，防治休克；避免神经、血管、骨骼及软组织再次损伤同时也利于患者的搬运。

（一）适应证

所有的四肢骨折均应进行固定，脊椎损伤、骨盆骨折及四肢广泛软组织损伤在急救中也应相对固定。

（二）禁忌证

一般无禁忌证。

（三）用物准备

夹板（木质夹板、金属夹板、可塑性夹板等）、绷带、纱布、三角巾等；也可因地制宜、就地取材（如木棒、竹板等）。

（四）操作方法

1. 锁骨骨折固定 用毛巾或敷料垫于两腋前上方，将绷带或折叠成带状的三角巾，两端分别绕两肩呈“8”字形；拉紧三角巾的两头在背后打结，尽量使两肩后张。注：可于背后放T字形夹板，然后在两肩及腰部各用绷带包扎固定。如仅一侧锁骨骨折，用三角巾把患侧手臂悬兜在胸前，限制上肢活动即可（图11－34）。

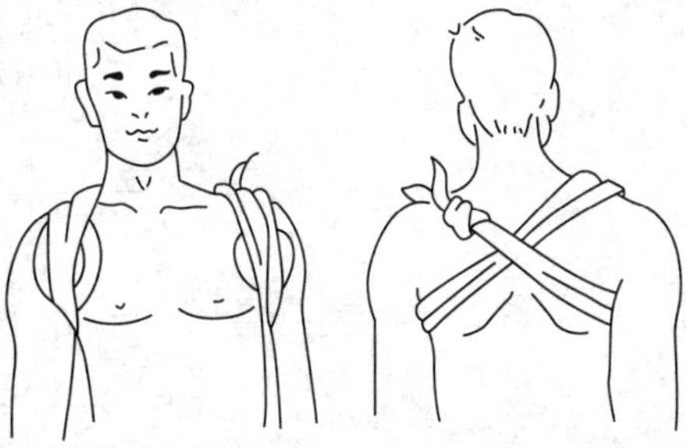

图11－34 锁骨骨折固定

2. 上臂骨折固定 用长短两块夹板，长夹板放在上臂的后外侧，短夹板置于前内侧，骨折部位上下两端固定，将肘关节屈曲90°，使前臂呈中立位；再用三角巾将上肢悬吊，固定于胸前（图11－35）。如只有一块夹板，夹板置于上臂外侧，若无夹板，可用两块三角巾，一条将上臂呈90°悬吊于胸前，另一条将伤肢上臂与胸部固定在一起。

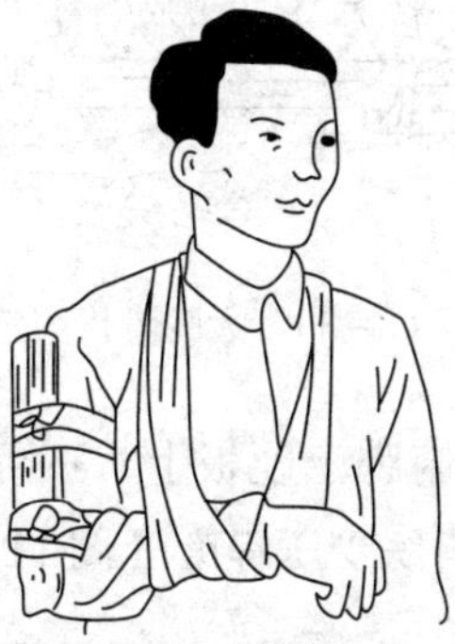

图11－35 上臂骨折固定

3. 前臂骨折固定 协助伤员屈肘90°，拇指在上。取两块合适夹板，其长度超过肘关节至腕关节的长度，分别置于前臂内、外侧，用绷带或带状三角巾分段固定，再用三角巾将前臂悬吊于胸前，置于功能位（图11－36）。

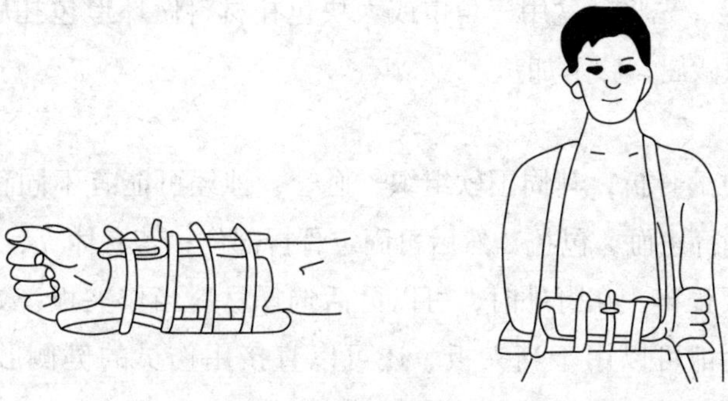

图11－36 前臂骨折固定

4. 小腿骨折固定 取长短相等的夹板（长度自足跟到大腿）两块，分别放在伤腿内、外侧，用绷带或带状三角巾分段固定。紧急情况若无夹板，可将伤员两下肢并紧，两脚对齐，将健侧肢体与伤肢分段用绷带固定在一起，注意在关节和小腿之间的空隙处加棉垫以防包扎后骨折部弯曲（图 11－37）。

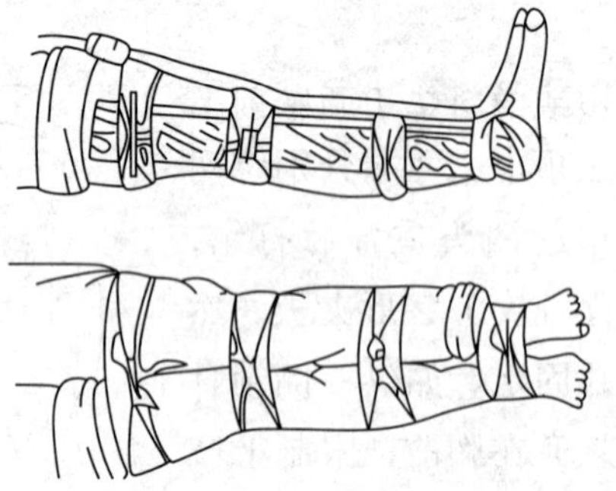

图 11－37 小腿骨折固定

5. 大腿骨折固定 把长夹板或其他代用物（长度等于腋下到足跟）放在伤肢外侧，另用一短夹板（长度自足跟到大腿根部），关节与空隙部位加棉垫，用绷带、带状三角巾或腰带等分段固定，同时注意应使脚与小腿呈直角（图 11－38）。

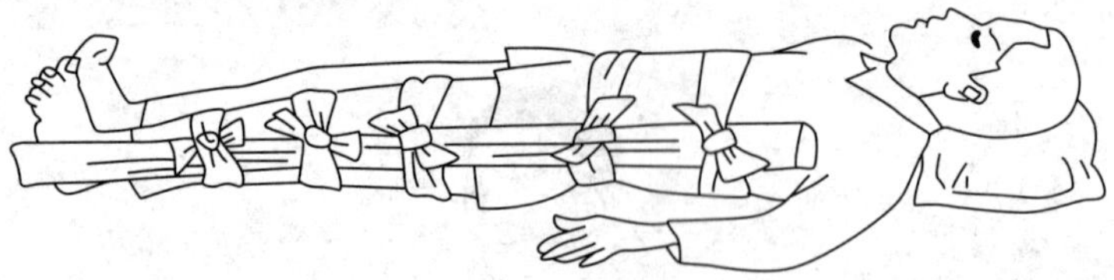

图 11－38 大腿骨折固定

6. 脊柱骨折固定 立即使伤员俯卧于硬板上，不可移动，必要时可用绷带固定伤员，胸部与腹部需垫上软垫，减轻局部组织受压程度（图 11－39）。

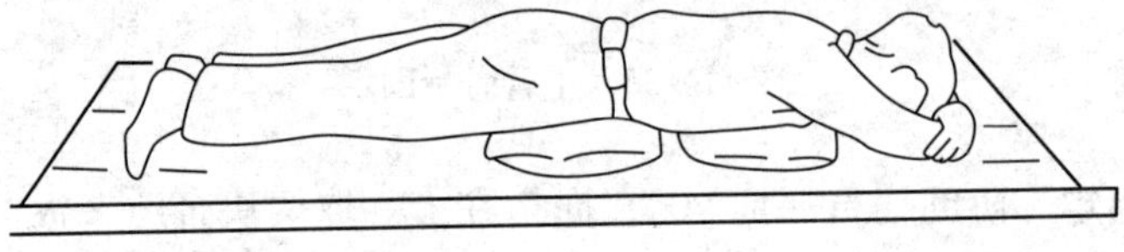

图 11－39 脊柱骨折固定

7. 骨盆骨折固定 先将骨盆用三角巾或大块包扎材料做环形包扎后，让伤员仰卧于门板或硬质担架上，膝微屈，膝下加垫。

（五）注意事项

（1）对于各部位的骨折，其周围软组织、血管、神经可能有不同程度的损伤，或有体内器官的损伤，应先行止血、包扎，然后再固定骨折部位；若有休克，应先行抗休克处理。

（2）就地取材要记牢。在野外时，可以灵活选择材料当作夹板，如竹板、树枝，甚至是报纸、书本、雨伞都可以用于当夹板。还可以直接用伤员的健侧肢体或躯干进行临时固定。

（3）处理开放性骨折时，注意不可把暴露的骨折端送回伤口，以免发生感染。

（4）上下关节固定牢。夹板固定时，其长度与宽度要与骨折的肢体相适应，长度必须超过骨折上、下两个关节；固定时除骨折部位上、下两端外，还要固定上、下两个关节。

（5）骨折部位要加垫。夹板不可与皮肤直接接触，其间应用棉垫或其他软织物衬垫，尤其是夹板两端、骨隆突处以及悬空部位应加厚衬垫，防止局部组织受压或固定不稳。

（6）固定松紧要适度，以免影响血液循环。肢体骨折固定时，一定要将指端露出，以便随时观察末梢血液循环情况，如发现指端苍白、发冷、麻木、疼痛、水肿或青紫时，说明血液循环不良，应立即松开检查并重新固定。

（7）功能位置要放好。固定的目的是防止骨折断端移位，而不是复位。对于伤员，看到受伤部位畸形，也不可随便矫正拉直。注意预防并发症。

（8）固定中避免不必要的搬动。

四、搬运

搬运患者前需评估现场环境根据伤病者伤势、体重、运送路程、急救人员体力、可能遇到困难等决定搬运的方法与工具。搬运前，作简单检查、适当和必要的初步救护。搬运的基本原则是及时、安全、迅速地将伤员搬至安全地带，避免机体再次受到损伤。

（一）适应证

适用于转移活动受限的患者。

（二）禁忌证

一般无禁忌证。

（三）用物准备

各式担架（板式担架、铲式担架、帆布担架、吊装担架、四轮担架、自制担架），无担架时徒手。

（四）操作方法

1. 一般患者搬运的方法

（1）担架搬运法　适用于病情重和运送远途的伤患者。担架的种类很多，根据不同的环境条件和伤情选择不同的担架。担架搬运的具体方法：由 2～4 人合成一组，将患者移上担架，患者头部在后，脚在前，抬担架的人脚步、行动要一致，前面的人左脚先那么后面的人右脚先，平稳前进（图 11－40）。向低处抬时（下楼），前面的人要抬高，后面的人要放低，使患者保持在水平状态，上台阶时则相反，走在担架后面的人要随时注意观察患者的病情变化。

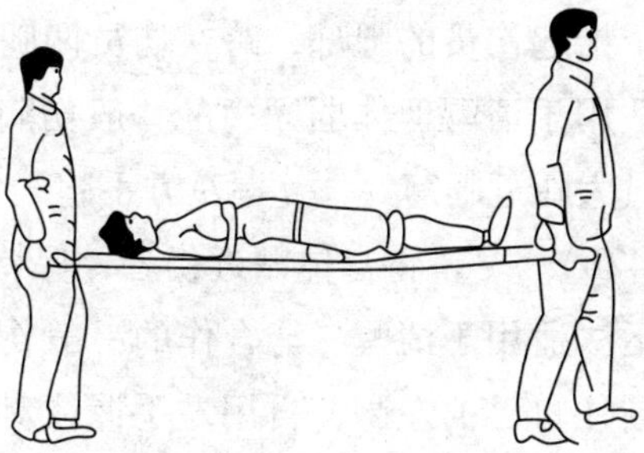

图 11－40　担架搬运法

（2）徒手搬运法 病情轻、路途近又找不到担架，可用扶持、抱持、背负等方法搬运。

1）单人搬运法：①扶持法适用于较轻、清醒、无骨折，能步行伤者。救护者站在伤者一侧，使病员一侧上肢绕过自己的颈部；用手抓住伤员的手，另一只手绕到伤员背后，搀扶行走。②抱持法适用于体重较轻伤者。是短距离搬运的最佳方法，脊柱、大腿骨折禁用此法。救护者蹲在伤员的一侧，面向伤员，一只手臂从伤员的腋下绕到背后，另一只手臂放在伤员的大腿下，然后抱起。③背负法适用于清醒、体重轻的伤者（尤其溺水者）。胸部损伤，四肢、脊柱骨折禁用此法。救护者背向伤者蹲下，嘱伤者用双臂从救护者肩上伸到胸前，两手握紧；或双手绕过伤者大腿，并抓紧自己腰带，慢慢站起，保持背挺直。若伤者卧地不能站立，救护员可躺在病员一侧，一手紧握伤员手，一手抱其腿，慢慢站起（图11－41）。④侧身匍匐法。根据患者的受伤部位，确定采用左或右侧匍匐法。搬运时，使患者的伤口处向上，将伤员腰部置于搬运者的大腿上，并使患者的躯干紧靠于搬运者胸前，使患者的头部和上肢不与地面接触，搬运者携患者匍匐前进。⑤拖行法。适用于现场危险，身体重的伤者。非紧急情况勿用此法。对于一般伤员，让伤者双臂交叉放于胸前，然后蹲在其背后，双手穿过伤者腋下，抓住他的手腕及前臂，用力向后拖行。

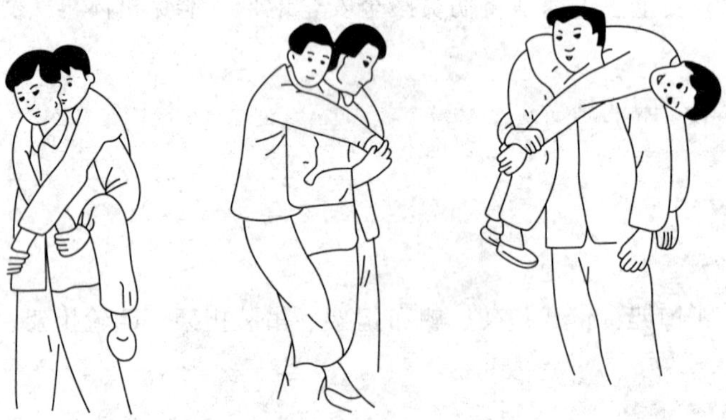

图11－41　单人背负法

2）双人搬运法：①双人扶行法适用于清醒、上肢无损伤的一般伤者（如双足受伤者）。两名救护员站在伤者两旁。伤者手臂绕过救护员肩膀，救护人员紧握其手腕；步伐一致行走。②平抬或平抱搬运法即两人并排将伤员平抱，或者一前一后、一左一右将伤员抬起。注意此方法不适用于脊柱损伤者（图11－42a）。③用靠椅抬走法适用于清醒一般伤者。方法一：伤病者坐在椅上，一人在后抬靠椅背部，另一人在前抬椅脚。方法二：伤病者坐在椅上，两侧抬起。④拉车式搬运法即一名搬运者站在伤员的头部，以两手插到其腋前，将伤员抱在怀里，另一个抬起伤员的腿部，跨在伤员两腿之间，两人同方向步调一致抬起前行。⑤椅托式搬运法适用于清醒但体弱无力的一般伤病者。一人以右膝、另一人以左膝跪地，各以一手伸入伤员大腿近腘窝处，互握对方手腕；各伸另一手在伤者背后交叉，同时抓住伤者腰部（图11－42b）。尽量将身体贴近伤者，保持背部挺直，慢慢站起，一齐起步、外脚先行。⑥轿式搬运法适用于清醒、能合作的一般伤病者。两名救护员在伤者背后两旁面对面，各自用右手握住自己的左腕，再用左手握住对方的右腕，然后蹲下让伤者两手搭在救护员肩膀，然后坐在相互握紧的手座上。尽量将身体贴近伤者，保持背部挺直，慢慢站起，一起起步、外脚先行。

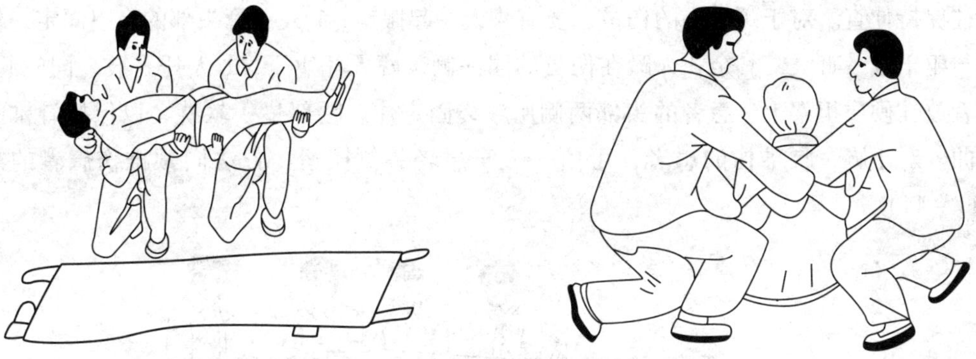

a　　　　　　　　b

图 11－42　双人搬运法

3）三人或多人搬运：三人可并排将伤员抱起，齐步一致向前；3～4 名救护者单膝跪在伤者未受伤的一侧，分别托头颈、肩背、腰臀、下肢，同步抬起前进（图 11－43）。严禁脊柱扭转或弯曲，保持身体平直；六人可面对面站立，将伤员平抱进行搬运。适用于脊柱骨折的伤者。

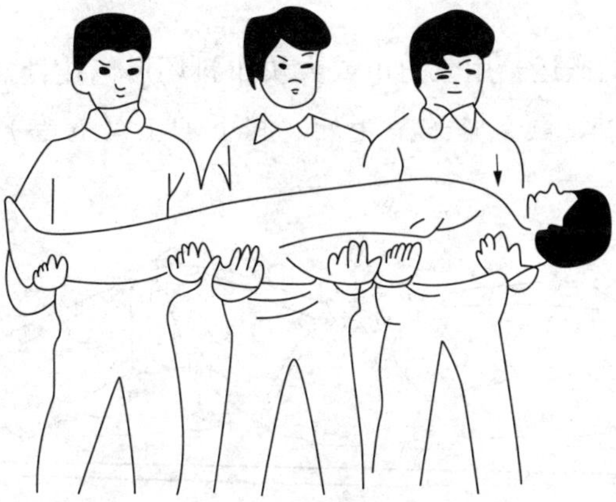

图 11－43　三人搬运法

2. 特殊患者的搬运方法

（1）腹部内脏脱出患者的搬运　将伤员双腿屈曲，腹肌放松，防止内脏继续脱出。已脱出的内脏严禁回纳腹腔，以免加重感染。先用大小合适的碗或其他合适的替代物扣住内脏或取伤员的腰带做成略大于脱出物的环，围住脱出的内脏，然后用腹部三角巾包扎法包扎。注意对脱出的内脏在包裹时千万不能让容器压住内脏的边缘，避免缺血坏死。包扎后取仰卧位，屈曲下肢，并注意腹部保温，防止肠管过度胀气。然后再行搬运。

（2）身体带有刺入物患者搬运　应先包扎好伤口，妥善固定好刺入物，才可搬运。应用绷带等用物将刺入物固定。搬运途中避免震动、挤压、碰撞，刺入物外露部分较长时，应有专人负责保护刺入物。严禁震动，以防刺入物脱出或深入。刺入物一旦拔除应立即用填塞止血法进行填塞，注意无菌操作。

考点提示

脊柱损伤患者搬运的注意事项。

（3）脊柱、脊髓损伤患者的搬运　搬运此类伤员，应严防颈部与躯干前屈或扭转，应使脊柱保持伸直。对于颈椎伤的伤员，要有4人一起搬运，1人专管头部的牵引固定，保持头部与躯干成一直线，其余3人蹲在伤员的同一侧，两人托躯干，1人托下肢，同时起立，将患者放在硬质担架上。患者的头部两侧用沙袋固定住。腰部垫一软枕，以保持脊椎的生理弯曲。对于胸、腰椎伤的患者，可由3人于患者一侧搬运，方法同颈椎伤患者的搬运（图11－44）。

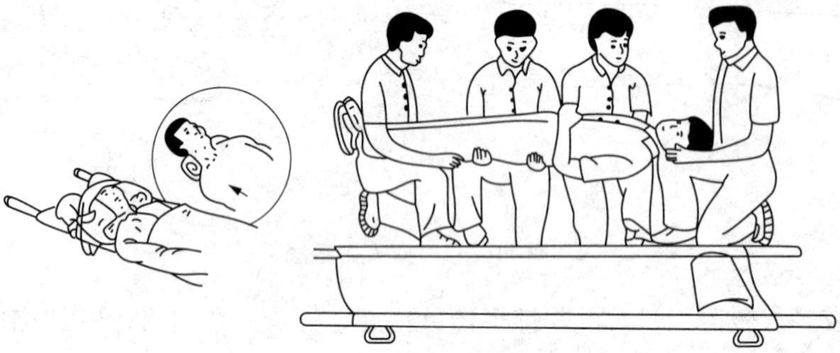

图11－44　脊柱、脊髓损伤的伤员搬运

（4）昏迷患者的搬运　使伤员仰卧或俯卧于担架上，头偏向一侧，以利于呼吸道分泌物的引流。

（5）骨盆损伤患者的搬运　用三角巾或大块布料环形包扎骨盆。三人平托法抬放在硬质担架上搬运。伤员仰卧，髋、膝关节半屈、膝下加垫（衣卷），两大腿略向外展（图11－45）。

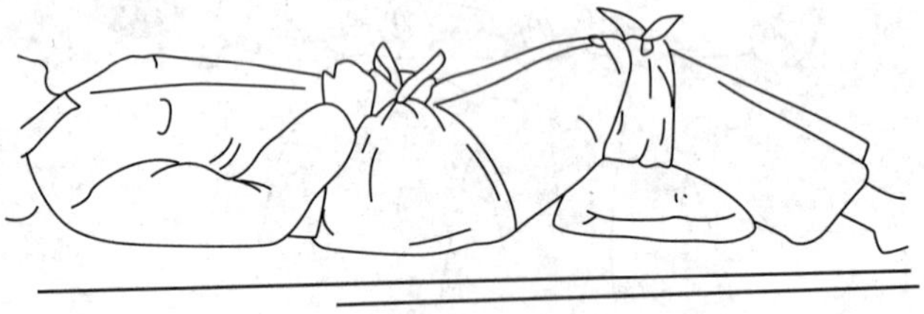

图11－45　骨盆损伤患者的搬运

（6）颅脑损伤患者的搬运　有脑内容物膨出先保护后包扎。患者取半卧位或健侧卧位，以保持呼吸道通畅；头部两侧用衣卷固定，防止摇动并迅速送医院。

（7）颌面伤患者的搬运　患者取健侧卧位或俯卧位，便于口内血液和分泌液向外流出，保持呼吸道的通畅，以防窒息。若伴颈椎伤时，应按颈椎伤处理。

（8）开放性气胸患者的搬运　首先封闭开放性气胸为闭合性气胸后再搬运，患者取半坐位，以坐椅式双人搬运法或单人抱扶搬运法为宜。

（二）注意事项

（1）移动患者首先应检查头、颈、胸、腹和四肢是否有损伤，如果有损伤，应先做急救处理。

（2）搬运过程中，动作要轻巧、敏捷、步调一致，避免震动，以减少伤病员的痛苦。

（3）做好途中护理，注意观察神志、呼吸、脉搏以及病（伤）势的变化。

（4）担架搬运，一般头略高于脚，行进时伤者脚在前，头在后，以便观察伤者病情变化。

（5）用汽车、大车运送时，床位要固定，防止启动、刹车时晃动使伤者再度受伤。

第三节　血管导管技术

扫码“学一学”

一、深静脉穿刺置管术

深静脉穿刺置管术是一种以特制的穿刺管经皮肤穿刺并留置于深静脉腔内，经此通路进行补液、治疗或监测的方法。一般选择的深静脉为锁骨下静脉、颈内静脉、股静脉。

（一）适应证

（1）长期静脉内滴注高浓度或刺激性强的药物，如血管活性药物。

（2）外周静脉穿刺困难，需要建立静脉通路。

（3）急救时需快速静脉输液、输血、注药和检测中心静脉压。

（4）穿刺法行特殊检查、检测或治疗者，如心导管检查术、血液净化、心排出量检测等。

（5）胃肠道外营养。

（二）禁忌证

（1）进行抗凝治疗或有出血倾向的患者。

（2）局部感染。

（3）躁动不安而无法约束者，不能取肩高头低位的呼吸急促患者，胸膜顶上升的肺气肿患者，均不宜施行颈内静脉或锁骨下静脉穿刺术。

（三）操作方法

1. 用物准备　注射盘，深静脉穿刺包，静脉导管套件（含穿刺套管针、扩张管、导丝、静脉导管）、肝素生理盐水，5ml 注射器及针头，局麻药物，生理盐水等。检查用物性能是否良好。

2. 患者准备　根据穿刺部位准备体位：①颈内静脉：患者仰卧位取头后仰 15°～30°或肩下垫一枕以暴露颈部，以保持静脉充盈和减少空气栓塞的危险性，头转向穿刺对侧。②锁骨下静脉：首先使患者尽可能取头后仰 15°的仰卧位，头转向穿刺对侧，使静脉充盈，可减少空气栓塞发生的机会。重度心力衰竭患者不能平卧时，可取半卧位穿刺。③股静脉：患者取仰卧位，穿刺侧的大腿放平，稍外旋外展。成人一般需避免选择股静脉作为中心静脉通路，因其增加了血管内导管相关感染和深静脉血栓的风险。

3. 操作步骤

（1）颈内静脉穿刺置管术操作步骤　①体位摆放。②确定穿刺点：方法较多，常用有胸锁乳突肌胸骨头、锁骨头及锁骨形成的三角区顶点；胸锁乳突肌前缘中点或稍上方；环状软骨水平定位，距锁骨上 3～4 横指以上；胸锁乳突肌后缘中下 1/3 交界点、锁骨上 5cm 或颈外浅静脉与胸锁乳突肌交点的上方。由于右颈内静脉垂直进入上腔静脉、较左颈内静脉粗大、距颈内动脉相对较远、右肺尖稍低于左肺尖，损伤胸膜的可能性小，胸导管位于左侧等原因，临床上往往选择右颈内静脉穿刺。按照穿刺点与胸锁乳突肌的关系分三种径路。中路：由胸锁乳突肌的锁骨头、胸骨头和锁骨组成的三角形称胸锁乳突肌三角，在其顶端处（距锁骨上缘 2～3 横指）进针，针身与皮面（冠状面）呈 30°，与中线平行针尖指向同侧乳头（或指向尾端），一般刺入2~3cm即入颈内静脉。前路：在胸锁乳突肌前缘中点（距中线约3cm），术者用左手示、中指向内推开颈总动脉后进针，针身与皮面呈30°~50°，针尖指向锁骨中、内1/3交界处或同侧乳头。后路：在胸锁乳突肌外缘中、下1/3交界处进针，针身水平位，在胸锁乳突肌深部向胸骨柄上窝方向穿刺。针尖勿向内侧过深刺入，以防损伤颈总动脉。③皮肤消毒、铺巾、局麻：颈部皮肤消毒，戴无菌手套，铺洞巾，显露胸骨上切迹、锁骨、胸锁乳突肌侧缘和下颌骨下缘。局部浸润麻醉颈动脉外侧皮肤及深部组织，用麻醉针试穿刺，确定穿刺方向及深度。④穿刺5ml注射器抽吸生理盐水，连接穿刺针，按穿刺部位及方向进针，有落空感并吸出暗红色血液，提示已进静脉。⑤置管：从注射器尾部导丝口插入引导丝（如用普通注射器则撤去注射器，从针头处插入引导丝），将穿刺针沿引导丝拔除。可用小手术刀片与皮肤平行向外侧（以免损伤颈动脉）破皮使之表面扩大。绷紧皮肤，沿导丝置导管，一般插入深度以12~15cm为宜，必须使导丝能伸出导管尾端。⑥固定：抽吸回血后，向导管内注入肝素生理盐水，封管。缝合固定，应用敷料覆盖置管位置，观察有无渗血。⑦整理用物，记录。

（2）锁骨下静脉穿刺置管术操作步骤　①体位摆放。②确定穿刺点 一般首选右锁骨下静脉，以防损伤胸导管。可经锁骨下及锁骨上两种进路穿刺。下进路：取锁骨中、内1/3交界处，经锁骨下方约1cm为穿刺点，针尖向内向同侧胸锁关节后上缘进针，如未刺入静脉，可退针至皮下，改针尖指向甲状软骨下缘进针，也可取锁骨中点，锁骨下方1cm处，针尖指向胸骨上切迹进针。针身与胸壁成15°~30°，一般刺入2~4cm可入静脉。此点便于操作，临床曾最早使用，但如果进针过深易引起气胸。上进路：取胸锁乳突肌锁骨头外侧缘，锁骨上方约1cm处为穿刺点，针身与矢状面及锁骨各成45°，在冠状面呈水平或向前略偏成15°，指向胸锁关节进针，一般进针1.5~2cm可进入静脉。此路指向锁骨下静脉与颈内静脉交界处，穿刺目标范围大，成功率较颈内静脉高，且安全性好，可避免胸膜损伤或刺破锁骨下动脉。③皮肤消毒、铺巾、局麻。④穿刺：右手持针，左手示指放在胸骨上窝处定向，穿刺针进入皮肤后保持负压，针尖指向内侧稍上方，确定穿刺针触及锁骨骨膜后，保持穿刺针紧贴在锁骨后，对准胸骨柄上切迹进针，直至回抽出静脉血，一般进针深度为3~5cm。⑤后步骤同颈内静脉置管步骤。

（3）股静脉穿刺置管术操作步骤　①体位摆放。②确定穿刺点：穿刺点定位在腹股沟韧带中点下方2~3cm，股动脉搏动的内侧0.5~1cm。先摸出腹股沟韧带和股动脉搏动处，在腹股沟韧带内、中1/3的交界外下方二横指（约3cm）处，股动脉搏动点内侧约1cm处，定位穿刺点。③皮肤消毒、铺巾、局麻。④穿刺：穿刺针体与皮肤呈45°~60°，穿刺方向与股动脉平行，皮肤后穿刺针保持负压，直至回抽出静脉血。⑤后步骤同颈内静脉置管步骤。

（四）注意事项

（1）防止血液在导管内凝聚，定时用稀释的肝素液冲管。

（2）颅内高压或充血性心力衰竭病人不应采取头后仰15°~30°体位。

（3）注意穿刺深度　颈内静脉穿刺进针深度一般为3.5~4.5cm，以不超过锁骨为度。股静脉穿刺时，切不可盲目用穿刺针向腹部方向无限制地进针，以免将穿刺针穿入腹腔，引起并发症。

（4）锁骨下静脉穿刺进针过程中应保持针尖紧贴于锁骨后缘以避免气胸。

（5）穿刺过程中注意判断动静脉 插管过程中有需注意回血的颜色及观察穿刺针头后针柄的乳头处是否有血液搏动，误穿动脉则退针压迫 5～15 分钟，若系导管损伤动脉应予加压包扎，至无出血为止。

（6）避免反复多次穿刺，以免形成血肿。

（五）护理

1. 导管固定要牢固 用缝线固定导管，防止导管受压或扭曲，每次更换敷贴时应注意避免将导管脱出，昏迷躁动患者适当约束双手。

2. 防止感染 因导管局部感染的发生率随留置时间的延长而增加。采用置管输液者每日必须更换输液装置，每次注药、输液应严格无菌操作，每 2～3 天消毒导管入口处并更换敷贴和肝素帽，保持局部干燥。对于长期置管的患者，若在严格无菌操作情况下，仍多次发生导管相关感染，可采用预防性抗微生物溶液封管。如发现有不明原因的发热反应应根据临床表现判断是否有管源性感染，在排除其他部位的感染证据或发热为非感染性因素所致后再考虑拔管并做细菌培养。

3. 穿刺局部的观察和护理 定期观察有无渗血及导管是否通畅，如局部有渗血及时更换敷贴。当输液治疗完毕时抽取 5ml 肝素稀释液（125U/ml）刺入肝素帽，利用肝素抗凝作用预防留置导管内血液凝固而堵管。妥善固定导管末端并交待患者和家属关注注意事项，如发现回血及时加封一次。短期留置导管者每 2 天更换一次纱布，或一周更换一次透明敷料。敷料潮湿、松弛或有明显污染时应及时更换。

4. 注意患者一般情况和主诉 置管后要观察全身情况和治疗效果，如发生胸闷、呼吸困难或呼吸音降低时及时汇报医生。深静脉穿刺置管常见的并发症有出血与血肿、感染、血管损伤、血气胸、血栓与栓塞，导管放置期间应严密观察，一旦发现可疑征象，及时通知医生处理。

5. 输液瓶监控 由于颈内静脉或锁骨下静脉穿刺置管入上腔静脉，故常为负压，输液时注意输液瓶绝对不应输空，更换接头时应先弯折或夹住导管，以防空气进入，发生气栓。

6. 拔管时的护理 拔管时应先消毒穿刺置管处，按外科方法拆除缝线后，用无菌纱布在覆盖导管入口处拔管，拔除导管后再按压数分钟，并询问患者有无不适。

7. 心理护理 关心、体贴患者，缓解患者的紧张情绪。

二、动脉穿刺置管术

动脉穿刺置管术是一种经皮穿刺动脉并留置导管于动脉腔内，经此通路进行治疗或监测的方法。常见的动脉为桡动脉、肱动脉、股动脉。

（一）适应证

（1）危重病人监测 各类严重休克、心肺功能衰竭等患者，如心功能不全、严重高血压、心肌梗死等血流动力学不稳定者、有创血压检测和血气分析。

（2）重大手术监测 如体外循环及其他心血管手术、低温麻醉、控制性降压、器官移植等患者有创血压检测。体外循环下心内直视手术、大血管手术、脑膜瘤、嗜铬细胞瘤切除术以及术中拟行控制性降压者。

（3）术中需要反复抽取动脉血标本作血气分析及电解质测定等。

（4）重度休克患者须经动脉注射高渗葡萄糖液及输血等，以提高冠状动脉灌注量及增加有效血容量。

（5）施行某些特殊检查，如选择性动脉造影及左心室造影等。

（6）施行某些治疗，如经动脉注射抗癌药物行区域性化疗。

（二）禁忌证

（1）艾伦试验阳性者。

（2）局部皮肤感染者。

（3）穿刺侧无动脉搏动或搏动差。

（4）穿刺侧存在肾透析用的动静脉瘘管。

（5）有出血倾向的患者。

（三）操作方法

1. 用物准备 动脉穿刺插管包：弯盘1个、洞巾1块、纱布4块、2ml注射器、动脉穿刺针。另加三通开关及相关导管、无菌手套、局麻药物、动脉压检测仪、注射盘、针头、肝素生理盐水。检查用物的性能是否良好。

2. 患者准备 选择穿刺部位，常用股动脉、肱动脉、桡动脉等，以左手桡动脉首选。将患者肢体置于合适的位置，选择桡动脉时，置手腕于舒适位置，腕部向下弯曲30°（图11－46）。选择肱动脉时，置患者肘关节舒适位置，使肘部伸直，腕部外旋。选择股动脉时，将患者的腿部稍向外旋，位于腹股沟韧带中点下，外侧是股神经，内侧是股静脉。选择搏动最强侧的股动脉作为血管入路。如果两侧腹股沟处股动脉搏动相当，则一般选择右侧股动脉。如果股动脉在1周内曾被穿刺过，最好使用对侧股动脉。

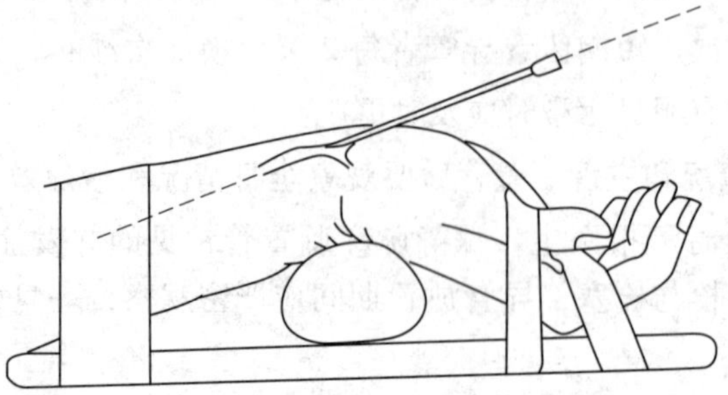

图11－46 桡动脉穿刺体位

3. 操作步骤 ①体位摆放。②确定穿刺部位。③消毒铺巾、局麻。④穿刺术者用左手、中指摸清穿刺动脉搏动，两指间相隔0.5～1cm进针，持套管针，针头与皮肤呈15°～30°，如针尖部传来搏动感，表示已触及动脉，再快速推入少许即可刺入动脉，拔除针芯，有鲜红血液喷出，压低针干与皮肤呈10°，将外套管继续置入血管腔内2.5～3.5cm，使之深入动脉内，以免脱出。而后根据需要，接上动脉压监测仪或动脉加压输血装置等。如拔出针芯后无回血，可将外套管缓慢后退直至有动脉血喷出；若无，则将套管退至皮下插入针芯，重新穿刺。穿刺成功后将压力管与导管相连接，固定好导管。⑤整理用物，记录。

（四）注意事项

（1）严格遵循无菌原则，局部严格消毒，以防感染。

（2）严格掌握适应证，动脉穿刺及注射术仅于必要时使用。

（3）穿刺点应选择动脉搏动最明显处。

（4）股动脉穿刺点应选择在股横纹下方约2 cm处，股动脉搏动正下方。穿刺点过高可能使穿刺针越过腹股沟韧带，使术后止血困难。穿刺点过低，则因股动脉进入收肌管位置较深，穿刺不易成功，且有动脉分支，另有股静脉走行于股动脉下方，容易造成动静脉瘘。

（5）置管时间原则上不超过4天，预防导管源性感染。

（6）留置导管用肝素液持续冲洗，保证导管畅通，避免局部血栓形成和远端栓塞。

（7）拔针后局部用纱布或棉签压迫止血，仍出血不止者，则需加压包扎至完全止血，以防形成血肿。

（五）护理

1. 保持管道通畅 注意各管道连接正确、衔接紧密，防止漏液；封管要严密，避免回血。若有回血应及时用等渗生理盐水或5～12.5U/ml肝素盐水稀释液2～3ml注入导管，每1～2小时冲管1次。每次冲管前均应先回抽，检查是否通畅、有无血块，如回抽受阻切不可用力推，应调整位置后将血块抽出，再推注盐水，否则易将小血块推入血管，形成血栓。操作过程中严防气泡进入动脉内；写明标识，做好交班，切不可经动脉输液。

2. 严格无菌操作 患者术后机体免疫力低下易引起感染，应注意严格无菌操作。从三通处抽血标本应以聚维酮碘消毒接头后方可抽血标本；保持留置管口周围皮肤清洁、干燥，注意有无红肿、渗液、出血等情况。

3. 妥善固定 穿刺成功后，将针柄及延长管固定于皮肤上，插管侧肢体用夹板固定、制动。

4. 留置时间 留置时间越长，感染概率越高，一般不超过3天。拔管时应严格按照无菌操作原则，先抽出回血，观察留置管通畅后，推注肝素生理盐水1～2ml，彻底消毒后，先用纱布紧贴于针眼处，然后将消毒好的小橡皮塞按压于穿刺点上方，快速拔出留置针，以长胶布固定，加压15～30分钟。

5. 心理护理 关心、体贴患者，缓解患者的紧张情绪。

思考题

1. 气管插管术的适应证和禁忌证有哪些？
2. 气管插管的注意事项有哪些？
3. 气管切开术如何护理？
4. 环甲膜穿刺部位及注意事项有哪些？
5. 简述三种血管出血的特点。
6. 简述头部出血指压止血法的按压部位。
7. 简述止血带止血的注意事项。
8. 简述固定的注意事项。
9. 简述脊柱损伤患者搬运的注意事项。
10. 深静脉穿刺置管术如何护理？

（卢海霞）

扫码“练一练”

第十二章

常见急危重症的救护

学习目标

1. **掌握** 常见急危重症的护理要点；昏迷病人的意识水平判断方法；大咯血的定义；各类临床危象的定义。
2. **了解** 各类临床危象临床表现；各类临床危象处理要点；烧伤的面积估计和深度识别。

第一节 昏 迷

扫码“学一学”

案 例

患者，女，68岁。冠心病20年，做家务时突然摔倒，遂昏迷。查体：呼之不应，刺痛躲避，呻吟但不能说话，请问患者格拉斯哥评分几分？

昏迷（coma）是最严重的意识障碍，患者意识完全丧失，不能被刺激唤醒。

（一）病因

1. 颅内疾病 脑血管疾病、脑脓肿、肿瘤、脑膜炎、颅内高压等。

2. 全身疾病 严重感染、内分泌及代谢障碍疾病，电解质紊乱等。

3. 急性中毒 有气体中毒，农药中毒，药物中毒，植物类中毒，动物类中毒。

4. 理化因素 中暑、溺水、触电等。

【护理评估】

（一）健康史

（1）了解患者昏迷起病的缓急及发病过程。了解昏迷是否为首发症状，若是病程中出现，则应了解昏迷前有何病症。

（2）了解患者发病前有无异常接触史等。

（二）身心状况

1. 症状体征

（1）浅昏迷 意识大部分丧失，对强烈刺激有痛苦表情及躲避反应，无语言应答，不能执行简单的命令。可有无意识的自发动作。生命体征可无明显变化，咳嗽反射、瞳孔对光反射、吞咽反射、腱反射、角膜反射无明显变化。

（2）中度昏迷　对各种刺激无反应，对强烈刺激可出现防御反应，瞳孔对光反射迟钝，角膜反射迟钝。

（3）深昏迷　自发性动作完全消失，对任何刺激无反应。生命体征有改变，反射消失，巴宾斯基征阳性。

2. 意识水平评估方法　格拉斯哥昏迷评估量表（Glasgow coma scale，GCS）是快速评定意识水平的评估工具，用于评估清醒程度，监测意识情况的转变（表 12－1）。

表 12－1　Glasgow 昏迷评分

睁眼反应	计分	运动反应	计分	语言反应	计分
自动睁眼	4	遵命动作	6	正确回答	5
呼唤睁眼	3	刺痛定位	5	回答错误	4
刺痛睁眼	2	刺痛躲避	4	语无伦次	3
无反应	1	异常屈曲	3	有音无语	2
		异常伸直	2	无反应	1
		无反应	1		

注：计三项总分，共 15 分。15 分为清醒；12～14 分为轻度昏迷；9～11 分为中度昏迷，8 分以下为重度昏迷；3 分以下为罕有生存。

3. 辅助检查　主要用于查找昏迷原因。

（1）腰穿检查　脑脊液细胞学、脑脊液生化，查找病毒细胞。

（2）头颅 CT 及磁共振检查　对中枢神经系统疾病诊断具有重要价值。

（3）血液检查　血常规、生化、电解质有助于糖尿病酸中毒、低血糖昏迷及尿毒症昏迷诊断。

（4）心电图　可鉴别心肌梗死、心律失常所致昏迷。

【护理问题】

1. 窒息的危险　与患者咳嗽能力下降有关。

2. 受伤的危险　与患者不能识别危险及无法自我控制有关。

3. 自理能力缺陷　与意识障碍有关。

【护理目标】

（1）患者没有发生窒息。

（2）患者没有发生坠床等受伤。

（3）患者基本生理需要得以满足。

知识链接

意识障碍分型

1. 意识水平下降为主的意识障碍：嗜睡、昏睡、昏迷。
2. 意识内容改变为主的意识障碍：意识模糊、谵妄。
3. 意识范围改变为主的意识障碍：朦胧、漫游自动症。
4. 特殊意识障碍：去皮质综合征、无动性缄默症、闭锁综合征、植物状态、脑死亡。

【护理措施】

1. 一般护理 卧床，抬高床头，取半卧位，头偏向一侧，预防返流误吸。

2. 治疗配合 本病的治疗原则是：维持生命体征，避免脏器功能进一步损害，积极查找病因和治疗原发病。

3. 加强护理

（1）病情观察 严密观察生命体征，瞳孔大小、对光反射，使用意识评估工具评定患者意识情况，发现变化立即报告医生。

> **考点提示**
> 昏迷病人的安全护理。

（2）保持呼吸道通畅，随时清除气道内分泌物。

（3）安全护理 做好基础护理，口腔护理时不漱口，禁喂水。注意床单元整洁，避免放置质硬、尖锐、带电物品在床上。慎用热敷，须使用时应床旁守护，勤观察，避免烫伤。烦躁患者用床档保护，适当约束。

（4）记录出入量，予管饲或静脉营养支持。

4. 早期进行康复锻炼 保持肢体功能位，定期给予肢体被动活动和按摩。

【护理评价】

（1）患者气道分泌物得到及时清除，未发生返流误吸。

（2）患者未发生坠床、烫伤等意外。

（3）患者清洁舒适，体重无明显下降。

第二节 烧 伤

扫码“学一学”

案例

患者，女，16 岁。热水烫伤后 1 小时入院。患者背部、臀部及左下肢后部烫伤，局部红肿、水疱。部分水泡破裂，疱底创面红润，少部分苍白。体温 37.2℃，脉搏 126 次/分，呼吸 27 次/分，血压 88/54mmHg，疼痛明显。患者护理问题有哪些？请简要说出护理措施。

由热力、电流、化学、激光、放射性物质引起的组织损伤统称烧伤（burn）。

一、病因

1. 热力烧伤 最常见，如沸水、火焰、蒸汽、热金属等。生活上最多见烫伤和火焰烧伤。

2. 化学烧伤 强酸、强碱、镁、磷等。

3. 其他 电烧伤、放射性烧伤。

扫码“看一看”

二、病理生理

（一）面积估计

以烧伤区域占全身体表面积的百分率计算。常用中国九分法（表 12－2）、手掌法计算。

1. 中国九分法 将全身面积划分为若干9%的倍数来计算。

表12-2 烧伤面积中国九分法

部位		面积（%）	
头部	发部	3	9×1
	面部	3	
	颈部	3	
双上肢	上臂	7	9×2
	前臂	6	
	手	5	
躯干	前面	13	9×4
	后面	13	
	会阴	1	
双下肢	臀部	5	9×5+1
	大腿	21	
	小腿	13	
	足	7	

2. 手掌法 不论年龄和性别，患者自己的手掌，五指并拢的手掌面积按体表面积的1%计算。

（二）烧伤深度的识别

普遍采用三度四分法。

1. Ⅰ度烧伤 仅伤及浅层表皮。局部出现红肿，无水泡，皮温稍高，有微痛或烧灼感。3～7日脱屑痊愈，无瘢痕，短期内可有色素沉着。

考点提示

烧伤的深度识别。

2. 浅Ⅱ度烧伤 伤及整个表皮，甚至真皮乳头层。局部红肿明显，大小不一水疱形成，疱底创面红润，疼痛明显。无感染，7～14天可愈合，不留瘢痕，较长时间色素沉着。

3. 深Ⅱ度烧伤 伤及真皮深层，部分真皮残留。局部苍白或褐色坏死，或间有较小水疱，疱底创面质韧，感觉迟钝、温度降低。愈合时间常超过21天，严重时需要植皮。常留瘢痕。

4. Ⅲ度烧伤 伤及皮肤全层，甚至深达皮下组织、肌肉、骨骼及内脏器官。皮肤坏死，脱水后形成焦痂，创面蜡白或焦黄，甚至碳化，触之如革，感觉消失，皮温低。愈合时间长，常需要植皮。

（三）烧伤严重程度分类

1. 轻度烧伤 Ⅱ度烧伤总面积占全身体表面积10%以下。

2. 中度烧伤 Ⅱ度烧伤总面积占全身体表面积10%～30%，或Ⅲ度烧伤总面积占全身体表面积10%以下。

考点提示

烧伤的严重程度判断。

3. 重度烧伤 烧伤总面积占全身体表面积31%～50%，或Ⅲ度烧伤总面积占全身体表面积10%～20%；或虽烧伤面积不达比例，但全身情况较重或发生休克、高电压烧伤、复合伤、中重度吸入损伤。

4. 特重烧伤 烧伤总面积占全身体表面积＞50%，或Ⅲ度烧伤总面积占全身体表面积20%以上。

（四）临床分期

一般分为三期，各期可相互重叠。

1. 体液渗出期 烧伤区及周围毛细血管扩张及通透性增加，大量体液渗入组织或自创面渗出，一般伤后立即发生，2～3小时最剧烈，8小时达高峰，持续36～48小时，48小时后，渗出于组织间的水肿液开始回收。烧伤面积大者可影响有效循环血量。

2. 感染期 早期表现为局部蜂窝织炎、急性淋巴管炎等局部感染，继续发展，细菌入血可致败血症或局部形成烧伤创面脓毒症。感染在水肿回收时为高峰，2～3周溶痂时达另一高峰，3～4周健康肉芽形成保护屏障后，感染机会才逐渐减少。

3. 修复期 在创面出现炎症改变不久开始。

【护理评估】

（一）健康史

（1）询问受伤史，包括烧伤的原因、受伤时间、现场环境，有无合并伤，有无吸入性损伤。

（2）受伤后已采取的处理措施、转运途中情况。

（二）身心状况

1. 症状体征 烧伤的临床表现取决于受伤的面积、深度及是否合并其他伤。

（1）局部情况 身体暴露部位和手、四肢等功能部位烧伤居多，局部皮肤根据烧伤面积和烧伤深度可有不同表现，呼吸道烧伤者口鼻可有黑色分泌物。发生局部感染者红、肿、热、痛明显。

（2）全身情况 休克者有意识改变，面色苍白、湿冷、口渴、尿少、心率快、血压改变等低血容量表现；感染者有寒战、高热等；吸入性损伤者有呼吸道刺激症状、咳黑色痰、声音嘶哑、呼吸困难等表现；发生脑水肿、应激性溃疡时可出现意识改变、头痛、喷射状呕吐、腹痛、呕血便血等表现。

2. 辅助检查

（1）血液检查 血常规可反映早期血液浓缩，感染时白细胞升高；血气分析可反映电解质异常和酸碱失衡；血尿素氮、肌酐可监测肾功能。

（2）X线检查 呼吸道损伤或并发肺部感染时可有异常。

3. 社会心理状况 突然被烧伤可能出现紧张、恐惧；对烧伤可能造成的外形变化会出现焦虑不安、不能接受。

【护理问题】

1. 体液不足 与体液大量渗出有关。

2. 感染的危险 与皮肤屏障破坏，身体防御功能降低有关。

3. 舒适的改变 疼痛与局部组织损伤有关。

4. 知识缺乏 缺乏烧伤预防、处理相关知识。

5. 潜在并发症 脑水肿、应激性溃疡等。

【护理目标】

（1）患者循环血量得到及时补充，未发生休克。

（2）患者感染得到及早发现、有效控制。

（3）患者疼痛得以控制，安静合作。

（4）患者了解烧伤相关知识。

（5）患者并发症得以早期识别、早期处理。

【护理措施】

1. 一般护理 迅速脱离热源，评估患者伤情并及时处理危及生命的情况如窒息、出血、中毒等，保护创面。

2. 治疗配合 本病的治疗要点包括：防治休克、处理创面、防治感染。

（1）患者若有剧痛、烦躁不安者可予止痛镇静，颅脑损伤、呼吸困难者无人工气道者慎用。

（2）补液 轻度烧伤者可口服含盐液或烧伤饮料，不宜大量饮用，更不可喝白开水，以免发生水中毒。大面积烧伤者尽早建立1~2条大静脉通道补液。

烧伤早期主要输血浆等胶体液，等渗盐水、碱性溶液等电解质溶液，再加生理需要量的葡萄糖溶液。

补液量的确定：烧伤后第1个24小时，每1%烧伤面积（Ⅱ度~Ⅲ度）每千克体重补胶体液或电解质溶液1.5ml（小儿2ml），再加生理需要量，成人为2000ml/d，小儿100ml/(kg·d)。胶体与电解质比0.5∶1，严重者1∶1。伤后第二个24小时胶体液及电解质溶液为第一个24小时的一半。

补液速度：伤后6~8小时输入第一个24小时输液量的一半，另一半在后16小时匀速输入。补液方案应严格执行，不得延迟。

（3）处理创面 Ⅰ度烧伤早期应立即采用冷水进行创面的冲洗，或者浸泡冷敷。Ⅱ度烧伤创面较小水疱皮肤完整的予保留，水疱较大者可用注射器抽液后包扎。大面积烧伤不便包扎的采用暴露疗法，局部涂以磺胺嘧啶银等抗感染，积极去痂，及早植皮。

（4）防治感染 以预防为主。积极处理创面，及时纠正休克，合理应用抗生素，营养支持等。接触创面的物品均应进行灭菌。

3. 病情监测 早期监测精神状态、心率、血压、尿量、末梢循环、中心静脉压等循环指标，准确记录出入量，指导补液速度和补液量。监测血气分析及电解质情况，及时纠正酸碱失衡、水电解质紊乱。呼吸困难者保持呼吸道通畅、氧疗，出现呼吸道梗阻者早期气管切开。观察有无腹痛、呕血便血等应激性溃疡表现，有无烦躁、意识改变等脑水肿表现。

4. 心理护理 尽量减少患者的疼痛，向病员解释治疗情况及后期可以使用的治疗手段，增强患者治疗的信心。

5. 健康教育

（1）安全教育 加强安全保护意识，学习安全消防知识，

（2）学会自救、互救 烧伤后尽快脱离火源，学会正确灭火、用冷水保护创面、不污染创面，切忌乱跑、用手拍打。

（3）康复指导 鼓励自我照顾，避免搔抓及摩擦创面；进行关节和肢体的活动锻炼，以逐步恢复正常功能。

【护理评价】

（1）患者的休克、感染得到有效预防和控制。

（2）患者的疼痛得到控制，不影响休息，并发症得以早期发现、早期处理。

（3）患者能说出烧伤后的自救方法，能在医护人员指导下正确进行康复锻炼。

扫码“学一学”

第三节　咯　血

案　例

患者，女，56 岁。肺结核 5 年，治愈后复发 6 个月，咯血 2 天。患者再次出现咯血过程中，咯血突然停止，后患者极度烦躁，面部惊恐，大汗淋漓。患者出现何种情况？有哪些相关护理措施？

咯血（hemoptysis）是指喉部以下的呼吸器官（即气管、支气管或肺组织）出血，并经咳嗽动作从口腔排出的过程。大咯血是指一次咯血量≥100ml，或 24 小时≥500ml，或伴有心悸、面色苍白、脉搏细速等症状体征为大咯血。

（一）病因

咯血不仅可由呼吸系统疾病引起，也可由循环系统疾病、外伤以及其他系统疾病或全身性因素引起。

1. 呼吸系统　最常见肺结核、支气管扩张、肺部肿瘤。另有其他肺部感染、肺包虫病、肺阿米巴病、肺囊虫病、肺梗死等。

2. 循环系统　常见的有二尖瓣狭窄、急性左心衰、左房黏液瘤，也见于高血压性心脏病、肺动脉高压、主动脉瘤、肺血管病如支气管动静脉瘘等。

3. 其他　外伤，出血性疾病如血液性疾病、DIC 等。

（二）病理

各种导致肺部毛细血管通透性增高，或黏膜下血管壁破溃等因素均可引起出血。

【护理评估】

（一）健康史

（1）询问患者所患疾病，已接受的治疗。

（2）了解患者本次咯血次数、咯血量，之前接受治疗的情况。

（二）身心状况

1. 症状　血液咳后经口鼻排出，也可被吞咽而从消化道排出。病因不同，可伴发热、呛咳、胸痛、黄疸、皮肤黏膜出血等不同表现。大出血患者可能导致窒息，原因如下。

（1）体质衰弱、咳嗽无力、痰液积聚。

（2）有支气管狭窄、扭曲、支气管引流不畅。

（3）应用镇静剂或沉睡中突然咯血。

（4）反复大量咯血不止。

（5）咯血过程中患者精神高度紧张或血块刺激引起支气管和喉部痉挛。

2. 体征　不同原发病可出现不同体征。

3. 辅助检查

（1）胸片、CT　帮助确定病灶位置，查看肺部病变情况。

（2）纤支镜　可查找出血灶，在局部喷洒止血药止血，取活检等。

（3）痰液检查　查找微生物、寄生虫、癌细胞、心衰细胞等。

（4）血液检查　凝血功能检查判断是否为出血性疾病，血常规有助于推断出血量。

4. 社会心理状况　大量咯血的患者表现为紧张、恐惧，长时间少量咯血常因担心疾病预后而焦虑。

【护理问题】

1. 窒息的危险　与血液或凝血块堵塞气道有关。

2. 组织灌注不足　与短期内大量的咯血有关。

3. 知识缺乏　缺乏预防再出血相关知识。

4. 焦虑　与反复咯血、担心预后有关。

【护理目标】

（1）患者窒息可能性降到最低。

（2）患者循环保持稳定。

（3）患者了解再出血相关知识。

（4）患者焦虑减轻。

【护理措施】

1. 一般护理　卧床休息，保持安静，及时去除血污物品，保持床单位整洁。

2. 治疗配合　本病的治疗原则包括防窒息、止血、抗休克，查找并治疗原发病。

（1）防窒息　少量咯血可让患者轻轻咳出。大量咯血时，鼓励患者咳出气道内积血。病灶位置不明者平卧位，头偏向一侧；明确病灶者患侧卧位，头偏向一侧，避免血液流入健侧肺内。窒息时取患侧位头低足高位体位引流，立即清除口腔内血块，粗吸痰管清理气道，必要时紧急气管插管，最好使用双腔气管插管，保持健侧肺有效通气。

> **考点提示**
>
> 咯血时的防窒息护理措施。

（2）止血　可用镇静、止咳、垂体后叶素、止血酶等止血。高血压、冠状动脉粥样硬化性心脏病患者及孕妇禁用垂体后叶素。

（3）抗休克　建立静脉通路，根据患者出血量及生命体征补液，必要时可酌情输血。

3. 病情观察　观察生命体征、神智、尿量、皮肤和肢端循环，及时发现休克。观察有无窒息先兆，如咯血突然停止或减少、紫绀、自感胸闷、心悸、大汗淋漓、喉痒有血腥味及精神高度紧张等情况。

> **考点提示**
>
> 窒息先兆的表现。

4. 心理护理　向患者解释病情，使其放松，配合治疗，鼓励患者将血轻轻咳出。

5. 健康教育

（1）注意保暖，预防上呼吸道感染。

（2）避免过度劳累、剧烈咳嗽。保持大便通畅，防屏气用力。

（3）加强营养，增强体质。适当锻炼身体，增强抗病能力。

【护理评价】

（1）患者呼吸道通畅，或窒息先兆得到及时处理。

（2）患者生命体征维持稳定。

（3）患者能说出预防再出血的措施。

扫码“学一学”

第四节　抽搐与惊厥

案例

患者，男，4岁。上呼吸道感染3天，体温39℃。在急诊候诊时突发全身阵挛，随之意识丧失。请问接诊护士应采取何种急救措施？

抽搐是不随意运动的现象，表现为肌肉的不自觉运动现象。临床上常见惊厥、强直性痉挛、肌阵挛、震颤、舞蹈样动作等。

惊厥是小儿常见急症，是多种原因致大脑神经元异常放电从而引起四肢、面部肌肉强直性或阵挛性的不随意收缩的一种表现。多发生在6岁以下，3岁以下居多。

（一）病因

1. 新生儿惊厥　新生儿缺氧缺血性脑病最常见，其次是代谢异常（低血糖、低钙、低钠、低镁），颅内出血，感染性疾病如化脓性脑膜炎、脓毒血症，遗传性因素等。多数患儿有多种因素同时存在。

2. 小儿惊厥　小儿惊厥最常见的是颅内感染性疾病、癫痫、热性惊厥及各种中毒，其他有婴幼儿良性惊厥、颅内出血等。

3. 抽搐　成人常见原因有颅内感染、脑血管疾病、电解质失衡、糖尿病、肺性脑病、酒精性脑病、电解质紊乱等。

（二）病理

各种原因引起的大脑神经元的异常放电导致肌肉的不随意收缩。

【护理评估】

（一）健康史

（1）询问患者发病前原发病情况，为初次发作还是多次发作，以往发作时处理措施及效果。

（2）了解患者本次发作持续时间，发作时意识是否清楚，肌张力是否增高、涉及部位。

（二）身心状况

1. 症状　全身或局部性阵发性或间歇性肌肉强制性或阵挛性不随意收缩，伴昏迷或意识不清。发作时间20秒到30分钟不等。

2. 体征　发作时神志不清，肌张力增高。

3. 辅助检查　根据需要做脑电图、CT或MRI、血生化等检查查找原发病。

4. 社会心理状况　惊厥发作时患者家属十分焦虑，惊恐不安。患儿家属常关心惊厥是否会对患儿智力、行为、学习能力、学业进步等有影响。

【护理问题】

1. 受伤的危险　与患者意识丧失、行为不能自控有关。

2. 窒息的危险　与分泌物、呕吐物阻塞气道有关。

3. 焦虑　与担心疾病预后有关。

【护理目标】

(1) 患者没有受到意外伤害。

(2) 患者气道通畅。

(3) 患者及家属焦虑减轻。

【护理措施】

1. 一般护理　就地抢救、平卧位，吸氧。

2. 治疗配合　本病的治疗原则包括：止惊，查找并积极治疗原发病。

(1) 镇静　静脉注射地西泮 0.3～0.5mg/kg，肌内注射苯巴比妥钠 3～5 mg/kg，10%水合氯醛 0.5 ml/kg 保留灌肠。静脉注射咪达唑仑 0.1～0.2mg/kg 后持续泵入，根据患者镇静水平调整对小儿惊厥持续状态有较好的镇静效果。在使用镇静药时注意观察药物使用效果，记录发作范围和持续时间、患者意识状态。缓解后应继续观察，以防再次发作。

(2) 查找并治疗原发病。

3. 安全护理

(1) 保持气道通畅　平卧位，头偏向一侧，解开衣领，畅通气道，随时清除患者口腔内分泌物。托下颌或将舌头轻轻向外牵拉，以防舌后坠堵塞呼吸道。

> **考点提示**
>
> 惊厥患者的安全护理措施。

(2) 安全护理　在患者清醒前专人守护，以防患者坠床或碰伤，勿用力阻止患者不自主动作，以免造成骨折或脱位。用牙垫或纱布包裹压舌板放入口腔一侧的臼牙咬合面以防患者咬伤舌头。

4. 心理护理　向家属解释治疗方案取得家属的配合。

5. 健康教育

(1) 清醒后指导患者及家属积极治疗原发病，预防再次发作。

(2) 指导家属如再次发生抽搐、惊厥现象的应急处理。

(3) 指导家属注意观察小儿在智力、行为方面的异常，早期干预。

【护理评价】

(1) 患者未因抽搐与惊厥受伤。

(2) 患者未发生窒息。

(3) 患者或家属焦虑减轻。

第五节　常见临床危象

扫码“学一学”

一、超高热危象

案例

患者，男，24 岁。上呼吸道感染。在输液过程中突然寒颤，继而发热，体温升高到 41.5℃。

问题：

1. 患者体温升高的可能原因是什么？

2. 请说出急救处理和观察要点。

超高热危象指患者体温达41℃以上，超出体温调节中枢所能控制的调定点，同时出现抽搐惊厥、昏迷、休克、出血等。

（一）病因

1. 感染性发热 各种病原体包括细菌、立克次体、病毒、寄生虫等引起的全身感染和局部感染。

2. 非感染性发热 结缔组织病、癌症、过敏性疾病、脑部疾病、热射病等。

3. 恶性高热 输液反应，或由吸入麻醉药、肌松药、抗抑郁药、酒精及迷幻药等药物引起。

（二）病理及发病机制

超高热时肌肉细胞快速代谢，造成横纹肌溶解、肌肉僵硬、代谢性酸中毒，人体器官功能严重受损，高热可引起脑细胞损害，脑血流量增加引起颅内压增高，患者出现头痛、烦躁、嗜睡甚至昏迷；循环系统负担加重，可引起或加重休克和心律失常；还可引起肠道黏膜屏障破坏、内分泌机制紊乱等全身多器官功能障碍，甚至衰竭。如不及时处理，可能造成患者死亡。

【护理评估】

（一）健康史

（1）重点询问引起患者超高热的原因，是否有全身或局部感染、脑部疾病、癌症等病史，是否有中暑、过敏的可能。

（2）了解发热的特点，如起病的缓急、热型和发病时间等；发热的伴随症状。

（二）身心状况

1. 症状

（1）高热伴随症状 脉搏、呼吸增快，可能出现谵妄与惊厥，休克、出血。体温超过42℃时会出现昏迷。

（2）器官功能 水电解质紊乱；横纹肌溶解；弥漫性血管内凝血；心衰。

2. 体征 肛温或口温高于41℃，伴有意识状态、心率血压的改变。对患者全身各系统的逐一检查，以查找病因，掌握患者病情变化。

3. 辅助检查

（1）实验室检查 筛查病因的检查，包括血常规、尿常规、大便常规，必要时做胸腔、脑脊液等检查。血电解质监测有无电解质紊乱、酸碱失衡。

（2）微生物检查 对患者可能感染部位体液做细菌或病毒培养，如咽喉部、尿道、血液等。

4. 社会心理状况 患者早期紧张、恐惧，随体温升高出现谵妄、昏迷等。

【护理问题】

1. 体温过高 与体温调节障碍有关。

2. 组织灌注不足 与心输出量不足、体液大量丢失、出血有关。

3. 有窒息的危险 与患者意识丧失，舌根后坠、咳痰能力下降有关。

4. 潜在并发症 抽搐、惊厥、昏迷、出血、休克、肾功能不全。

【护理目标】

（1）患者体温下降到38.5℃。

（2）患者血压能维持到正常范围。

（3）患者未发生窒息。

（4）及早发现并发症，早期处理。

【护理措施】

1. 一般护理　立即停用怀疑引起发热的药物或液体。重症监护，吸氧，将病室温度降低至14～16℃。测量体腔温度，严密监护患者生命体征、意识状态、末梢循环等，休克患者取中凹卧位。惊厥者适当使用约束带，保护患者安全。

2. 降温护理　迅速将患者体温降至38.5℃是保证患者安全的关键。

（1）物理降温　常用方法有：冰水擦浴、温水擦浴、酒精擦浴、冰敷，升降温机降温。伴休克时不宜使用全身冷敷、擦浴等，可直接先用头部冷敷、冰帽等降低头部温度，以免加重休克。

（2）药物降温　常用有阿司匹林、地塞米松、柴胡等，必要时使用人工冬眠药物。在用药过程中应注意循环监护，防止大量出汗导致休克。遵医嘱补充足够的液体及电解质，适当补充营养。

3. 气道护理　保持气道通畅，惊厥者注意防止舌后坠及自伤，及时清除呼吸道分泌物；昏迷者注意加强拍背、吸痰，必要时建立人工气道。

4. 积极寻找和治疗病因　注意观察并发症，有无意识、肌张力的改变，瞳孔变化；出血倾向的观察，有无皮肤黏膜出血点；严格记录出入量，观察尿量变化。

5. 心理护理　向清醒患者做好病情解释和安慰。

【护理评价】

（1）患者的体温下降到38.5℃。

（2）患者的循环维持稳定，尿量正常。

（3）患者呼吸道通畅。

（4）患者并发症得到及时处置。

二、高血压危象

案例

患者，男，72岁。在受冷后出现头痛、胸痛、恶心、视力丧失，入院测量血压240/135mmHg。请说出紧急处理措施和病情观察要点。

高血压危象（hypertensive crisis）是指血压在短时间内突然急剧升高，舒张压超过120～130mmHg，收缩压可达260mmHg，伴进行性嗜睡、癫痫发作、视乳头水肿和视网膜病变、头痛、烦躁及神经功能障碍等一系列严重症状的临床现象。包括高血压急症和高血压亚急症。

（一）病因和诱因

1. 病因　常见是慢性高血压突然的血压升高，其余继发性高血压、脑出血、颅脑外伤、嗜铬细胞瘤等。

2. 诱因 寒冷刺激、精神创伤、外界不良刺激、过度疲劳，情绪波动等，突然停用降压药、使用其他拟交感神经药物。

（二）发病机制及病理

高血压患者交感神经亢进，在某种诱因作用下循环中的缩血管物质急剧增加，使全身小动脉痉挛致血压急剧升高。突然升高的血压对脑、肾、心脏等靶器官产生损害，孕妇可能出现先兆子痫或子痫。

【护理评估】

（一）健康史

1. 高血压情况 高血压病史及血压情况，服用药物及依从性，是否存在停药及服用其他药物情况。发病前相关症状，包括头痛、胸痛、呼吸困难、疲劳、乏力、水肿、意识状态改变等异常。

2. 靶器官损害情况 既往左心室肥厚、慢性肾脏疾病、脑卒中、心肌梗死病史。

3. 用药史 注意有否应用口服避孕药、环孢素、泼尼松、非甾体类抗炎药、兴奋剂等。

（二）身心状况

1. 症状 临床表现与发生功能障碍的终末器官直接相关。

（1）心血管系统表现血压升高，充血性心力衰竭，少尿，休克。

（2）神经系统症状头痛、神志模糊、嗜睡、视力丧失、癫痫发作、昏迷。

（3）胃肠道反应恶心、呕吐、消化道出血。

2. 体征 仔细检查，及时发现脏器功能受损的征象。

3. 辅助检查

（1）实验室检查 包括血常规、尿液分析、血电解质、血清肌酐测定。

（2）心电图提示心肌劳损或左心室扩大。

（3）中枢神经系统病变时需行头颅CT检查；心衰、肺部感染时可选用X线胸片。

4. 社会心理状况 高血压病程长，见效慢、发作反复，高血压急症患者情绪波动较大，出现焦虑、紧张，恐惧等心理。

【护理问题】

1. 舒适的改变 疼痛与短期血压升高有关。

2. 有受伤的危险 与疼痛、视物模糊、意识障碍有关。

3. 自理能力缺陷 与疼痛、限制卧床有关。

4. 恐惧 与病情进展、疼痛、视力改变等有关。

【护理目标】

（1）患者血压控制良好，疼痛缓解或消失。

（2）患者未发生受伤。

（3）患者生活需要得到满足。

（4）患者恐惧减轻。

知识链接

急性主动脉夹层：有高血压病史者突然发生剧烈的、撕裂样胸痛，向背部或腹部放射，主要发生于降主动脉，可扩展到颈动脉、冠状动脉、心包、甚至肾动脉。其疼痛部位、症状和体征因夹层位置和扩展方向而异；可出现四肢脉搏和血压不对称。

【护理措施】

1. 一般护理　患者绝对卧床，吸氧，取半卧位或平卧，头部抬高30°。避免不良刺激和不必要的搬动。

2. 治疗配合　本病治疗应个性化处理，参考患者既往血压水平、血压控制情况，是否有诱因、当前血压水平及靶器官损害等，合理制订个体化处理方案，以获得最佳临床效益。

（1）迅速降压　目标是将血压迅速降到轻度高血压状态，过度降压可能会引起器官灌注不足，引起缺血和梗死。常用药物有硝普钠、硝酸甘油、酚妥拉明、尼卡地平等。静脉用硝普钠时应注意：避光、现配现用，一般采用输液泵或微量泵控制速度，应监测血压，根据血压情况调整速度。硝普钠在体内代谢成氢化物，长时间使用可能引起神经系统中毒反应，一般不超过1周。

（2）严密观察病情　心电监护，根据需要监测有创动脉压、中心静脉压、心输出量等。严密监测生命体征、出入量、心电图、神志和肌张力变化，尿量少于30ml/h时及时处理。

3. 对症护理　高血压脑病时可加用甘露醇、山梨醇等脱水剂或呋塞米等利尿剂减轻脑水肿。惊厥者可适当应用镇静剂，注意保护患者，适当约束防治坠床，压舌板、牙垫防止咬伤舌头。合并左心衰时强心、利尿、扩血管治疗。肾功能不全者予利尿，必要时血液透析。急性主动脉夹层者立即吗啡或哌替啶镇痛，30～60分钟内迅速降压到（100～120）/（60～80）mmHg，准备手术。

4. 心理护理　消除患者紧张情绪，酌情使用镇静止痛剂，解除诱发因素。

5. 健康教育

（1）高血压患者应坚持服药，定期测量血压，避免不当停药。口服避孕药、环孢素、泼尼松、非甾体类抗炎药、兴奋剂等可能引起血压升高，应在医生指导下服用，用药期间如有异常及时就医。

（2）日常生活中避免寒冷刺激、精神创伤、外界不良刺激、过度疲劳，情绪波动等不良刺激。

【护理评价】

（1）患者血压控制在目标水平。

（2）患者约束有效，未发生坠床、自伤。

（3）患者生活需要通过护理得到满足。

（4）患者情绪稳定，配合治疗。

三、高血糖危象

☞案 例

患者，女，55岁。患者烦渴多饮、多尿4天，恶心、呕吐1天到急诊 。患者为Ⅱ型糖尿病，服药依从性较差。查体：嗜睡、呼吸深快，呼气中有烂苹果味，口唇干燥。

问题：

1. 患者可能发生了什么情况？
2. 应如何配合抢救？

高血糖危象（hyperglycemic crisis）指糖尿病昏迷，包括糖尿病酮症酸中毒（diabetic ketoacidosis，DAK）和高渗性高血糖状态（hyperosmolar hyperglycemic state，HHS）。其特点是患者发生严重的高血糖、高渗和脱水，若未及时处理，易发低血压、昏迷，严重时导致死亡。

（一）病因

（1）糖尿病酮症酸中毒 Ⅰ型糖尿病患者有自发倾向，Ⅱ型糖尿病患者在感染、胰岛素治疗不当、饮食不当，手术、创伤、妊娠和分娩等应激状态下可发生。

（2）高渗性高血糖状态 患者可无糖尿病史，多见于老年人。常见诱因有各种感染、高热、胃肠疾病，手术、脑血管意外等应激状态，血液或腹膜透析、静脉高营养、甲状腺功能亢进，使用升高血糖的药物等。

（二）病理生理改变

（1）糖尿病酮症酸中毒 酸中毒、细胞脱水、渗透性利尿、水电解质紊乱，周围循环衰竭，肾功能障碍和中枢神经功能障碍。

（2）高渗性高血糖状态 渗透性利尿、细胞脱水，电解质紊乱，周围循环衰竭，中枢神经功能障碍。

【护理评估】

（一）健康史

（1）询问糖尿病史，用药情况及血糖控制效果。了解患者发病前有无出现感染、高热、创伤、手术、创伤、妊娠和分娩等应激状态，胃肠疾病、手术、脑血管意外等诱因。

（2）患者的前驱症状及时间患者在发生意识障碍前数天有多饮多尿，乏力等表现。

（二）身心状况

1. 症状

（1）糖尿病酮症酸中毒 多数患者在发生意识障碍前数天出现多尿、烦渴多饮和乏力等表现，之后出现食欲减退、恶心、呕吐，常伴有头痛、嗜睡、烦躁、呼吸深快，呼气中有烂苹果味（丙酮味）。病情进一步发展出现严重失水，休克、嗜睡以及昏迷。

（2）高渗性高血糖状态 起病隐匿、缓慢，前驱症状为多饮多尿，倦怠无力，反应迟钝，表情淡漠，随后出现脱水、休克和不同程度意识障碍，一过性偏瘫、病理反射阳性和癫痫样发作。无酮症酸中毒样的深大呼吸。

2. 体征 可出现休克体征及昏迷，高渗性高血糖状态可出现偏瘫、病理反射阳性。

3. 辅助检查

（1）糖尿病酮症酸中毒　血糖 > 16.7mmol/L，血酮体 > 4.8mmol/L。尿糖阳性，糖尿病酮症酸中毒患者尿酮体强阳性。血气分析代谢性酸中毒，血钾早期可正常或偏低，少尿时可升高。

（2）高渗性高血糖状态　血糖 > 33.3mmol/L，无酮体或较轻，血尿素氮及肌酐升高，血钠可达155mmol/L，血浆渗透压增高，一般在350mmol/L以上。尿糖阳性。

4. 社会心理状况　患者在病情得到初步控制后，神志会逐渐清醒，可能出现沮丧、担忧等负面情绪。

【护理问题】

1. 组织灌注不足　与大量脱水有关。

2. 有窒息的危险　与意识障碍，咳嗽能力降低有关。

3. 自理能力缺陷　与意识障碍有关。

4. 潜在并发症　心律失常、脑水肿、肺水肿、肾功能不全。

【护理目标】

（1）患者失水，酸碱失衡、电解质紊乱得以纠正。

（2）患者未发生窒息。

（3）患者的生理需求得以满足。

（4）并发症得以早期发现，早期处置。

【护理措施】

1. 一般护理　保持呼吸道通畅，防止误吸。建立2条以上静脉通路补液。

2. 治疗配合　本病的治疗原则包括：及时补液，补充胰岛素，纠正水电解质紊乱和代谢紊乱，去除诱因，积极防治并发症。

（1）补液　补液是抢救高血糖危象的关键。一般先静脉输入生理盐水。静脉和胃肠补液可同时进行，静脉输液为主。糖尿病酮症酸中毒者当血糖降至13.9mmol/L时，应改为5%葡萄糖溶液，防止低血糖反应。高渗性高血糖状态患者若循环恢复而渗透压和血钠仍不下降时，应注意改用低渗氯化钠溶液。补液速度先快后慢，通常最初12小时补液量为失液量的一半，其余在24～36小时内补入。也可在中心静脉压监测下补液。

（2）胰岛素治疗与护理　静脉使用小剂量短效胰岛素，每小时监测血糖变化。防止血糖下降过快而产生低血糖、低血钾和促发脑水肿，血糖降至13.9mmol/L时停止注射胰岛素。改用5%葡萄糖补液。

（3）纠正电解质紊乱及酸碱失衡　糖尿病酮症酸中毒者有不同程度失钾，可结合尿量及血钾水平口服或静脉结合补钾。经补液和补钾后，酸中毒一般可纠正，严重酸中毒需少量补充碳酸氢钠。

3. 病情观察　严密观察生命体征和神志变化，准确记录出入量，注意尿量变化。补液时监测休克好转情况，同时注意补液速度过快导致的肺水肿的可能，如在补液过程中出现患者烦躁、呼吸困难、咳嗽、心率快，提示输液过快的可能。

4. 处理诱因和并发症　针对患者诱因进行处理，昏迷者加强基础护理、保持气道通畅，观察并遵医嘱处理休克、心力衰竭、心律失常、肾衰竭、脑水肿等并发症。

5. 心理护理 患者清醒后向患者讲明病情，发病可能的原因，心理疏导。

【护理评价】

（1）患者血糖下降到安全范围，血压恢复正常，未发生低血糖、脑水肿、肺水肿等并发症。

（2）患者未发生窒息，生理需求得以满足。

（3）患者的并发症得以早期发现、早期处理。

四、低血糖危象

案例

患者，男，75岁。糖尿病10年，胰岛素治疗。注射胰岛素后吃饭稍延迟，突然大汗，面色苍白，摔倒地上。应如何抢救？

低血糖危象又称低血糖症（hypoglycemia）是一组多病因引起的血葡萄糖浓度低于正常的临床综合征。当引起交感神经过度兴奋和中枢神经系统异常的症状和体征时，称之为低血糖危象。

（一）病因

（1）反应性低血糖，原因不明的功能性低血糖，糖尿病早期。

（2）胰岛素分泌过多见于胰岛素瘤。

（3）糖原合成不足营养不足，肝脏病变。

（4）药物引起，如胰岛素或口服降糖药剂量过大，β受体阻滞药，水杨酸类药物单独或与降糖药合用时间接增加降糖药作用。

（二）病理

脑细胞所需的能量几乎全部直接来源于血糖，而本身没有储备。当血糖降到2.8mmol/L以下时，一方面引起交感神经兴奋，大量儿茶酚胺释放；另一方面供能不足使大脑皮质功能抑制。

【护理评估】

（一）健康史

（1）询问月经史，婚育史以及避孕措施，既往有无慢性病症，如肝病、血液病、高血压、代谢性疾病等。

（2）了解患者发病前有无精神紧张、过度劳累、环境改变等因素存在。评估发病时间，流血前有无停经史，目前流血情况，诊治经过及所用药物名称、剂量、效果等。

（二）身心状况

> **考点提示**
> Whipple三联征的内容。

1. 症状

（1）交感神经兴奋症状 出汗、肢凉颤抖、心悸、饥饿感、焦虑、紧张、无力、面色苍白、流涎。

（2）中枢神经低血糖症状 大汗、头痛、头晕、视力模糊、精细动作障碍、行为异常和嗜睡，瞳孔散大；严重者癫痫样发作、意识障碍甚至昏迷。

2. 病情判断 可依据Whipple三联征确定低血糖：低血糖症状，发作时血糖低于2.8mmol/L，供糖后低血糖症状迅速缓解。

3. 辅助检查　常规血糖测定，轻度低血糖 < 2.8mmol/L，中度低血糖 < 2.2mmol/L，重度低血糖 < 1.11mmol/L。

4. 社会心理状况　突然的病情变化可能使患者处于紧张、恐慌状态。

【护理问题】

1. 营养不良　低于机体需要量与血中葡萄糖浓度过低有关。

2. 有受伤的危险　与意识障碍、无力、视力模糊有关。

3. 潜在并发症　再发低血糖的危险。

4. 焦虑　与病情突然变化有关。

【护理目标】

（1）患者血糖恢复正常。

（2）患者未受到意外伤害。

（3）患者知晓低血糖识别与自救措施。

【护理措施】

1. 一般护理　凡怀疑低血糖患者应立即测血糖，卧床，昏迷者头偏向一侧，必要时吸氧。

2. 治疗配合　本病的救治原则为：迅速升高血糖、去除病因和预防低血糖再发生。

（1）升血糖　清醒患者立即饮用糖水。昏迷患者立即建立静脉通道，遵医嘱静脉注射50%葡萄糖40～60ml，然后用10%葡萄糖静脉滴注，每小时10g葡萄糖直至患者清醒、血糖正常。如使用降糖药物引起的，为防止患者再次出现低血糖反应，应再观察12～48小时。

（2）使用升糖激素　若经处理血糖仍不能恢复或患者未清醒，必要时选用氢化可的松或胰升血糖素。

3. 病情监护　意识障碍患者注意保护患者安全，昏迷患者保证呼吸道通畅，抽搐者除补糖外适量应用镇静剂。意识恢复后注意观察是否有出汗、嗜睡、意识模糊等再度低血糖症状。

4. 心理护理　立即处理患者症状，患者恢复后告知患者病情及预防措施。

5. 健康教育　指导糖尿病患者合理饮食、自我检测血糖方法，让患者了解使用降糖药过程中可能会发生低血糖，教会患者及亲属识别低血糖早期症状和自救方法。

【护理评价】

（1）患者血糖恢复正常。

（2）患者发病期间未发生摔伤、坠床、窒息等意外。

（3）患者能说出低血糖的预防措施、自救方法。

五、甲状腺危象

案例

患者，女，39岁。甲状腺功能亢进5年，上呼吸道感染2天。患者出现烦躁、高热、大汗淋漓，腹泻。查体：体温39.8℃，脉搏139次/分，呼吸24次/分，血压85/52mmHg，口唇干燥。请问接诊护士应采取何种护理措施？

甲状腺危象（thyroid crisis）是指在甲状腺功能亢进未控制的情况下，由于应激出现多系统、多脏器功能障碍，危及生命的状态。死亡率极高。

（一）诱因

1. 感染 常见诱因，主要是上呼吸道感染、胃肠道和泌尿道感染。

2. 手术 由于应激、挤压甲状腺组织、出血、缺氧等引起，术前准备不充分。

3. 应激 精神极度紧张、创伤、药物、分娩等。

（二）发病机制

目前认为危象的发生是多种因素综合作用引起，危象发生时基础代谢率大幅增加，儿茶酚胺受体增多，肾上腺皮质功能减退。

【护理评估】

（一）健康史

（1）了解患者甲亢病史，治疗时间及用药情况，手术情况。

（2）了解患者发病前有无上呼吸道感染、胃肠道和泌尿道感染，精神极度紧张、创伤、药物、分娩等应激情况。

（二）身心状况

1. 症状

（1）全身反应 原有的甲亢症状加重，包括高热（＞39℃）、呼吸急促、大汗淋漓、皮肤潮红。

（2）消化道反应 食欲减退，恶心、呕吐、腹泻。

（3）循环系统反应 心悸，心率增快，可有心律失常、心衰及休克。

（4）神经系统 烦躁不安、出现谵妄、嗜睡、昏迷。

2. 体征 发热，有口渴、口唇黏膜干燥、尿量减少，心率增快，血压下降等循环不足体征。

3. 辅助检查 无特殊实验室检查指标可做确诊依据。血液检查符合甲亢，T_3、T_4 测定及甲状腺 2 小时吸碘率可做参考。可有低血钾、低血钠。

4. 社会心理状况 突然的病情变化可能使患者处于紧张、恐慌状态。

【护理问题】

1. 体温过高 与基础代谢率增加有关。

2. 有效血容量不足 与出汗、腹泻等大量体液丢失有关。

3. 营养失调 低于机体需要量与基础代谢率增加、食欲减退有关。

4. 恐惧 与激素水平改变，身体感觉强烈变化有关。

【护理目标】

（1）患者未发生高体温相关并发症。

（2）患者血容量恢复正常。

（3）患者配合治疗。

【护理措施】

1. 一般护理 环境安静，患者绝对卧床休息，限制探访，减少交谈，避免一切不良刺激。

2. 治疗配合　本病的治疗原则为对甲状腺素抑制合成、减少释放、拮抗作用，消除诱因及支持疗法。

（1）降低血中甲状腺激素浓度　抑制甲状腺激素合成的药首选丙硫氧嘧啶口服；控制甲状腺激素释放药物有复方碘口服液、碘化钠、碳酸锂等；清除血浆内激素可用腹膜透析、血液透析、血浆置换等措施。

（2）降低周围组织对甲状腺激素的反应　普萘洛尔抑制外周组织 T_4 转换为 T_3，但心脏功能不全、心房扑动、心脏传导阻滞、支气管哮喘患者禁用或慎用。利血平和胍乙啶消耗组织中的儿茶酚胺。氢化可的松可改善机体反应性，提高应激能力。

（3）去除诱因　治疗甲亢，积极处理感染等其他疾病。

3. 加强护理

（1）监测生命体征、氧饱和度等变化，准确记录出入量，意识障碍患者注意防止气道误吸而窒息。高热者可进行物理降温。监测血电解质，及时纠正电解质紊乱。

（2）降温护理　严密监测患者体温，可使用冰敷、温水擦浴、升降温机等物理降温措施，必要时加用冬眠合剂。

（3）营养支持　给予高热量、高蛋白、高维生素饮食，足量补液。

（4）安全护理　烦躁不安者遵医嘱给予适量镇静剂，注意保护性约束。昏迷患者注意持呼吸道通畅，防止呕吐导致误吸。

4. 心理护理　关怀患者，解释病情及治疗情况，帮助患者树立战胜疾病的信心。

【护理评价】

（1）患者体温恢复正常，未发生冻伤、虚脱等并发症。

（2）患者出入量记录准确，生命体征恢复正常。

（3）患者配合治疗。

六、哮喘重症发作

案例

患者，男，42岁。因“反复阵发性呼吸困难3年余，复发加重3小时”入院。患者端坐位，呼气性呼吸困难，口唇紫绀，皮肤湿冷。查体：神情紧张，体温36.8℃，脉搏133次/分，呼吸34次/分，血压92/57mmHg。两侧肺部听诊干鸣音。接诊护士应采取何种护理措施？

支气管哮喘（bronchial asthma）是一种多细胞反应为主的气道慢性炎症和气道高反应性疾病。重症哮喘（servere asthma）是指严重哮喘急性发作，经常规治疗持续24小时不能缓解；或暴发性发作，短时间发展为呼吸衰竭，或出现一系列并发症。

（一）病因

感染，痰液黏稠，过敏原未消失，严重缺氧、二氧化碳潴留与酸中毒，并发肺不张或气胸，用药不当，精神上过度紧张和疲劳。

考点提示

重症哮喘的病因。

（二）病理

哮喘进行性加重者以迟发性炎症反应为主，表现为气道黏膜水肿、肥厚和黏液栓的阻塞。暴发性发作者以速发性炎症反应为主，主要病理改变为气道痉挛。

【护理评估】

（一）健康史

（1）既往哮喘史，治疗用药情况；哮喘发作后的治疗情况。

（2）发作前是否有上呼吸道或肺部感染，接触过敏原，失水或液体摄入不足，用药不当、精神紧张或剧烈运动等异常。

（二）身心状况

1. 症状

（1）典型表现　为呼气性呼吸困难，呼气明显延长和费力，患者端坐位，说话困难，表情痛苦，明显紫绀。

（2）其他　患者大汗淋漓、严重脱水，血压下降，焦虑烦躁，重者意识障碍。

2. 体征　呼吸次数大于30次/分，辅助呼吸肌活动，重者呈端坐呼吸。肺部听诊呼气时哮鸣音，重者呼吸音减弱或消失，可出现静默胸。心率增快，心率大于120次/分，可出现奇脉。

3. 辅助检查

（1）血气分析　出现低氧血症和高碳酸血症。

（2）胸片X线过度充气，双肺透亮度增高。

4. 社会心理状况　患者因呼吸困难出现烦躁、焦虑，濒死感。

【护理问题】

1. 气体交换受损　与肺泡低通气、通气/血流比例失调和肺内分流有关。

2. 清理呼吸道低效　与气道内分泌物黏稠、增多有关。

3. 低效性呼吸形态　与呼吸肌疲劳、紧张、焦虑有关。

4. 焦虑　与濒死感、担心预后有关。

【护理目标】

（1）患者缺氧症状有改善。

（2）患者痰液能咳出或呼吸道通畅。

（3）患者焦虑减轻。

【护理措施】

1. 一般护理　脱离过敏原，重症监护，建立静脉通路，坐位或半坐位。

2. 治疗配合　本病的治疗原则包括：氧疗，解除支气管痉挛，纠正酸碱失衡和水电解质紊乱，应用激素，处理并发症，机械通气。

（1）维持氧合　高流量面罩吸氧，经药物治疗后病情持续恶化者，应及时机械通气。有创通气者可加用适当呼气末正压通气（PEEP），可使用允许性高碳酸血症通气。机械通气患者应正确设置参数，维持呼吸机正常工作，观察使用效果，及时处理报警。

（2）药物使用　支气管舒张药有β_2激动剂如沙丁胺醇、特布他林、非诺特罗等，茶碱类有氨茶碱，抗胆碱能药有异丙托溴铵。抗炎药有倍氯米松、布地奈德、泼尼松等。均遵医嘱使用，雾化吸入后注意漱口，防止口腔真菌感染。

（3）补液　维持循环稳定，大量出汗者适量补液，避免痰液黏稠或形成痰栓。

3. 病情观察　监测生命体征和呼吸功能，注意心率、心律、血压的变化，观察呼吸频率、深度、节律的改变，监测氧饱和度和血气分析情况。

4. 心理护理　患者在重症哮喘发作时濒死感，给患者解释治疗措施及效果可给患者希望并取得患者合作。好转后帮助患者分析原因并指导预防措施，让患者对疾病恢复保持信心。

5. 健康教育

（1）解释哮喘的发病原因与诱因，告诫患者避开有害气体、花粉、干冷空气、剧烈运动、精神紧张等诱因。

（2）教会患者识别早期发作症状，如咳嗽增加、气短、胸闷、喘息等。

（3）指导患者正确使用吸入剂。

（4）避免上呼吸道感染感染。

> **考点提示**
>
> 重症哮喘患者的健康教育内容。

【护理评价】

（1）患者能正确使用吸入剂。

（2）患者痰液易于咳出，机械通气者气道通畅。

（3）患者配合治疗，对疾病恢复有信心。

思考题

1. 患者，男，43 岁。患者刺痛睁眼，肢体刺痛回缩，语无伦次，请问格拉斯哥评分为几分？

2. 昏迷患者护理应注意些什么？

3. 咯血患者发生窒息的先兆有哪些表现？

4. 使用硝普钠降压的注意事项有哪些？

5. 重症哮喘发作患者预防哮喘发作的措施有哪些？

（李建芳　谢汶倚）

扫码“练一练”

实　训

实训一　急诊科设置与管理

【目的】

1. 通过对急诊科的参观，使学生对急诊科工作环境、各项工作制度、常见的抢救仪器设备有一个感性认识，了解急诊护理工作特点、程序，培养学生树立严格的时间观念，高度的责任心和初步的急救意识，为今后进一步学习和进入急诊科工作打下良好的基础。

2. 通过实训使学生掌握常用的急诊抢救技术操作方法，熟悉其急诊抢救技术的适应证、禁忌证及注意事项。

【仪器及材料】

急诊科配备的各种常用的抢救仪器设备和抢救药物。

【掌握要点】

急诊护理工作程序和常用的急诊抢救技术操作方法。

【内容】

1. 参观急诊科的设施和仪器设备。
2. 实训常用急诊抢救技术。

【过程】

根据学生人数进行分组，由带教老师对每组学生进行指导，内容如下。

1. 环境要求。
2. 人员编制。
3. 急诊工作人员素质要求。
4. 急诊护理工作特点。
5. 常见的抢救仪器设备及药物。
6. 熟悉急诊科各项工作制度和管理制度。
7. 熟悉急诊常见突发事件应急预案。
8. 了解急诊科各种护理记录的书写。
9. 熟悉急救药品和仪器的摆放。
10. 护士熟练掌握各种抢救技术，能够配合医生完成急诊抢救任务。

【注意事项】

1. 对所有急救药品和仪器要专人管理，确保各种抢救设备处于完好备用状态。
2. 严格遵守急诊工作制度，要有良好的慎独修养和急救意识。
3. 及时、正确书写护理记录。

【思考题】

1. 急诊科护士的素质要求有哪些?

2. 面对急诊患者如何进行急诊、分诊及急救处理？

附表：

见习报告

见习时间：

见习地点：

见习病种：

见习内容：

收获和体会：

意见和建议：

（邓　辉）

实训二　重症监护病房

【目的】

1. 通过对ICU病房的参观，使学生对ICU病房的设施和仪器设备有一个感性认识，了解ICU病房的管理制度和工作要求，为今后进一步学习和进入ICU病房工作打下良好的基础。

2. 通过实习使学生对重症监护技术的临床运用有一个感性认识，了解重症监护技术的应用范围，熟悉开展重症监护技术的实际环境。

【仪器及材料】

重症监护病房中配备的仪器设备。

【掌握要点】

ICU病房的设施和仪器设备。

【内容】

1. 参观ICU病房的设施和仪器设备。
2. 了解重症监护技术的临床应用。

【过程】

根据学生人数进行分组，由带教老师对每组学生进行指导，内容如下。

1. 环境要求。
2. 床位设置。
3. 监护站设置。
4. 人员编制。
5. ICU装备。
6. 病室内有较完善的管理制度及规程。
7. 熟悉急救药品和仪器的摆放。
8. 护士熟练掌握各种抢救技术，密切配合医生完成抢救任务。
9. 正确书写护理记录。

【注意事项】

1. 对所有急救药品和仪器要专人管理，确保各种抢救设备处于完好待命状态。
2. 严格执行查对制度，严防差错事故的发生。
3. 护士要坚守岗位。
4. 护理记录要规范。

【思考题】

1. 对急救药品和设备的检查内容包括哪些?
2. 在治疗用药时如何防止差错事故的发生?

附表：

见习报告

见习时间：

见习地点：

见习病种：

见习内容：

收获和体会：

意见和建议：

（唐园媛）

实训三　心肺复苏术

【目的】

1. 通过心肺复苏技术操作的练习、考核，使学生掌握正确的基础生命支持（BLS）操作方法及流程，一旦其周围出现心跳呼吸骤停者，能及时实施抢救。

2. 通过实训，使学生认识到心肺复苏技术是医学生必须掌握的临床技能，明确正确实施 CPR 的重要性，增强学生急救意识，能有效提高抢救成功率、预防并发症、为后续治疗打下良好基础。

【仪器及材料】

1. 心肺复苏模拟人：包括成人和婴幼儿两种。

2. 心肺复苏盘：内置消毒纱布若干、简易人工呼吸器、AED、手电筒。

【掌握要点】

1. 掌握胸外心脏按压操作技巧。

2. 掌握人工呼吸操作技巧。

3. 掌握 BLS 抢救流程。

【内容】

1. 练习成人胸外按压、儿童胸外按压、婴幼儿胸外按压。

2. 练习口对口人工呼吸、口对口鼻人工呼吸、简易人工呼吸器使用。

3. 练习、考核单人实施心肺复苏、双人实施心肺复苏。

【过程】

1. 根据学生人数和模拟人个数进行分组，每 2 人为一小组，4 ~ 5 个小组由一名带教老师进行指导。

2. 带教老师向学生具体示范 BLS 操作步骤和动作要领，强调胸外按压和人工呼吸技术的操作要点和注意事项。

3. 学生回顾演示 BLS 操作步骤，集体点评。

4. 分组练习：先分别练习胸外按压和人工呼吸技术，后按 BLS 操作流程练习；先练习单人施救，后练习双人施救；先练习成人 BLS，后练习儿童、婴幼儿 BLS。

5. 抽查学生演示 BLS 操作步骤，集体点评。

6. 操作考核：要求在 2.5 分钟内，连续操作完成 5 个 30∶2 的有效 CPR 循环。

【注意事项】

1. 正确实施按压。找准胸部正确位置即胸骨下切迹上两指（胸骨中、下 1/3 处）为正确按压区；双手掌根交叠置于胸部按压区，勿离开胸壁移动；手臂垂直于模拟人胸部进行按压，保持按压力度的一致。

2. 选用恰当的开放气道方法。吹气后，胸廓未隆起，应考虑未开放气道或吹气量不够。

3. 抢救中途换人，应在按压间歇、吹气时进行。

【思考题】

1. 胸外按压和人工呼吸技术的操作要点有哪些？

2. 试述 BLS 操作步骤。

附表：

见习报告

见习时间：

见习地点：

见习病种：

见习内容：

收获和体会：

意见和建议：

（李钟峰）

实训四　创伤患者的护理（脾破裂）

【目的】

1. 通过病例分析，培养学生创伤急救思维能力和创伤急救技能。

2. 通过病例分析，让学生体会创伤急救是由一系列有序不紊的环节组成，而这些环节能否及时、有效的实施，直接关系到患者能否存活及以后的生命质量。

【仪器及材料】

仪器　心电监护仪、面罩给氧装置、抽血用物及 CVP 导管、胃肠减压用物、备皮用物

材料　教学案例

姓名：李刚　性别：男　年龄：30 岁。

主诉：左季肋区被汽车撞伤后疼痛，头晕、乏力半小时余。

病史摘要：下午 5 时左右，患者骑自行车时被汽车撞伤，伤后感到左季肋区疼痛，头晕、面色苍白，四肢稍冷，乏力，无法行走，经现场急救处理，半小时后被急救人员急送至医院。到急诊科后再次检查发现：T 35.6℃，P 118 次/分，R 26 次/分，BP 80/55mmHg，CVP 2cmH$_2$O，SpO$_2$ 91%。痛苦面容、面色苍白、表情淡漠、四肢厥冷、腹胀、全腹轻度压痛、反跳痛和肌紧张，以左上腹明显，移动性浊音阳性，肠鸣音减弱，其他查体未见异常。

辅助检查：腹腔穿刺抽出不凝固的血液。

【掌握要点】

1. 学会创伤患者现场急救措施。
2. 初步学会脾破裂的护理评估（临床思路）。
3. 掌握脾破裂病人的急救护理措施。
4. 熟悉急诊手术前的准备工作。

【内容】

1. 病人在被送医院前，现场急救人员应如何急救处理？

2. 初步评估该病人存在什么疾病？有何依据？

3. 病人被迅速转至医院急诊室，作为接诊护士，应立即采取的急救护理措施是什么？

4. 10 分钟后病人仍然腹痛，T 36.2℃，P 105 次/分，R 22 次/分，BP 90/60mmHg，CVP 4cmH$_2$O，SPO$_2$ 94%，腹部体征同前，此时应进一步采取哪些护理措施？

5. 经过半小时的抢救，病人腹痛加重，生命体征好转：T 36.5℃，P 103 次/分，R 20 次/分，BP 90/60mmHg，CVP 4cmH$_2$O，SpO$_2$ 94%，全腹压痛、反跳痛和肌紧张明显，移动性浊音阳性，肠鸣音消失。病人拟转手术治疗，术前准备工作有哪些？

【过程】

根据学生人数进行分组，由带教老师对各组学生进行指导，内容如下。

腹部闭合性损伤－脾破裂病人急救护理综合训练教学设计

步骤	设计目的	训练内容	教学情景等要求
第一步	现场急救思维训练	1. 确保周围环境安全，急救前做好自我防护 2. 评估意识和生命体征，优先处理危及生命的紧急情况（心肺复苏；开放气道、控制明显的外出血，保持呼吸循环稳定；防止休克等），若无立即处理腹部损伤 3. 迅速转运：病情稳定后，迅速转运至有条件的医院	互动1：模拟患者表演受伤情景，急救人员发现事故，评估周围环境，做好自我防护 互动2：急救人员评估伤情，呼救并急救：保持呼吸循环稳定（休克体位） 互动3：转运（担架）
第二步	临床评估思维训练	1. 脾破裂依据 （1）病因：左上腹受伤史 （2）症状：左季肋区疼痛 （3）体征：腹胀、全腹轻度压痛、反跳痛和肌紧张，以左上腹明显，移动性浊音阳性，肠鸣音减弱 （4）辅助检查：腹腔穿刺抽出不凝固血液 2. 失血性休克 依据 （1）病因：脾破裂 （2）症状：头晕、无力 （3）体征 ①生命体征：血压与脉压、脉搏、呼吸、体温情况 ②专科体征：面色苍白、表情淡漠、四肢厥冷	1. 监护仪显示：T 35.6℃，P 118 次/分，R 26 次/分，BP 80/55mmHg，CVP 2cmH$_2$O，SpO$_2$ 91% 2. 病情记录：病因、主要症状、阳性体征、并列出初步诊断 1. 监护仪显示：T 35.6℃，P 118 次/分，R 26 次/分，BP 80/55mmHg，CVP 2cmH$_2$O，SpO$_2$ 91% 2. 病情记录：病因、主要症状、阳性体征，并列出初步诊断
第三步	该病人急诊入院，需立即采取的护理措施	1. 安置休克体位 2. 严密观察生命体征，并详细记录 3. 保持呼吸道通畅：清除异物、吸氧 4. 迅速建立静脉通路，输液 5. 留置导尿管 6. 抽血：查血常规、出凝血时间、肝肾功能；血型和交叉配血试验，迅速输血 7. 必要时监测 CVP 和 PAWP	1. 监护仪显示：T 35.6℃，P 118 次/分，R 26 次/分，BP 80/55mmHg，CVP 2cmH$_2$O，SpO$_2$ 91% 2. 准备面罩给氧装置、抽血用物及 CVP 导管等
第四步	病人休克症状得到控制，需进一步做好的护理措施	1. 密切观察病情：注意神志、尿量变化，观察 T、P、R、BP，每 15～30 分钟记录一次，瞳孔对光反射情况，腹部情况（互动1） 2. 询问病人病情（互动2） 3. 禁食、胃肠减压 4. 休克病人应给予保暖，避免受寒 5. 按时给患者翻身，按摩受压部位，防止压疮发生 6. 保持患者输液输血、导尿管的通畅 7. 详细记录病情及各项抢救措施，准确记录液体出入量	1. 监护仪显示：T 36.2℃，P 105 次/分，R 22 次/分，BP 90/60mmHg，CVP 4cmH$_2$O，SpO$_2$ 94% 2. 互动4：腹部触诊时，模拟病人说腹痛 3. 互动5：模拟病人主诉口渴、饿、无力、腹痛等，要求进食 4. 准备胃肠减压用物

续表

腹部闭合性损伤－脾破裂病人急救护理综合训练教学设计

步骤	设计目的	训练内容	教学情景等要求
第五步	患者病情稳定，拟转手术室手术，术前半小时准备工作	1. 做好心理护理：病人有精神紧张，焦虑不安和恐惧心理，护士应向患者及家属解释手术的重要性、意义和目的、手术过程及手术的安全性（互动3） 2. 青霉素、普鲁卡因皮试 3. 备皮 4. 配血 5. 术前用药：阿托品 0.5mg + 苯巴比妥钠 0.1mg 肌内注射 6. 严密监测生命体征，观察腹部情况	1. 监护仪显示：T 36.5℃，P 103 次/分，R 20 次/分，BP 90/60mmHg，CVP 4cmH_2O，SpO_2 94% 2. 互动6：我好紧张，为什么要手术？能否不开刀 3. 准备备皮用物

【注意事项】

1. 注意加强学生对创伤现场急救思维能力的训练。
2. 注意加强学生对腹部损伤等临床疾病评估能力的训练。
3. 注意加强学生对创伤病人整体护理能力的训练。

【思考题】

1. 脾破裂患者的护理评估内容包括哪些？
2. 脾破裂患者的急救护理措施包括哪些？

附表：

见习报告

见习时间：
见习地点：
见习病种：

续表

见习内容：

收获和体会：

意见和建议：

（王恒俊）

实训五　常用急救护理技术

【目的】

通过模拟气管插管术、气管切开术、环甲膜穿刺与环甲膜切开术；止血、包扎、固定、搬运技术；动脉穿刺置管术、深静脉穿刺置管技术，使学生对常用急救护理技术有一个具体认识，为今后进一步学习和进入临床工作打下良好的基础。

【仪器及材料】

气管插管模型、气管切开模型、环甲膜穿刺模型、环甲膜切开模型、动脉穿刺模型、深静脉穿刺模型、气管切开包、动脉穿刺包、静脉穿刺包、喉镜、各种型号的穿刺针、治疗盘、消毒液、局麻药物、呼吸装置、吸引器、注射器、纱布、三角巾、多头带、止血带、敷料、绷带、胶布、剪刀、担架等。

【掌握要点】

1. 气管插管术、气管切开术、环甲膜穿刺与环甲膜切开术。
2. 止血、包扎、固定、搬运技术。
3. 深静脉穿刺置管技术、动脉穿刺置管术。

【内容】

1. 模拟实施气管插管术、气管切开术、环甲膜穿刺与环甲膜切开术。
2. 模拟实施患者止血、包扎、固定、搬运技术。
3. 模拟实施深静脉穿刺置管技术、动脉穿刺置管术。

【过程】

根据学生人数进行分组，由带教老师对每组学生进行指导，内容如下。

1. 气管插管术。
2. 气管切开术。
3. 环甲膜穿刺与环甲膜切开术。
4. 止血、包扎、固定、搬运技术。
5. 深静脉穿刺置管技术。
6. 动脉穿刺置管术。

【注意事项】

1. 插管、气管切开术以及穿刺部位的确定。
2. 止血的部位、时间。
3. 操作过程中注意无菌原则。
4. 护理记录要规范。

【思考题】

1. 气管插管术、气管切开术、环甲膜穿刺与环甲膜切开术的适应证和禁忌证有哪些？
2. 止血、包扎、固定、搬运技术在急救过程中如何合理安排顺序及步骤？
3. 深静脉穿刺置管技术、动脉穿刺置管术的护理有哪些？

附表：

见习报告

见习时间：

见习地点：

见习病种：

见习内容：

收获和体会：

意见和建议：

（卢海霞）

参考文献

[1] 李廷玲．急危重症护理．北京：中国中医药出版社，2015.
[2] 周俊杰，谢红英．急危重症护理．北京：人民卫生出版社，2015.
[3] 周秀华．急危重症护理学．第2版．北京：人民卫生出版社，2011.